主编 夏时畅

2018年

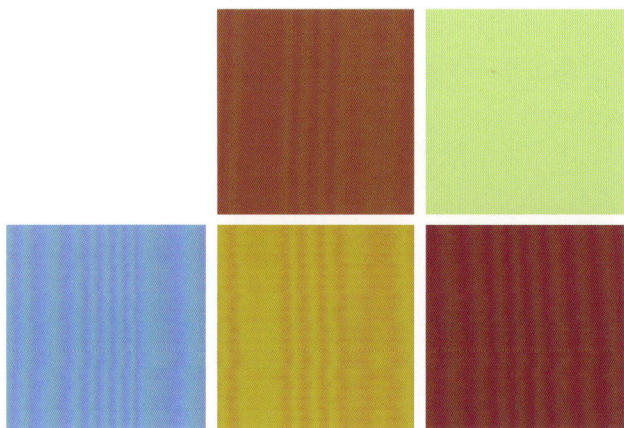

浙江省疾病预防控制
技术报告

ZHEJIANGSHENG

JIBING YUFANG

KONGZHI JISHU BAOGAO

ZHEJIANG UNIVERSITY PRESS

浙江大学出版社

图书在版编目（CIP）数据

2018年浙江省疾病预防控制技术报告 / 夏时畅主编.
-- 杭州：浙江大学出版社，2021.8
ISBN 978-7-308-21620-3

Ⅰ．①2… Ⅱ．①夏… Ⅲ．①疾病－预防（卫生）－卫
生工作－技术报告－浙江－2018 Ⅳ．①R197.2

中国版本图书馆CIP数据核字(2021)第151906号

2018年浙江省疾病预防控制技术报告

夏时畅　主编

特约编辑	余　方　奚莱蕾
责任编辑	沈　敏
责任校对	刘丽娜
封面设计	林智广告
出版发行	浙江大学出版社
	（杭州市天目山路148号　　邮政编码　310007）
	（网址：http://www.zjupress.com）
排　　版	杭州林智广告有限公司
印　　刷	浙江省邮电印刷股份有限公司
开　　本	889mm×1194mm　1/16
印　　张	14.25
字　　数	300千
版 印 次	2021年8月第1版　2021年8月第1次印刷
书　　号	ISBN 978-7-308-21620-3
定　　价	95.00元

《2018年浙江省疾病预防控制技术报告》
编写人员

主　编：夏时畅

副主编：俞　敏　蒋健敏　陈直平　楼晓明　林君芬

编　委：陈恩富　钟节鸣　章荣华　张美辨　王晓峰　徐水洋

　　　　吕华坤　潘晓红　王晓萌

编写人员（按姓氏笔画排序）：

丁哲渊	丰　燕	王　浩	王　蒙	王心怡	王金娜
王晓峰	王晓萌	毛光明	方兴林	邓　璇	占　利
邢鸣鸾	吕华坤	朱文明	伍立志	任江萍	刘　营
齐小娟	许丹丹	孙　亮	孙继民	严　睿	苏丹婷
李雪清	李傅冬	吴　晨	吴青青	吴昊澄	吴瑜燕
邱银伟	何　凡	何升良	何寒青	余　昭	邹　华
邹　艳	张　轩	张　钰	张　蓉	张美辨	张荷香
陈卫中	陈　江	陈　媛	陈志健	陈直平	陈松华
陈奕娟	陈莉莉	陈恩富	陈雅萍	陈赫妮	林君芬
周　洋	周　琳	孟　佳	赵　栋	赵艳荣	钟节鸣
俞　敏	俞顺飞	施旭光	宣志强	费方荣	姚丁铭
莫　哲	夏时畅	顾　昉	徐　云	徐　越	徐小民
徐水洋	徐沛维	徐春晓	徐锦杭	黄李春	龚巍巍
章荣华	蒋　均	蒋健敏	鲁琴宝	楼晓明	蔡　剑
翟羽佳	缪梓萍	潘晓红			

秘　书：王心怡　李傅冬　翟羽佳

目 录
Contents

Chapter **1**

第一章　人口基本情况

第一节　常住人口

一、人口数量

2018年，浙江省常住人口约5657万人，比2017年增加约67万人，增长1.20%。

二、人口构成

2018年，浙江省常住人口中男性约2897.40万人（51.22%），女性约2759.60万人（48.78%）；＜15岁、15～＜65岁、≥65岁人口分别约为763.70万人、4157.90万人、735.40万人，分别占总人口数的13.50%、73.50%、13.00%（表1.1.1）。

表 1.1.1　2018 年浙江省常住人口年龄、性别构成

年龄组／岁	男性（/%）	女性（/%）	合计（/%）
0～	1,398,010（2.47）	1,205,151（2.13）	2,603,161（4.60）
5～	1,518,685（2.68）	1,365,430（2.41）	2,884,115（5.10）
10～	1,137,637（2.01）	1,012,079（1.79）	2,149,716（3.80）
15～	1,605,076（2.84）	1,469,323（2.60）	3,074,399（5.43）
20～	2,520,407（4.46）	2,339,204（4.14）	4,859,611（8.59）
25～	2,270,421（4.01）	2,149,700（3.80）	4,420,121（7.81）
30～	2,088,756（3.69）	1,946,685（3.44）	4,035,441（7.13）
35～	2,334,806（4.13）	2,244,248（3.97）	4,579,054（8.09）
40～	2,557,772（4.52）	2,484,332（4.39）	5,042,104（8.91）
45～	2,819,187（4.98）	2,740,550（4.84）	5,559,737（9.83）
50～	1,844,100（3.26）	1,705,049（3.01）	3,549,149（6.27）
55～	1,795,172（3.17）	1,743,458（3.08）	3,538,630（6.26）
60～	1,475,299（2.61）	1,445,441（2.56）	2,920,740（5.16）
65～	1,159,961（2.05）	1,125,481（1.99）	2,285,442（4.04）
70～	869,410（1.54）	816,844（1.44）	1,686,254（2.98）
75～	834,615（1.48）	861,161（1.52）	1,695,776（3.00）
80～	499,956（0.88）	580,152（1.03）	1,080,108（1.91）
85～	244,716（0.43）	361,705（0.64）	606,421（1.07）
合计	28,973,986（51.22）	27,595,993（48.78）	56,569,979（100.00）

三、抚养比

2018年，浙江省总抚养比为36.05%，较2017年增长11.05%；其中少儿抚养比为18.37%，较2017年增长4.02%；老年抚养比为17.69%，较2017年增长19.42%。

第二节　户籍人口

一、人口数量

2018年，浙江省户籍人口约为4843.56万人，其中男性约2438.18万人（50.34%），女性约2405.38万人（49.66%）；<15岁、15～<60岁和≥60岁人口分别约为696.66万人、3145.82万人、1001.08万人，分别占总人口数的14.38%、64.95%和20.67%。

二、出生情况

2018年，浙江省监测户籍人口共出生444,880人，其中男婴231,573人、女婴213,307人，出生人口男女性别比为1.09。

2018年，浙江省户籍人口出生率为9.18‰，其中城市人口出生率为9.58‰，农村人口出生率为8.92‰。

三、死亡情况

（一）全人群死亡情况

1. 概况

2018年，浙江省居民粗死亡率为646.05/10万，标化死亡率为461.54/10万；其中城市居民粗死亡率为613.55/10万，标化死亡率为415.09/10万；农村居民粗死亡率为667.60/10万，标化死亡率为495.08/10万。

2. 死因构成

2018年，浙江省居民前5位死亡原因依次为恶性肿瘤、脑血管疾病、心脏病、呼吸道疾病、损伤和中毒，5种疾病死亡人数占总死亡人数的85.13%。城市、农村居民前5位死亡原因与全省一致，死亡人数分别占总死亡人数的85.05%和85.17%，且农村居民的死亡率高于城市居民（表1.2.1）。

3. 人群分布

5～<15岁年龄组居民粗死亡率最低，城市和农村分别为10.86/10万、13.62/10万；≥85岁年龄组居民粗死亡率最高，城市和农村分别为15,024.05/10万、17,248.78/10万（图1.2.1）。男性居民粗死亡率

表 1.2.1　2018 年浙江省居民前 5 位死亡原因、死亡率及构成比

顺位	浙江省				城市				农村			
	死亡原因	粗死亡率/10⁻⁵	标化死亡率/10⁻⁵	构成比/%	死亡原因	粗死亡率/10⁻⁵	标化死亡率/10⁻⁵	构成比/%	死亡原因	粗死亡率/10⁻⁵	标化死亡率/10⁻⁵	构成比/%
1	恶性肿瘤	189.41	131.70	29.32	恶性肿瘤	184.25	122.89	30.03	恶性肿瘤	192.83	137.88	28.88
2	脑血管疾病	115.90	81.27	17.94	脑血管疾病	105.82	69.91	17.25	脑血管疾病	122.58	89.52	18.36
3	心脏病	93.42	67.16	14.46	心脏病	89.76	60.49	14.63	心脏病	95.84	72.00	14.36
4	呼吸道疾病	90.41	64.60	13.99	呼吸道疾病	85.86	57.30	13.99	呼吸道疾病	93.43	69.95	13.99
5	损伤和中毒	60.85	46.26	9.42	损伤和中毒	56.12	40.72	9.15	损伤和中毒	63.98	50.22	9.58

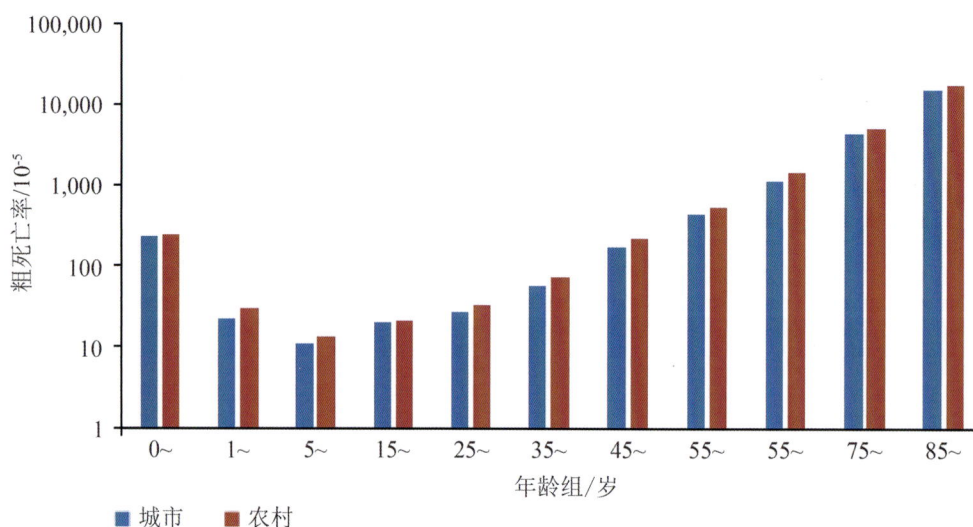

图 1.2.1　2018 年浙江省城市和农村居民年龄别粗死亡率

为730.15/10万,标化死亡率为559.50/10万;女性居民粗死亡率为560.82/10万,标化死亡率为369.40/10万,男性高于女性(图1.2.2)。

4. 时间分布

2013—2018年,浙江省居民粗死亡率变化总体比较稳定,2018年较2017年上升0.20%,农村居民粗死亡率高于城市居民(图1.2.3)。

(二)婴儿及5岁以下儿童死亡情况

2018年,浙江省报告婴儿死亡率为2.38‰,其中城市2.35‰、农村2.41‰;报告5岁以下儿童死亡率为3.53‰,其中城市3.34‰、农村3.67‰。

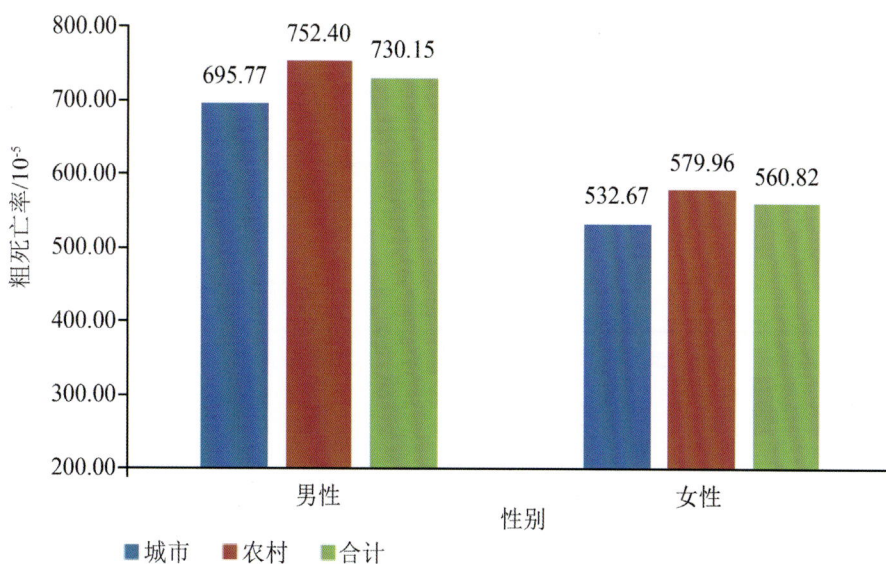

图 1.2.2　2018 年浙江省男性和女性居民粗死亡率

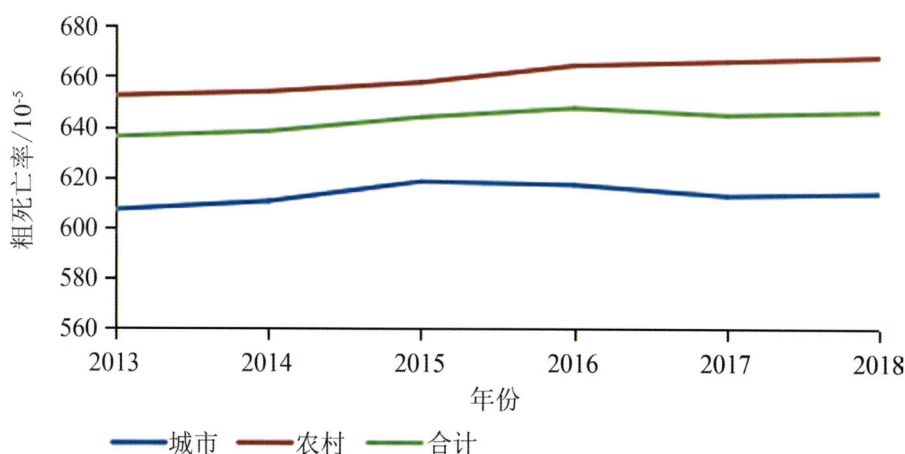

图 1.2.3　2013—2018 年浙江省居民粗死亡率变化趋势

（三）死亡原因分析

1. 恶性肿瘤

2018年,浙江省居民恶性肿瘤粗死亡率为189.41/10万,标化死亡率为131.70/10万,较2017年下降1.00%,但较2013年上升0.31%（图1.2.4）。其中,城市居民恶性肿瘤粗死亡率为184.25/10万,标化死亡率为122.89/10万,死亡人数占城市居民死亡人数的30.03%；农村居民恶性肿瘤粗死亡率为192.83/10万,标化死亡率为137.88/10万,死亡人数占农村居民死亡人数的28.88%。男性居民恶性肿瘤粗死亡率为249.36/10万,标化死亡率为179.11/10万；女性居民恶性肿瘤粗死亡率为128.66/10万,标化死亡率为87.26/10万,男性高于女性（图1.2.5）。

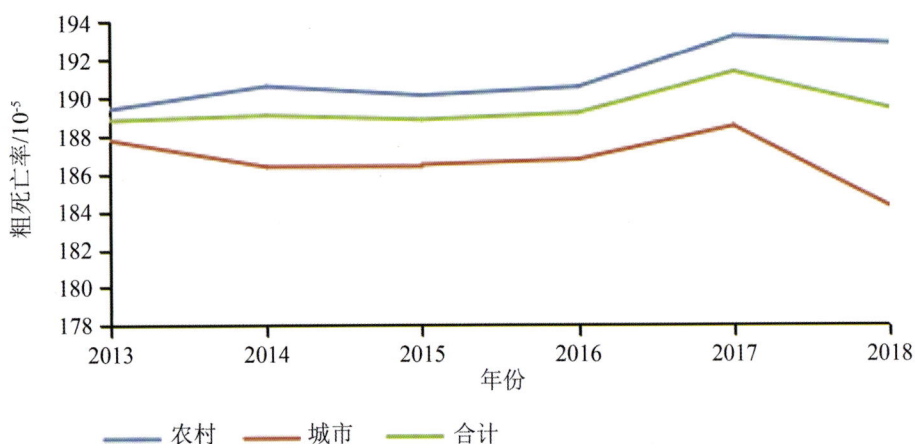

图 1.2.4　2013—2018 年浙江省居民恶性肿瘤粗死亡率变化趋势

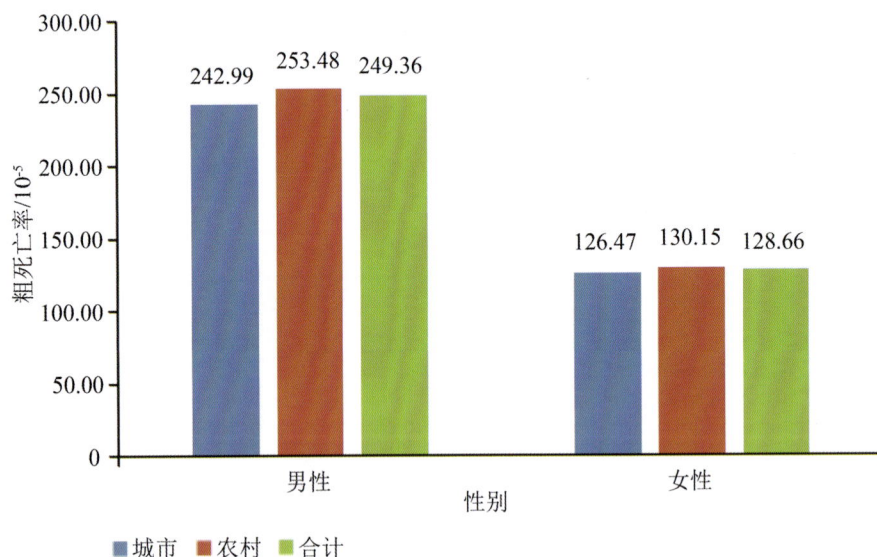

图 1.2.5　2018 年浙江省男性和女性居民恶性肿瘤粗死亡率

　　死亡人数居于前5位的恶性肿瘤为肺癌、肝癌、胃癌、大肠癌、食管癌,占恶性肿瘤死亡人数的69.09%,城市、农村死亡人数前5位恶性肿瘤分别占恶性肿瘤死亡人数的68.63%和73.36%(表1.2.2)。

表 1.2.2　2018 年浙江省居民死亡人数排名前 5 位恶性肿瘤的粗死亡率及构成比

顺位	浙江省			城市			农村		
	疾病名称	粗死亡率/10^{-5}	构成比/%	疾病名称	粗死亡率/10^{-5}	构成比/%	疾病名称	粗死亡率/10^{-5}	构成比/%
1	肺癌	55.35	29.22	肺癌	52.33	28.4	肺癌	57.36	29.75
2	肝癌	26.03	13.74	肝癌	23.17	12.58	肝癌	27.93	14.48
3	胃癌	22.20	11.72	胃癌	21.34	11.58	胃癌	22.77	11.81
4	大肠癌	17.37	9.17	大肠癌	18.40	9.99	大肠癌	22.77	11.81
5	食管癌	9.92	5.24	胰腺癌	11.21	6.08	食管癌	10.62	5.51

2.心脏病

2018年,浙江省居民心脏病粗死亡率为93.42/10万,标化死亡率为67.16/10万,较2017年上升1.69%(图1.2.6)。其中,城市居民心脏病粗死亡率为89.76/10万,标化死亡率为60.49/10万,死亡人数占城市居民死亡人数的14.63%;农村居民心脏病粗死亡率为95.84/10万,标化死亡率为72.00/10万,死亡人数占农村居民死亡人数的14.36%。男性居民心脏病粗死亡率为91.78/10万,标化死亡率为73.04/10万;女性居民心脏病粗死亡率为95.08/10万,标化死亡率为61.18/10万,男性高于女性(图1.2.7)。

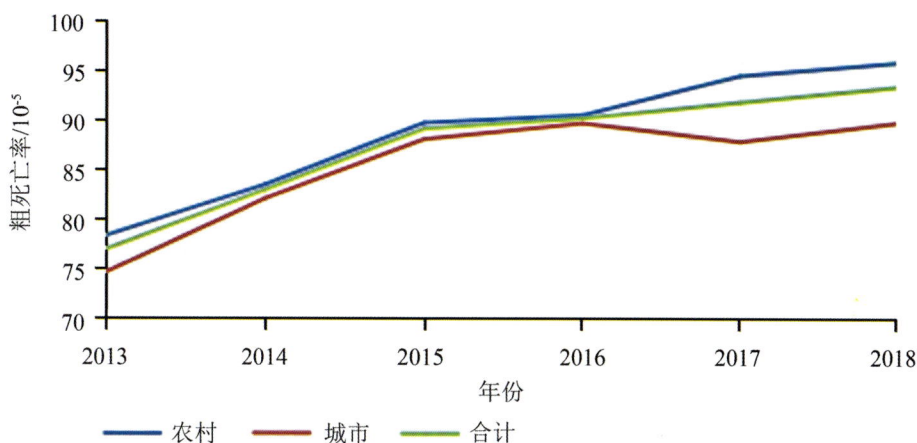

图 1.2.6　2013—2018 年浙江省居民心脏病粗死亡率变化趋势

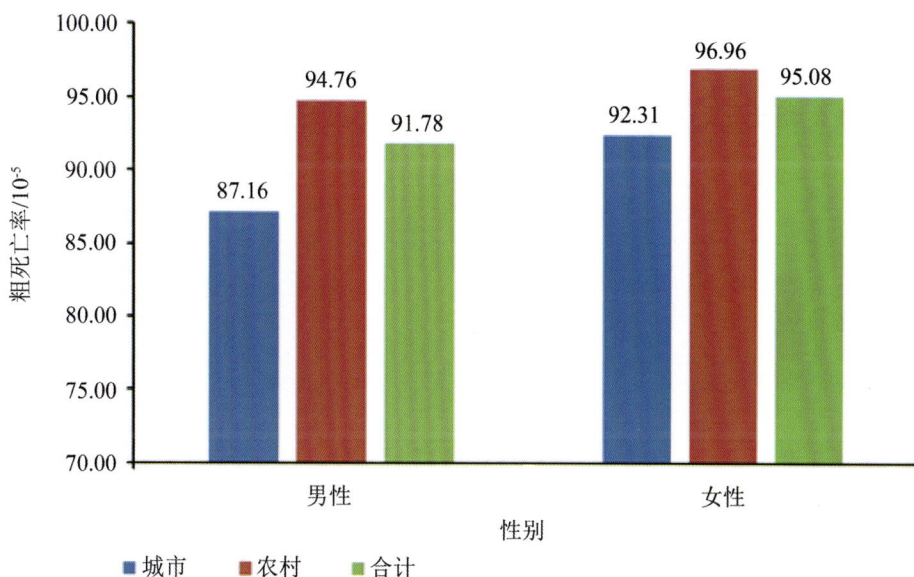

图 1.2.7　2018 年浙江省男性和女性居民心脏病粗死亡率

3. 脑血管疾病

2018年,浙江省居民脑血管病粗死亡率为115.89/10万,标化死亡率为81.27/10万,较2017年下降1.16%,但较2013年升高0.44%(图1.2.8)。其中,城市居民脑血管病粗死亡率为105.82/10万,标化死亡率为69.90/10万,死亡人数占城市居民死亡人数的17.25%;农村居民脑血管病粗死亡率为122.58/10万,标化死亡率为89.52/10万,死亡人数占农村居民死亡人数的18.36%。男性居民脑血管疾病粗死亡率为122.09/10万,标化死亡率为93.40/10万;女性居民脑血管疾病粗死亡率为109.61/10万,标化死亡率为70.10/10万,男性高于女性(图1.2.9)。

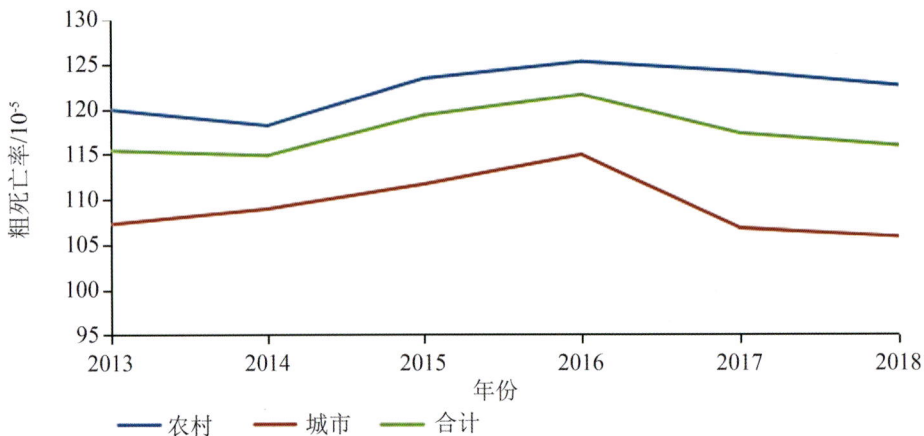

图 1.2.8　2013—2018 年浙江省居民脑血管病粗死亡率变化趋势

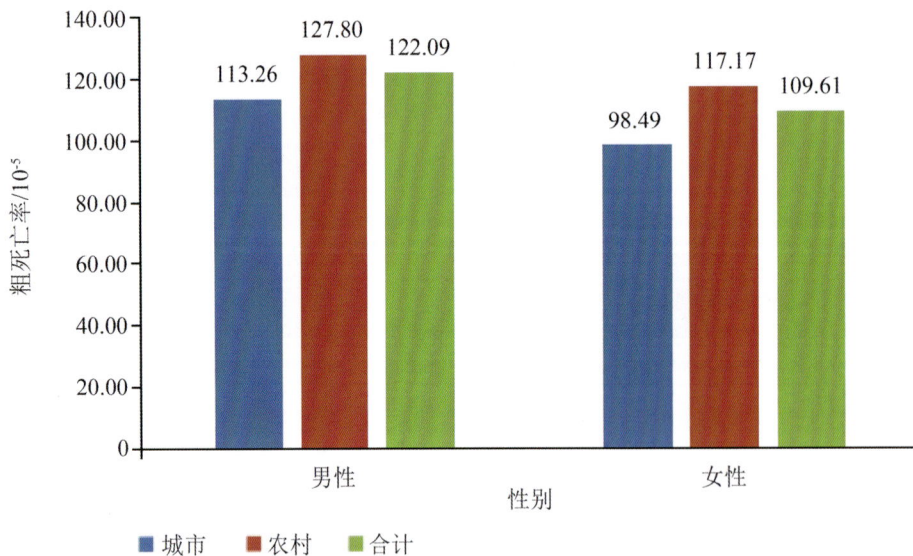

图 1.2.9　2018 年浙江省男性和女性居民脑血管病粗死亡率

4. 损伤和中毒

2018年,浙江省居民损伤和中毒粗死亡率为60.85/10万,标化死亡率为46.26/10万,较2017年下降0.08%,但较2013年上升0.03%(图1.2.10)。其中,城市居民损伤和中毒粗死亡率为56.12/10万,标化死亡率为40.72/10万,死亡人数占城市居民死亡人数的9.15%;农村居民损伤和中毒粗死亡率为63.98/10万,标化死亡率为50.22/10万,死亡人数占农村居民死亡人数的9.58%。男性居民损伤和中毒粗死亡率为66.25/10万,标化死亡率为53.64/10万;女性居民损伤和中毒粗死亡率为55.38/10万,标化死亡率为38.09/10万(图1.2.11)。

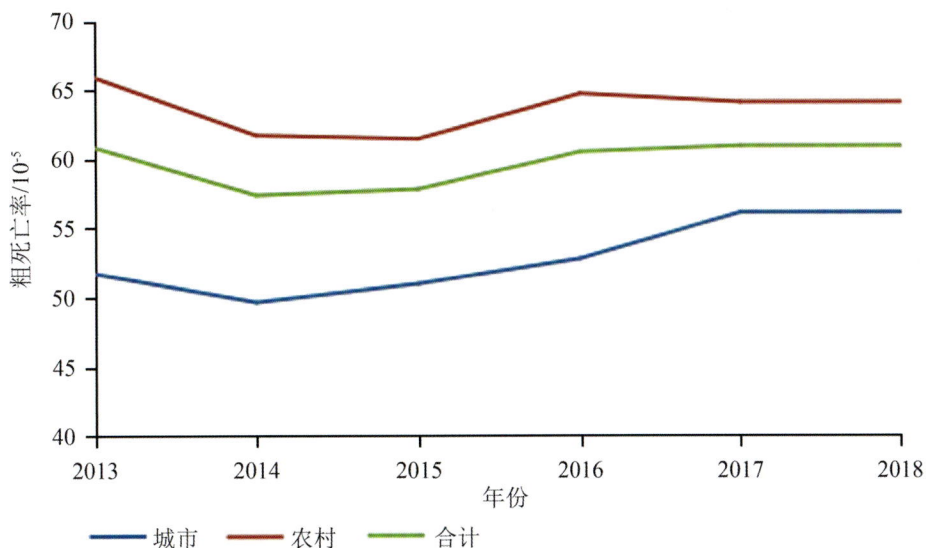

图 1.2.10 2013—2018 年浙江省居民损伤和中毒粗死亡率变化趋势

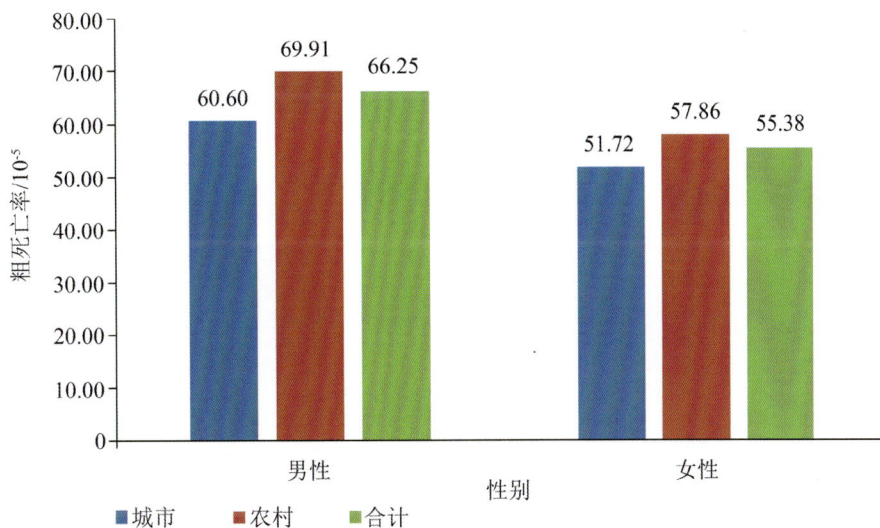

图 1.2.11 2018 年浙江省男性和女性居民损伤和中毒粗死亡率

2018年,浙江省居民损伤和中毒排名前4位的死亡原因依次为意外跌落、机动车交通事故、淹死和自杀,占损伤和中毒死亡人数的79.65%,城市、农村的前4位损伤和中毒死亡原因与全省相同,死亡人数分别占城市和农村居民损伤和中毒死亡人数的76.85%和81.32%(表1.2.3)。

表 1.2.3　2018 年浙江省居民损伤和中毒报告死亡数和粗死亡率

疾病名称	浙江省		城市		农村	
	死亡人数	粗死亡率 /10^{-5}	死亡人数	粗死亡率 /10^{-5}	死亡人数	粗死亡率 /10^{-5}
机动车辆交通事故	6035	12.46	2108	10.92	3927	13.49
机动车以外的运输事故	49	0.10	4	0.02	45	0.15
意外中毒	555	1.15	166	0.86	389	1.34
意外跌落	13,532	27.94	4884	25.30	8648	29.70
火灾	236	0.49	73	0.38	163	0.56
淹死	1980	4.09	715	3.70	1265	4.34
意外的机械性窒息	163	0.34	69	0.36	94	0.32
砸死	207	0.43	77	0.40	130	0.45
触电	153	0.32	61	0.32	92	0.32
自杀	1928	3.98	619	3.21	1309	4.50
被杀	148	0.31	56	0.29	92	0.32

四、期望寿命

2018年，浙江省居民平均期望寿命为78.77岁，男性为76.63岁，女性为81.16岁，城市为79.99岁，农村为78.14岁（图1.2.12）。期望寿命总体呈缓慢上升趋势，2018年比2013年增长了0.94岁。

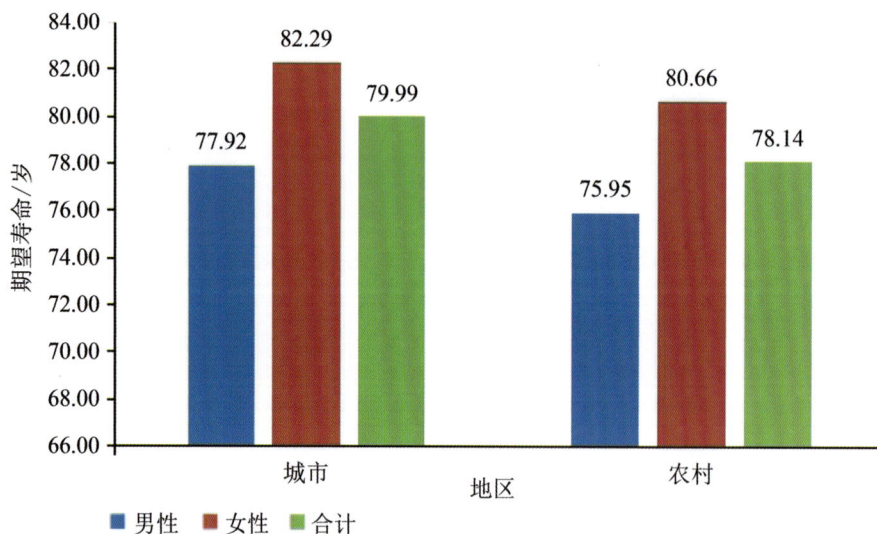

图 1.2.12　2018 年浙江省城市和农村居民平均期望寿命

五、人口自然增长率

2018年，浙江省户籍人口自然增长率为6.25‰，较2017年（4.62‰）增长1.63%。

Chapter **2**

第二章　传染病

第一节　概况

2018年，浙江省传染病报告管理系统报告甲、乙、丙类传染病29种（其中甲类传染病1种,乙类19种,丙类9种）,发病558,046例（其中甲类传染病4例,乙类102,857例,丙类455,185例）,死亡410例（其中乙类传染病403例,丙类7例）;报告发病率为986.47/10万（标化发病率为1110.28/10万）,较2017年上升48.70%;报告死亡率为0.72/10万（标化死亡率为0.60/10万）,较2017年下降5.99%（附表2.1.1～2.1.3）。

甲、乙类传染病报告发病率为181.83/10万（标化发病率为174.61/10万）,较2017年下降12.12%;报告死亡率为0.71/10万（标化死亡率为0.58/10万）,较2017年下降7.17%。丙类传染病报告发病率为804.64/10万（标化发病率为935.67/10万）,较2017年上升76.26%;报告死亡率为0.0124/10万（标化死亡率为0.0139/10万）,较2017年上升244.44%。

一、发病顺位

2018年,浙江省报告发病数居前10位的法定传染病病种依次为手足口病、其他感染性腹泻、流行性感冒、梅毒、肺结核、病毒性肝炎、淋病、流行性腮腺炎、猩红热、痢疾,占总报告病例数的99.18%,其中排名前5位的病种发病数占总报告病例数的90.58%（表2.1.1）。男性报告发病数居前10位的病种依次为手足口病、其他感染性腹泻、流行性感冒、肺结核、梅毒、淋病、病毒性肝炎、流行性腮腺炎、艾滋病、猩红热,女性报告发病数居前10位的病种依次为手足口病、其他感染性腹泻、流行性感冒、梅毒、肺结核、病毒性肝炎、淋病、流行性腮腺炎、猩红热、痢疾（表2.1.2）。

表 2.1.1　2018 年浙江省法定传染病报告发病前 10 位的病种

顺位	病种	发病例数	发病率 /10⁻⁵	标化发病率 /10⁻⁵
1	手足口病	246,659	436.02	544.22
2	其他感染性腹泻	108,079	191.05	209.28
3	流行性感冒	94,091	166.33	181.91
4	梅毒	31,049	54.89	50.84
5	肺结核	25,601	45.26	42.04
6	病毒性肝炎	20,253	35.80	33.93
7	淋病	17,880	31.61	32.78
8	流行性腮腺炎	5657	10.00	11.62
9	猩红热	2307	4.08	4.53
10	痢疾	1900	3.36	3.57

表 2.1.2　2018 年浙江省男性和女性法定传染病报告前 10 位病种发病顺位及发病率

顺位	男性				女性			
	病种	发病例数	发病率/10⁻⁵	标化发病率/10⁻⁵	病种	发病例数	发病率/10⁻⁵	标化发病率/10⁻⁵
1	手足口病	145,343	501.63	598.66	手足口病	101,316	367.14	481.63
2	其他感染性腹泻病	58,857	203.14	218.22	其他感染性腹泻病	49,222	178.37	198.88
3	流行性感冒	47,956	165.51	221.58	流行性感冒	46,135	167.18	185.69
4	肺结核	17,722	61.17	178.11	梅毒	15,880	57.54	54.27
5	梅毒	15,169	52.35	47.75	肺结核	7879	28.55	27.03
6	淋病	14,257	49.21	50.98	病毒性肝炎	7204	26.11	24.70
7	病毒性肝炎	13,049	45.04	42.81	淋病	3623	13.13	13.44
8	流行性腮腺炎	3508	12.11	13.66	流行性腮腺炎	2149	7.79	9.31
9	艾滋病	1503	5.19	4.96	猩红热	905	3.28	3.75
10	猩红热	1402	4.84	5.22	痢疾	865	3.13	3.30

二、时间分布

2018年,浙江省甲、乙类传染病发病趋势较为平稳，2月及11、12月报告发病率相对较低,总体呈两头低、中间高的态势,并低于2016和2017年发病水平；发病曲线与2017年相似（图2.1.1）。

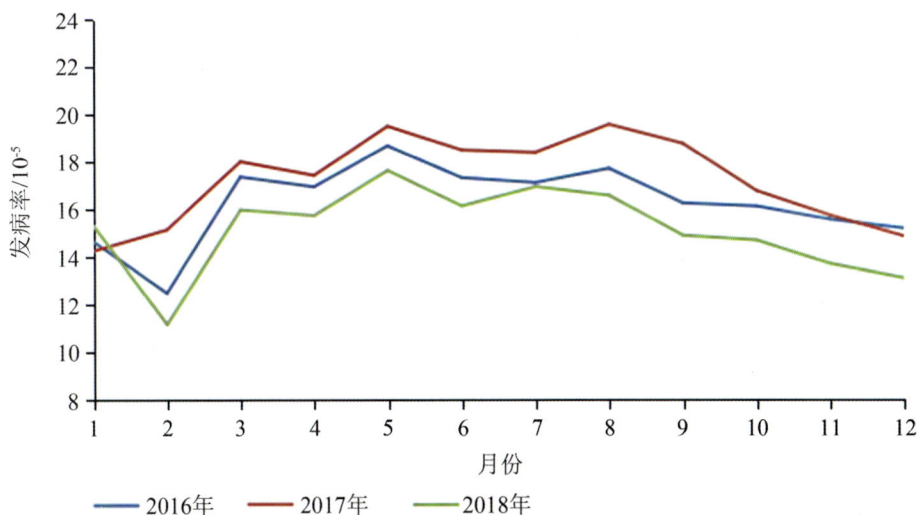

图 2.1.1　2016—2018 年浙江省不同月份甲、乙类传染病发病率

2018年,浙江省丙类传染病发病时间分布显示有冬季和夏季两个发病高峰,与2016和2017年比较,夏季高峰和冬季高峰的发病率均上升（图2.1.2）；其中冬季高峰主要由流行性感冒报告发病增加引起,而夏季高峰则主要受手足口病影响。

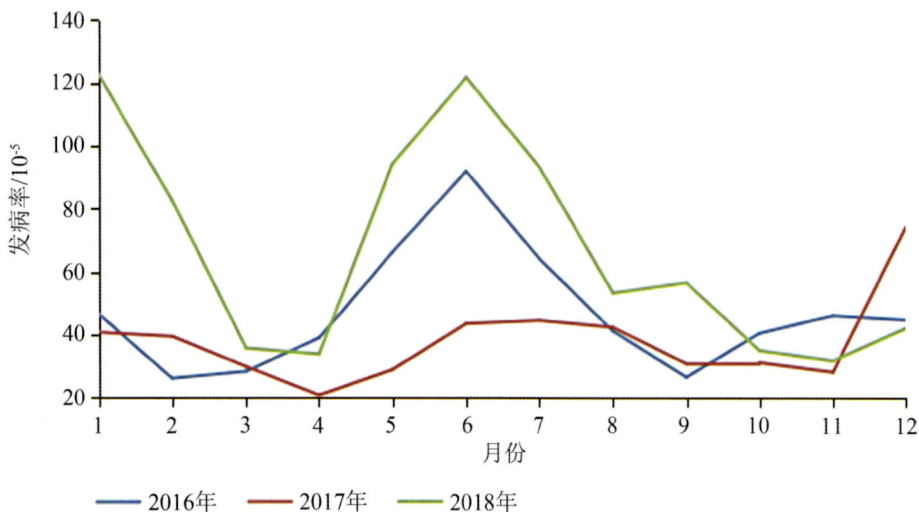

图 2.1.2　2016—2018 年浙江省不同月份丙类传染病发病率

三、地区分布

2018年，浙江省11个地市甲、乙类传染病报告发病率有所差异，其中报告发病率居前5位的依次为丽水市（234.63/10万）、舟山市（227.05/10万）、杭州市（212.20/10万）、宁波市（205.95/10万）和衢州市（184.44/10万）（图2.1.3）。

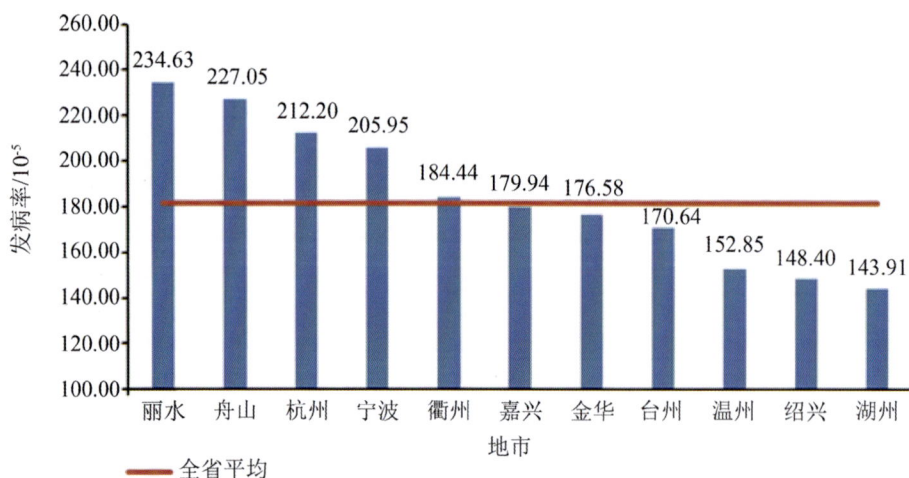

图 2.1.3　2018 年浙江省各地市甲、乙类传染病报告发病率

2018年，浙江省11个地市均有丙类传染病报告，但报告发病率差别较大，居前5位的依次为宁波市（1121.85/10万）、金华市（964.81/10万）、绍兴市（835.31/10万）、丽水市（821.32/10万）和台州市（818.26/10万）（图2.1.4）。

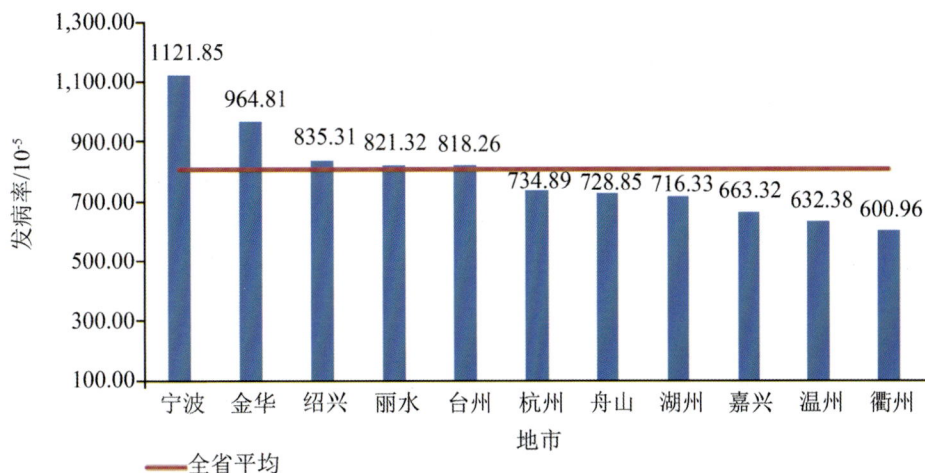

图 2.1.4　2018 年浙江省各地市丙类传染病发病率

四、人群分布

1. 甲、乙类传染病

2018年,浙江省甲、乙类传染病男性发病数多于女性。其中,男性病例报告65,380例,报告发病率为225.65/10万,标化发病率为216.56/10万;女性病例报告37,481例,报告发病率为135.82/10万,标化发病率为130.87/10万。各年龄组男性发病率均高于女性。不同年龄组发病差异较大,以成人发病为主,10岁以下儿童发病率较低,其中10～岁组发病率最低(图2.1.5)。

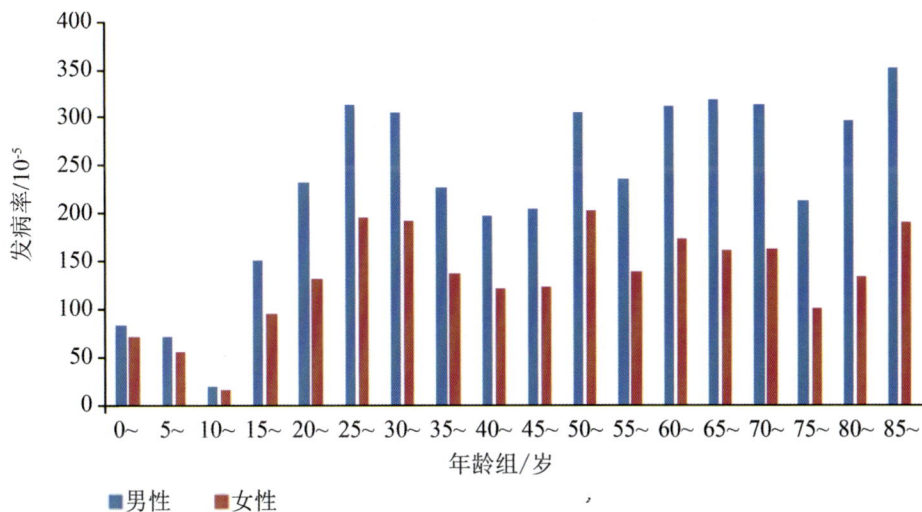

图 2.1.5　2018 年浙江省男性和女性甲、乙类传染病年龄别发病率

2. 丙类传染病

2018年,浙江省丙类传染病男性发病数多于女性。其中,男性病例报告256,012例,报告发病率为883.59/10万,标化发病率为995.73/10万;女性病例报告199,173例,报告发病率为721.75/10万,标化发病率为865.88/10万(图2.1.6)。

15

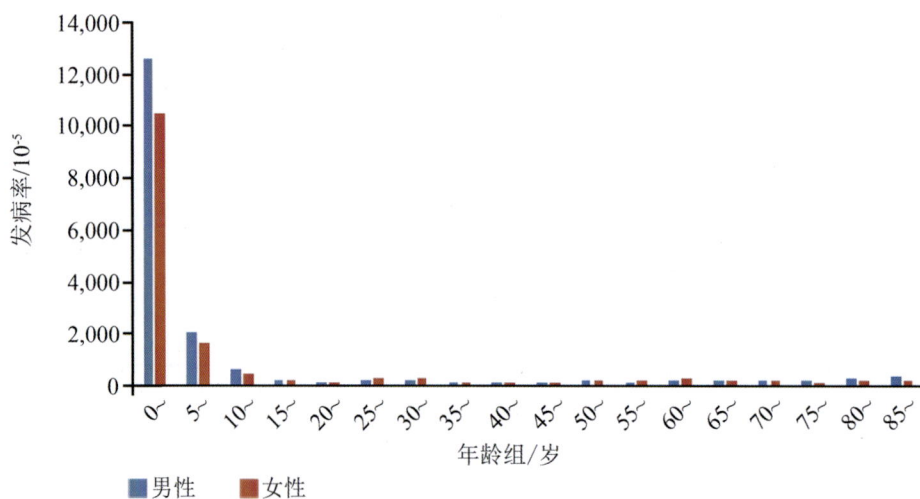

图 2.1.6　2018 年浙江省男性和女性丙类传染病年龄别发病率

丙类传染病以10岁以下儿童发病为主，其中1岁儿童发病率最高（19,772.42/10万），成人报告发病率均维持在较低水平，男性发病率略高于女性（图2.1.7）。

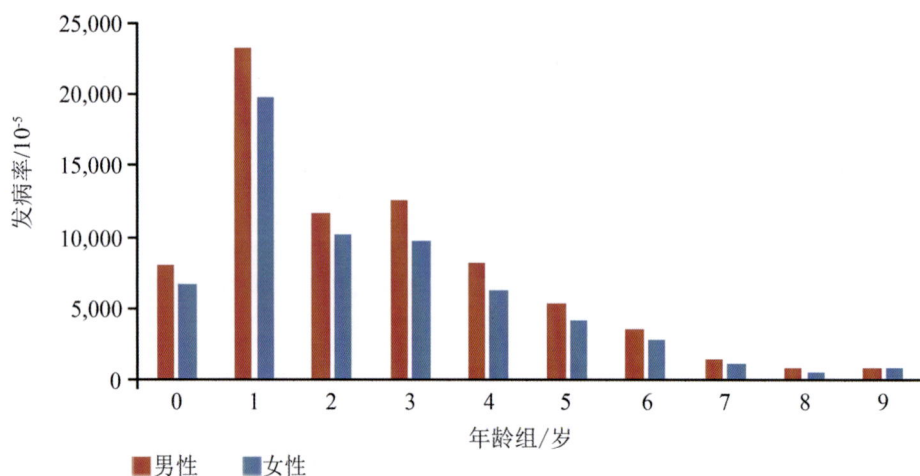

图 2.1.7　2018 年浙江省 10 岁以下男性和女性儿童丙类传染病年龄别发病率

第二节　重大传染病

一、艾滋病

2018年，浙江省新诊断获得性免疫缺陷病毒（HIV）感染者和艾滋病（AIDS）患者5375例（其中HIV感染者3722例，艾滋病患者1653例），较2017年增长2.3%。

截至2018年底,浙江省报告现存活HIV/AIDS病例26,789例。应用EPP/Spectrum模型进行艾滋病疫情评估,估计现存活HIV/AIDS病例35,570例（95%可信区间：31,055～40,463）。2018年,浙江省报告人群HIV感染率为47.9/10万,估计人群HIV感染率为63.6/10万。

浙江省三个90%目标进展情况：经诊断发现并知晓自身感染状况的HIV感染者和AIDS患者的比例达77.0%,报告现存活HIV/AIDS病例中接受抗病毒治疗的比例为90.4%,抗病毒治疗一年及以上的病例中病毒抑制比例为95.6%。

（一）新诊断HIV/AIDS病例

1. 新诊断病例的时间分布

新诊断HIV/AIDS病例数呈逐年上升趋势,但增长幅度趋缓（图2.2.1）。

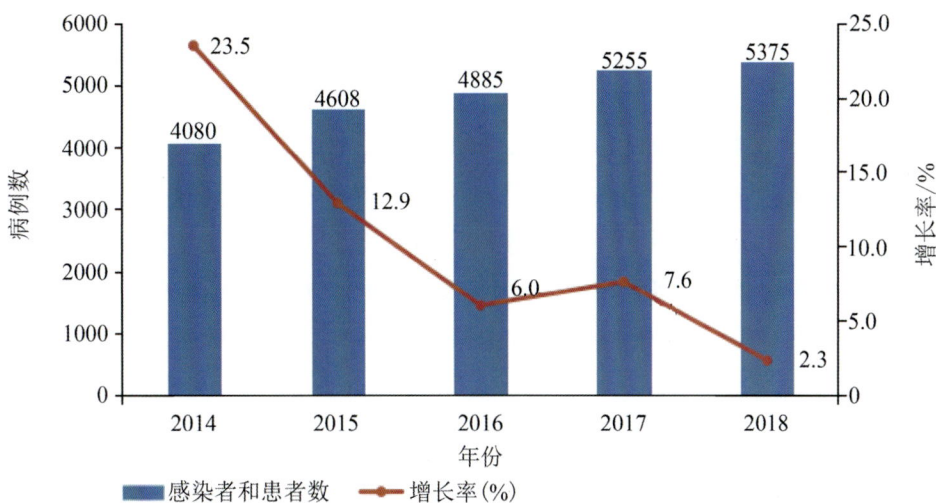

图 2.2.1 2014—2018 年浙江省新诊断 HIV/AIDS 病例数及增长情况

2. 新诊断病例的地区分布

（1）病例主要分布在人口较多的地区。2018年,杭州、宁波、温州和金华市为全省新诊断病例相对较多的地区,共3541例,占总病例数的65.9%,四市常住人口3176万,占全省56.8%。与2017年相比,共有9个市新诊断HIV/AIDS病例数上升,其中绍兴市较2017年增加病例数和增幅均居全省首位（图2.2.2）。

（2）示范区疫情快速上升的势头得到初步遏制,男男同性性传播疫情控制较为稳定。第三轮艾滋病综合防治示范区工作开展期间（2014—2018年）,示范区新诊断HIV/AIDS病例数平均增幅为4.5%,低于非示范区的平均增幅（10.0%）。示范区新报告病例数于2017年（2570例）首次少于非示范区病例数。

示范区以异性性传播病例上升为主,男男同性性传播病例数较为稳定；非示范区异性性传播病例和男男同性性传播病例同步上升。2018年,浙江省艾滋病防治示范区新诊断病例数2610例,较2017年上升1.6%,低于浙江省非示范区增幅（3.0%）。其中异性性传播1288例,占49.3%,同比下降2.0%；男男同性性传播1283例,占49.2%,同比上升8.2%。

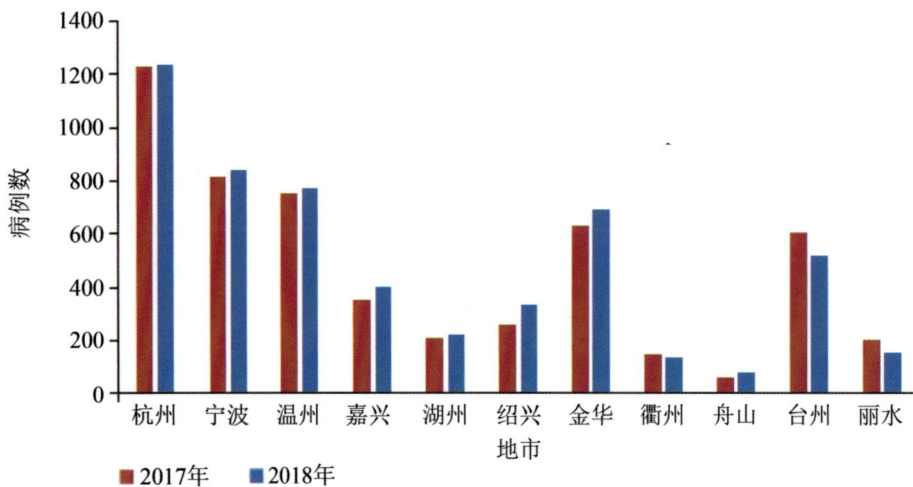

图 2.2.2　2017 和 2018 年浙江省各地市新诊断 HIV/AIDS 病例数

（3）农村新诊断病例数持续增加，超过城市地区，波及范围扩大。2014—2018年新诊断病例在城市居住的比例从2014年的58.8%下降至2018年的 51.6%，各年农村新诊断病例的增幅均大于城市。浙江省新诊断病例在城市居住病例数的平均增幅为2.4%，低于农村居住病例数平均增幅（10.1%）。全省11个地市中，2014—2018年各地市城市居住病例的平均增幅均小于农村居住病例。

城市每年新诊断10例以上的街道数从65个下降至62个；农村新诊断病例数在10例以上的乡镇数从2014年的24个上升至2018年的41个。

3. 新诊断病例的人群分布

2018年，浙江省新诊断HIV/AIDS病例中，男性4420例，女性955例，男女性别比为4.63∶1。青壮年仍是主要构成，20～39岁占48.7%。与2017年相比，45～<60岁人群HIV/AIDS新诊断病例数上升15.0%，占2018年病例总数的24.6%（2017年为21.9%）。其中，45～<50、50～<55和55～<60岁年龄组增幅分别为21.6%、12.0%和9.3%（图2.2.3）。

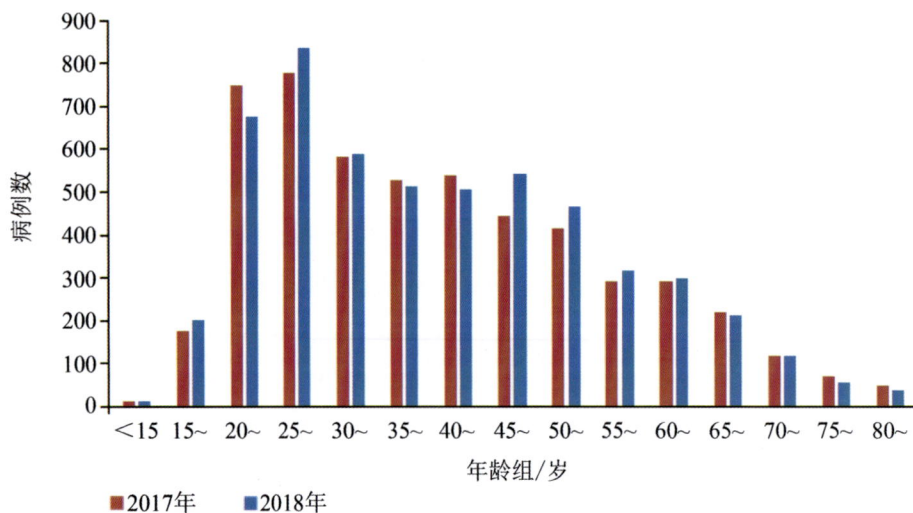

图 2.2.3　2017 和 2018 年浙江省各年龄组新诊断 HIV/AIDS 病例数

18

4. 新诊断病例的传播途径

2018年,浙江省新诊断HIV/AIDS病例中,性传播为主要传播途径,共诊断5279例,占总数的98.2%,其中异性性传播3175例(59.1%),男男同性性传播2104例(39.1%);注射吸毒传播24例(0.4%),母婴传播10例(0.2%),其他/不详62例(1.2%)。

2018年,浙江省新诊断HIV/AIDS病例中异性性传播病例数较2017年诊断病例数增加0.6%,男男同性性传播病例数较2017年增加6.2%(图2.2.4)。

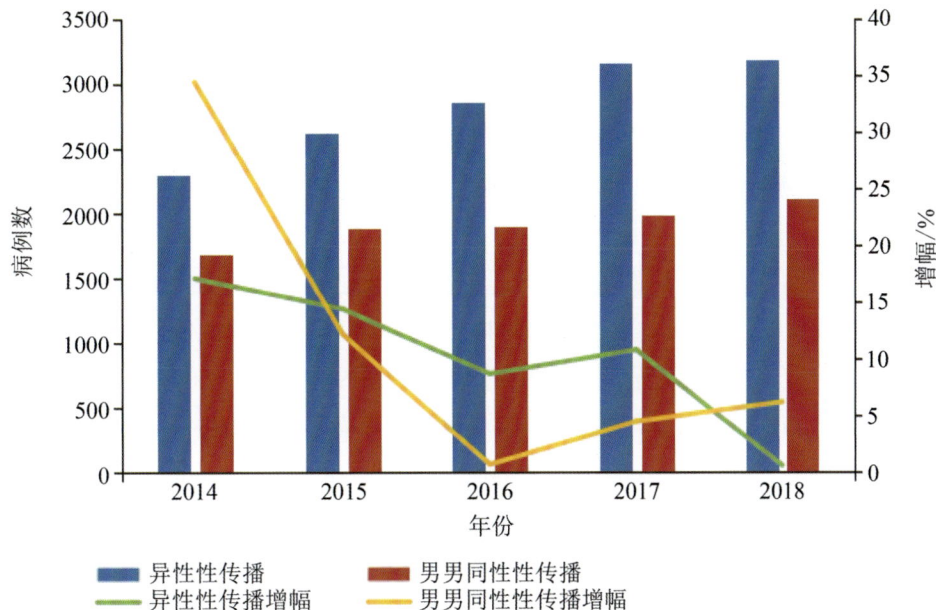

图 2.2.4　2014—2018 年浙江省新诊断经性传播 HIV/AIDS 病例数及增长幅度

男性病例中经异性性传播2237例(50.6%),男男同性性传播2104例(47.6%);女性病例以异性性传播为主,共938例(98.2%)。

5. 新诊断病例的特征及主要危险因素分析

(1)经非婚非商业异性性接触感染病例上升,有婚史病例数增幅较大,女性多与熟人或朋友发生非商业异性性接触。2018年新诊断3175例经异性性传播HIV/AIDS病例中,经商业性行为感染1468例(占46.2%),较2017年下降2.1%;经非婚非商业性行为感染1344例(占42.3%),较2017年上升3.2%;经配偶间性行为感染287例(占9.0%),较2017年上升5.5%。

从病例绝对数增加情况来看,非婚非商业性行为传播病例增加最为明显(增加42例)。2018年新发现的955例女性病例中,经商业(71例)、非商业(606例)和配偶间(235例)性行为传播的比例分别为7.4%、63.5%和24.6%。经非婚非商业传播的女性病例606例,较2017年增加55例,同比上升10.0%。女性经异性非婚非商业性行为感染病例的年龄集中在20～59岁年龄组(82.2%),已婚、离异/丧偶所占比例分别为48.7%(295/606)和31.8%(193/606);男性经异性非婚非商业性行为感染病例中,已婚和离异/丧偶所占比例分别为40.7%(300/738)和24.0%(177/738)。

个案流行病学调查发现,经非婚非商业性行为感染的女性病例(135例)中,性伴为熟人或朋友

91例,高于性伴为陌生人或一夜情的病例数（31例），13例两种类型性伴都有；经非婚非商业性行为感染的男性病例中（241例),性伴为熟人或朋友的病例数（107例）低于性伴为陌生人或一夜情的病例数（120例），14例两种类型性伴都有。

（2）商业异性性行为在农村地区持续扩散,老年人受累较为严重。2018年新诊断病例中经商业异性性行为感染病例1468例,其中男性1397例,占95.2%。农村地区病例比例逐年上升,从2015年的53.1%上升至2018年的59.3%,新诊断病例数增幅连续三年高于城市地区。

异性商业性行为感染的病例中，377例为60岁及以上老年病例,占25.7%（377/1468）。60岁及以上男性病例中，65.9%（377/572）的病例通过异性商业性行为感染,其中已婚有配偶的老年男性病例已造成家庭内传播,其配偶阳性率达36.1%（62/180）。

个案信息收集提示,67.0%（185/276）老年嫖客病例在确诊前一年内有嫖娼行为。83.0%（219/264）的老年嫖客病例在居住县区感染,商业性行为场所主要分布在农村集市/市场周边的出租屋、小旅馆等,流动低档阳性暗娼为主要传染源。

（3）已婚经男男性行为感染病例逐年上升,男男同性临时性行为是主要接触来源。2018年新诊断2104例经男男同性性传播病例,占男性病例的47.6%,其中已婚有配偶病例513例,连续三年保持两位数以上增幅（13.1%～14.1%）,配偶阳性率为7.0%（21/319）。

在年龄分布上，45岁及以上各年龄组近5年来病例数持续增加,2018年新诊断45岁及以上年龄组病例382人,较2017年上升33.6%,占男男同性性传播病例的18.2%。

个案流行病学调查提示,经男男同性性传播病例主要来自同性临时性伴感染（83.3%,905/1086）,其中最近一年内感染的比例为41.6%（369/886）,在浙江省内感染比例为80.9%（653/807）。男男同性固定性伴传播的181例个案中,最近一年内感染的比例为48.2%（81/168）,浙江省内感染的比例为88.2%（142/161）。

（二）病例检测发现和治疗

2018年,浙江省报告现存活的26,789例HIV/AIDS病例中,接受抗病毒治疗24,222例,治疗比例为90.4%；接受抗病毒治疗一年及以上病例的病毒抑制比例为95.6%。2018年报告死亡442例,艾滋病无关死亡占53.4%,艾滋病相关死亡占37.6%,9.1%无法判定。2018年报告病例全死因病死率为1.6%,较2013年（2.2%）下降27.3%,其中接受抗病毒治疗病例的病死率为1.1%,未接受抗病毒治疗病例的病死率为9.4%。

应用EPP/Spectrum模型进行艾滋病疫情评估,估计到2018年底现存活病例35,570（95%可信区间：31,055～40,463）例。

针对WHO提出的三个90%目标进展分析,浙江省经诊断发现并知晓自身感染状况的HIV感染者和艾滋病患者的比例为77.0%,其中异性途径和同性途径的检测发现比例分别为80.0%和71.6%；报告现存活HIV/AIDS病例中抗病毒治疗比例为90.4%,抗病毒治疗一年及以上的病例中病毒抑制比例为95.6%；估计所有HIV感染者和艾滋病患者中病毒传播得到控制的比例为66.5%。

（三）人群HIV感染率

截至2018年底,浙江省报告人群HIV感染率为47.9/10万,估计人群HIV感染率为63.6/10万。

杭州市（61.5/10万）和金华市（60.8/10万）全人群HIV患病率居前,绍兴市最低（32.6/10

万）。以县区为单位,杭州市滨江区全人群HIV患病率最高（131.7/10万）,其后依次为丽水市松阳县（114.4/10万）、杭州市江干区（103.4/10万）、杭州市拱墅区（95.5/10万）、金华市义乌市（93.7/10万）。

（四）主要疫情特征

1.艾滋病疫情快速上升的势头略有减缓,全人群HIV感染率在低流行水平,经男男同性性传播病例检测发现病例仍有较大提升空间。

2.异性性传播仍为艾滋病的主要传播途径,经异性性传播感染的男性病例仍以商业性接触为主要传播途径。经非婚非商业性接触感染病例呈现上升趋势,成为女性病例的主要传播途径,且以有婚史的女性居多。

3.农村地区新诊断病例数出现上升,覆盖区域有所扩散,主要来自异性商业性行为传播,老年嫖客为主要受累人群。

4.男男性行为仍是HIV感染重要的传播途径,新诊断病例主要通过男男同性临时性行为传播,其中双性性行为的病例数持续上升。

二、肺结核

2018年,浙江省新登记肺结核（包括单纯性结核性胸膜炎）病例28,055例,登记率为49.6/10万（附表2.2.1）。其中,病原学阳性肺结核14,026例（50.00%）,仅病理学阳性70例（0.25%）,病原学检查阴性11,280例（40.21%）,结核性胸膜炎2604例（9.28%）,无病原学结果75例（0.27%）。

（一）时间分布

2018年,浙江省新登记肺结核病例数较2016和2017年分别下降3.69%和3.13%,呈现缓慢下降的特征（图2.2.5）。

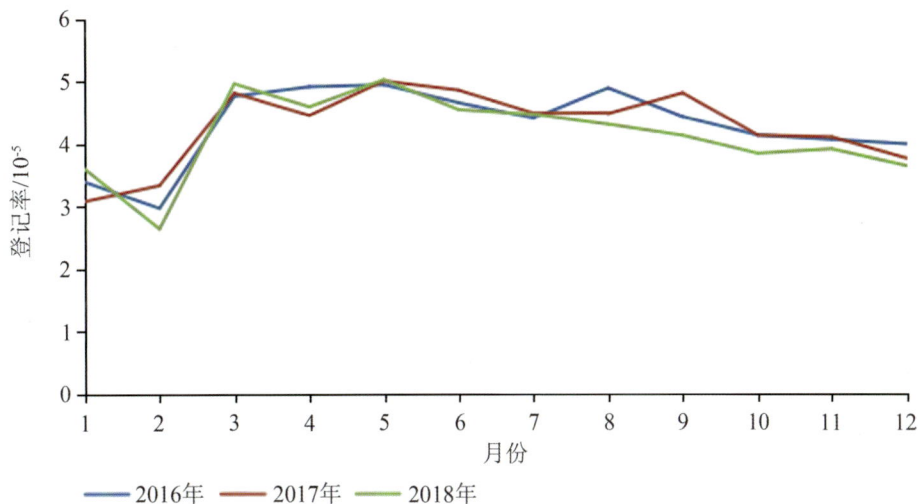

图 2.2.5　2016—2018 年浙江省肺结核病例新登记率

（二）地区分布

2018年,浙江省肺结核患者登记率前5位的市依次为衢州市（77.5/10万）、金华市（65.4/10万）、丽水市（56.2/10万）、台州市（51.1/10万）、杭州市（50.2/10万）。与2017年相比,台州市、丽水市、宁波市肺结核患者登记率有所上升,湖州市、舟山市变化不大,其余各市均有所下降,见图2.2.6。

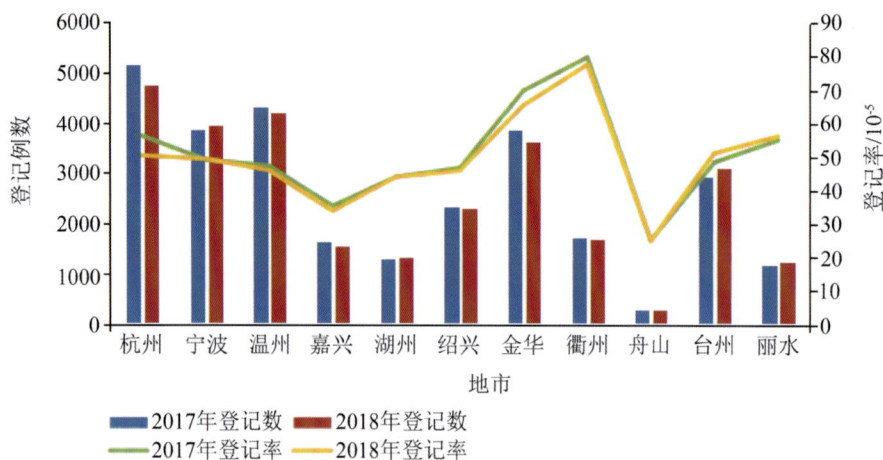

图 2.2.6　2017—2018 年浙江省各地市肺结核患者登记情况

（三）人群分布

2018年,浙江省新登记肺结核患者中,男性19,378例（登记率为66.9/10万）,女性8677例（登记率为31.5/10万）,男女性别比为2.23∶1。年龄分布以25～＜35年龄组为主,占18.40%（图2.2.7）。职业分布以农、牧、渔民为主,占46.63%（表2.2.1）。

（四）肺结核患者成功治疗率

2018年,浙江省登记满一年的肺结核患者27,776例,其中治愈8346例,完成疗程17,154例,成功治疗率为91.81%。

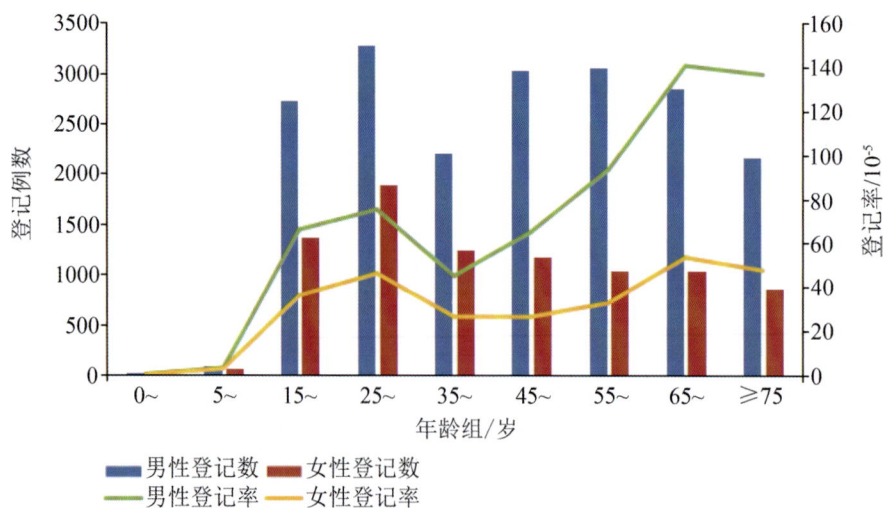

图 2.2.7　2018 年浙江省新登记男性和女性肺结核患者年龄别登记情况

表 2.2.1　2018 年浙江省新登记肺结核患者的职业分布

职业	登记例数	构成比 /%
农、牧、渔民	13,082	46.63
家政、家务及待业人员	3574	12.74
工人	2834	10.10
外来务工人员	2241	7.99
离退休人员	1485	5.29
餐饮及服务业人员	1206	4.30
儿童及学生	1167	4.16
干部职员	657	2.34
医务人员	167	0.60
教师	136	0.48
其他	1506	5.37
合计	28,055	100.00

三、乙型肝炎

2018年，浙江省报告乙型肝炎14,543例，报告发病率为25.71/10万（标化发病率为24.52/10万），较2017年下降5.74%，死亡2例（附表2.2.2、附表2.2.3）。

（一）时间分布

2016—2018年浙江省报告乙型肝炎病例数均在10,000例以上，每月均有乙型肝炎病例报告，无明显季节性分布特征（图2.2.8）。

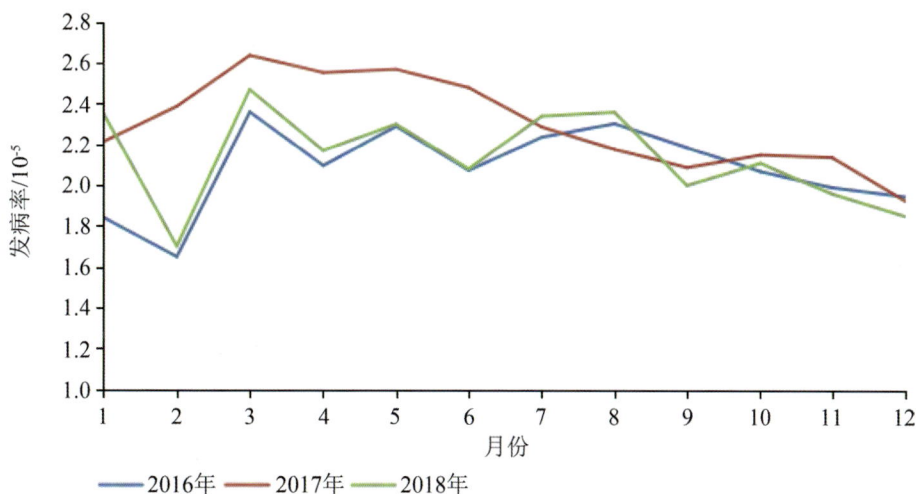

图 2.2.8　2016—2018 年浙江省不同月份乙型肝炎发病率

（二）地区分布

2018年，浙江省乙型肝炎报告发病率居前5位的地市依次为舟山市（83.05/10万）、丽水市

（66.15/10万）、宁波市（48.73/10万）、金华市（37.51/10万）和衢州市（28.88/10万）。与2017年相比,宁波市、嘉兴市、湖州市、舟山市报告发病率有所上升,其余7个地市则较2017年均有所下降（图2.2.9）。

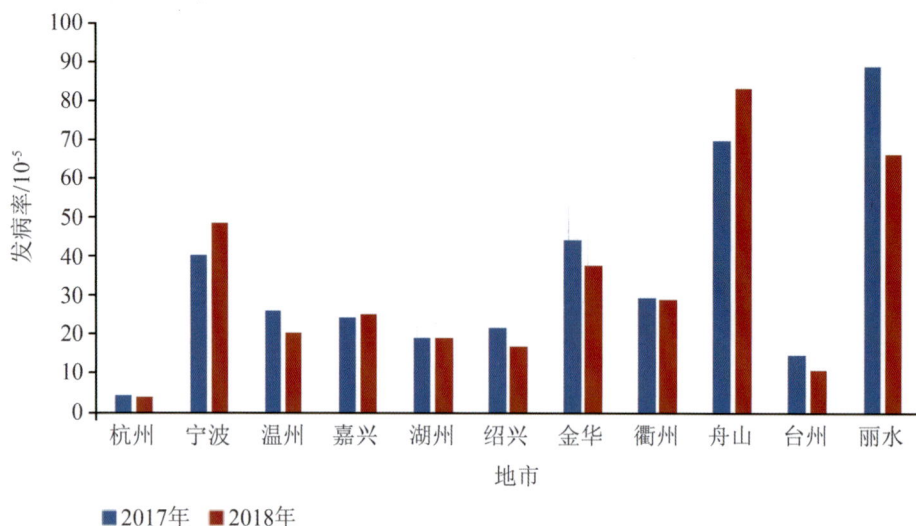

图 2.2.9　2017 和 2018 年浙江省各地市乙型肝炎报告发病率

（三）人群分布

2018年,浙江省报告的乙型肝炎病例中男性9611例,女性4932例,男女性别比为1.95 ∶ 1；其中男性报告发病率为33.17/10万（标化发病率为31.70/10万）,女性报告发病率为17.87/10万（标化发病率为17.05/10万）。

2018年,浙江省报告的乙型肝炎病例以25～<65岁居民为主,其中男性和女性均以50～<55岁组发病率最高, 5～<10岁组发病率最低（图2.2.10）。

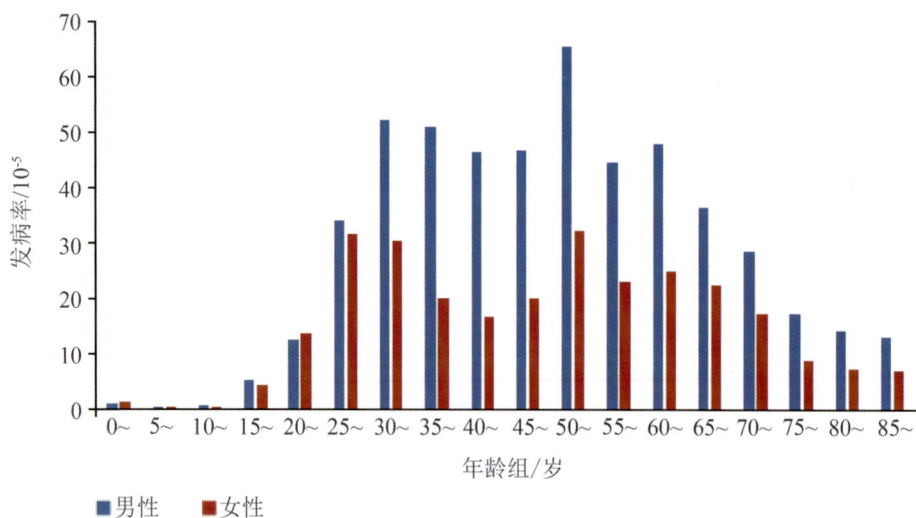

图 2.2.10　2018 年浙江省男性和女性乙型肝炎新发病例年龄别发病率

第三节　常见传染病

一、病毒性肝炎

（一）甲型肝炎

2018年,浙江省报告甲型肝炎发病420例,无死亡病例报告,报告发病率为0.74/10万（标化发病率为0.68/10万）,较2017年下降23.71%（附表2.3.1、附表2.3.2）。

1. 时间分布

2016—2018年浙江省每月均有甲型肝炎病例报告,无明显季节性分布特征（图2.3.1）。

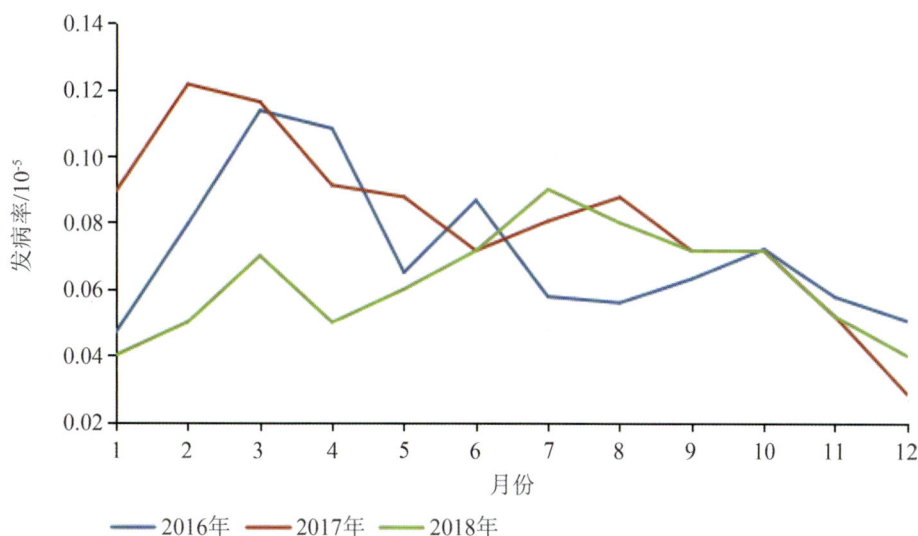

图 2.3.1　2016—2018 年浙江省不同月份甲型肝炎发病率

2. 地区分布

2018年,浙江省甲型肝炎报告发病率居前5位的地市依次是杭州市（1.28/10万）、衢州市（1.01/10万）、宁波市（0.87/10万）、台州市（0.85/10万）和嘉兴市（0.62/10万）。与2017年相比,嘉兴市、金华市、衢州市、台州市报告发病率有所上升,其余7个地市则有所下降（图2.3.2）。

3. 人群分布

2018年,浙江省报告男性甲型肝炎病例222例,女性198例,男女发病数之比为1.12 ∶ 1;其中男性报告发病率为0.77/10万（标化发病率为0.72/10万）,女性报告发病率为0.72/10万（标化发病率为0.65/10万）。

2018年,浙江省报告的甲型肝炎病例以30～<70岁居民为主,其中男性以50～<55岁发病率最高,5～<10岁发病率最低;女性以65～<70岁发病率最高,10～<15岁无病例报告（图2.3.3）。

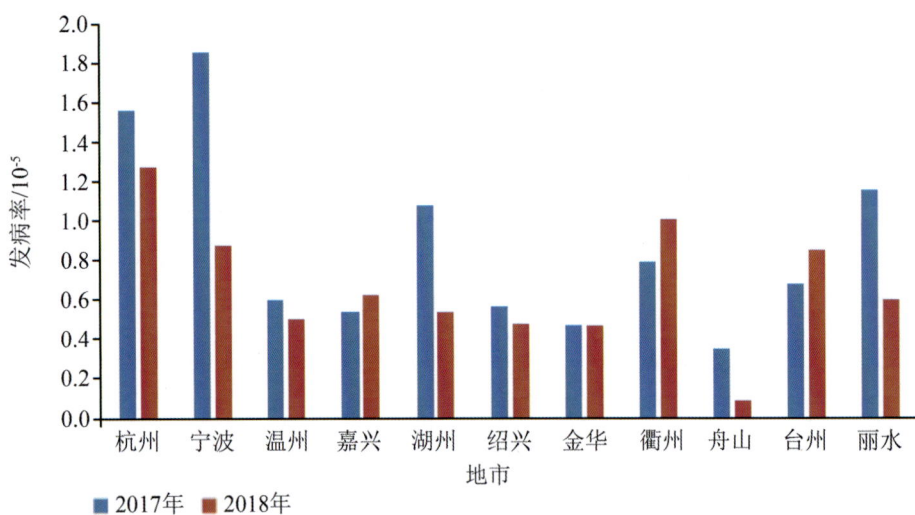

图 2.3.2　2017 和 2018 年浙江省各地市甲型肝炎报告发病率

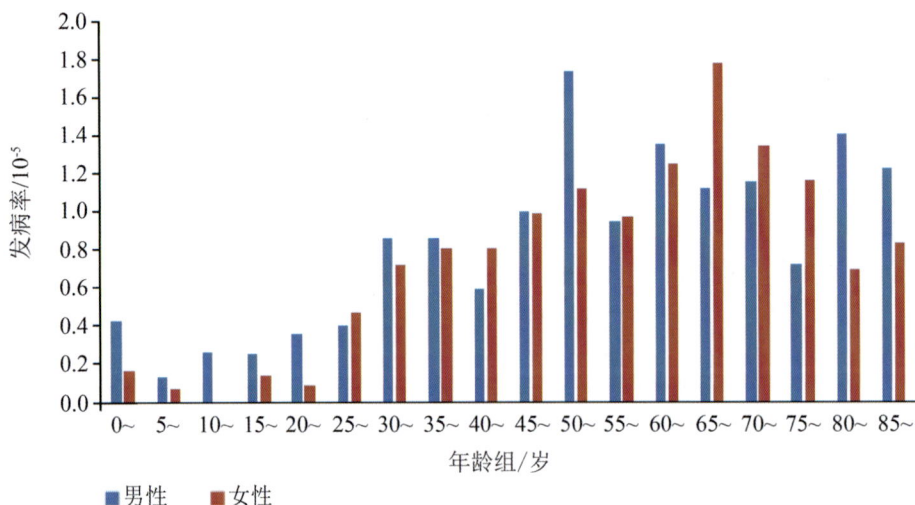

图 2.3.3　2018 年浙江省男性和女性甲型肝炎病例年龄别发病率

（二）丙型肝炎

2018年，浙江省报告丙型肝炎病例2733例，报告死亡病例1例；报告发病率为4.83/10万（标化发病率为4.55/10万），较2017年下降10.9%。

1.时间分布

2014—2018年，浙江省丙型肝炎报告病例数总体呈缓慢上升趋势，其中2018年较2017年略有下降（图2.3.4）。

2.地区分布

2018年，浙江省丙型肝炎报告发病率前3位的地市为温州市（10.03/10万）、舟山市（6.85/10万）和台州市（6.83/10万）。与2017年相比，除宁波、湖州市外，其他各市丙型肝炎报告发病率均有所下降，其中温州市、舟山市下降较为明显（图2.3.5）。

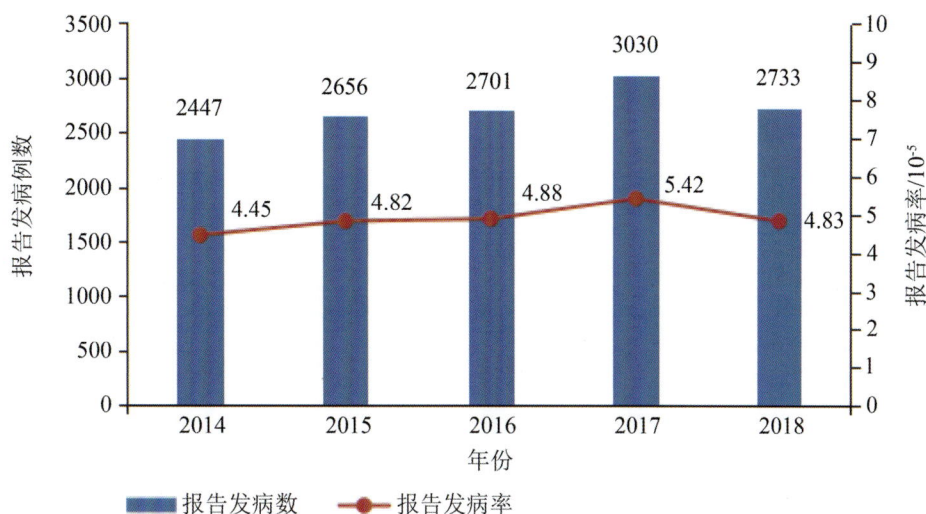

图 2.3.4　2014—2018 年浙江省丙型肝炎报告发病情况

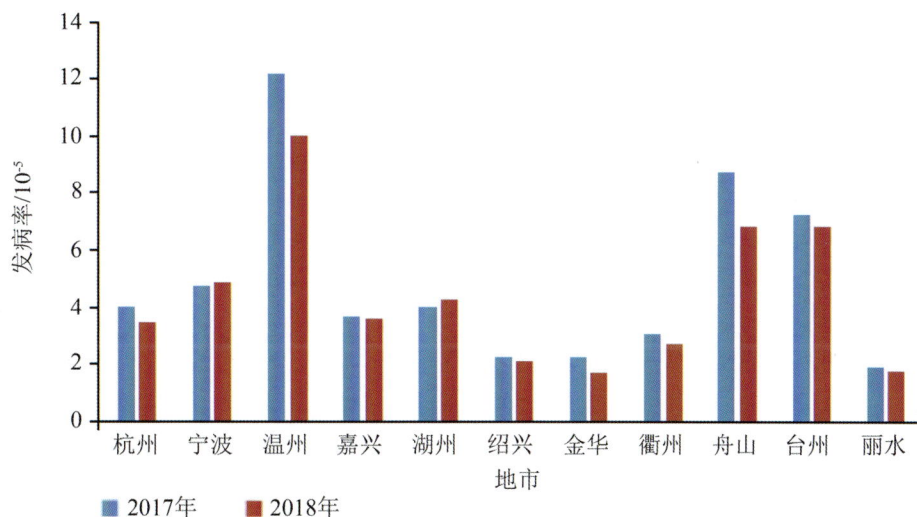

图 2.3.5　2017 和 2018 年浙江省各地市丙型肝炎报告发病率

3. 人群分布

2018年,浙江省报告丙型肝炎病例男性1711例,女性1022例,男女发病数之比为1.67∶1;其中男性报告发病率为5.91/10万(标化发病率为5.57/10万),女性报告发病率为3.70/10万(标化发病率为3.50/10万)。

2018年,浙江省丙型肝炎报告病例以青壮年为主,其中30～＜50岁人群占54.7%。其中男性40～＜45岁组发病率最高, 10～＜15岁组发病率最低;女性50～＜55岁组发病率最高, 5～＜10岁组无病例报告(图2.3.6)。

职业分布:农民909例,占33.3%,其次为家务及待业人员(513例,18.8%)、工人(306例,11.2%)等。

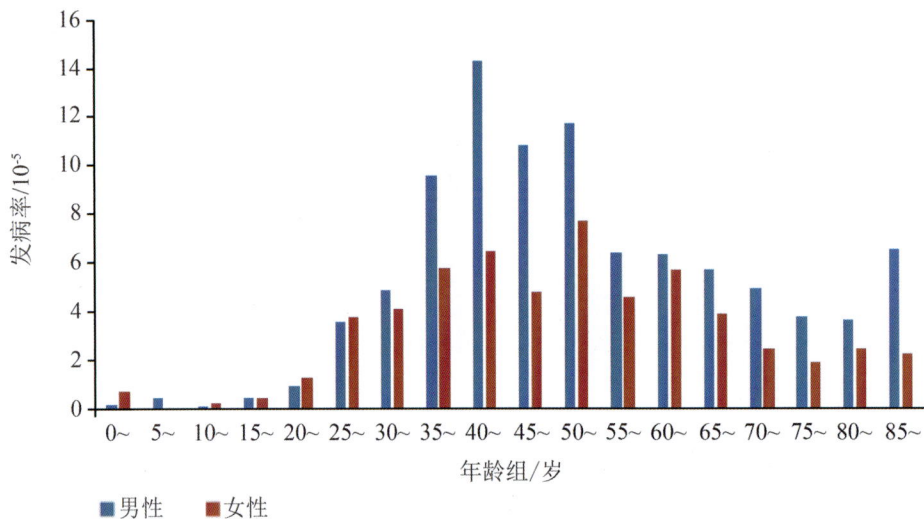

图 2.3.6　2018 年浙江省男性和女性丙型肝炎年龄别发病率

4.病例分类

2018年,浙江省报告丙型肝炎病例诊断分类:临床诊断900例(占32.9%),实验室确诊1833例(67.1%)。杭州市、湖州市、嘉兴市实验室确诊病例所占比例相对较低,分别为40.1%、50.4%、53.9%。

临床分类:急性367例(13.4%)、慢性1911例(69.9%)、未分类455例(16.6%)。杭州市急性病例比例较高,占60.9%。

(三)戊型肝炎

2018年,浙江省报告戊型肝炎1854例,报告死亡病例1例,报告发病率为3.28/10万(标化发病率为2.97/10万),较2017年下降12.84%。

1.时间分布

2014—2018年,浙江省共报告戊型肝炎病例9424例,年报告发病率为3.16/10万 ～ 3.76/10万,2017年最高,2015年最低;每年各月均有病例报告,1—5月报告发病率略高(图2.3.7)。

2.地区分布

2018年,浙江省戊型肝炎报告发病率居前5位的地市为杭州市(5.83/10万)、衢州市(4.85/10万)、台州市(3.79/10万)、宁波市(3.29/10万)和湖州市(3.07/10万)。与2017年相比,宁波市、温州市、金华市和舟山市的报告发病率有所上升,其余7个地市则有所下降(图2.3.8)。

3.人群分布

2018年,浙江省报告男性戊型肝炎病例1144例,女性710例,男女发病数之比为1.61 ：1;其中男性报告发病率为3.95/10万(标化发病率为3.60/10万),女性报告发病率为2.57/10万(标化发病率为2.32/10万)。男性85岁及以上组发病率最高, 5 ～<10岁组发病率最低;女性70 ～<75岁组发病率最高, 5 ～<15岁组无病例报告(图2.3.9)。

28

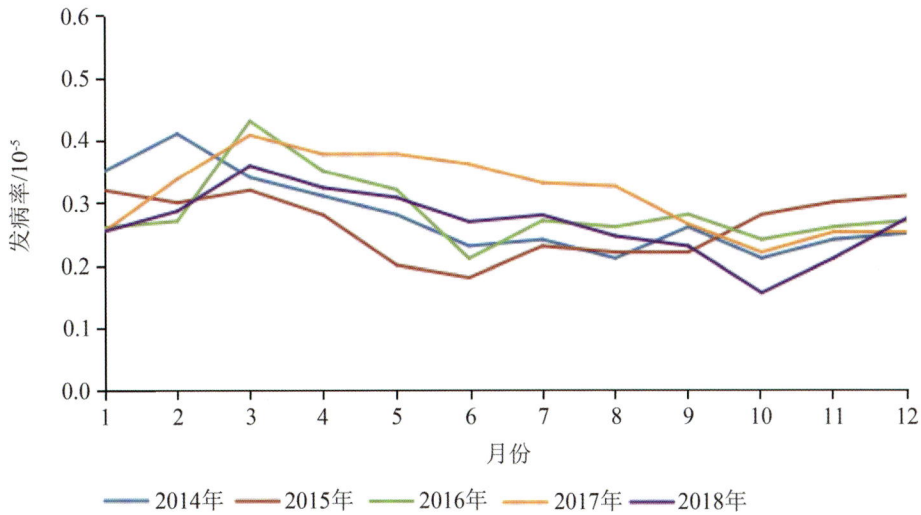

图 2.3.7 2014—2018 年浙江省各月报告戊型肝炎病例的发病率

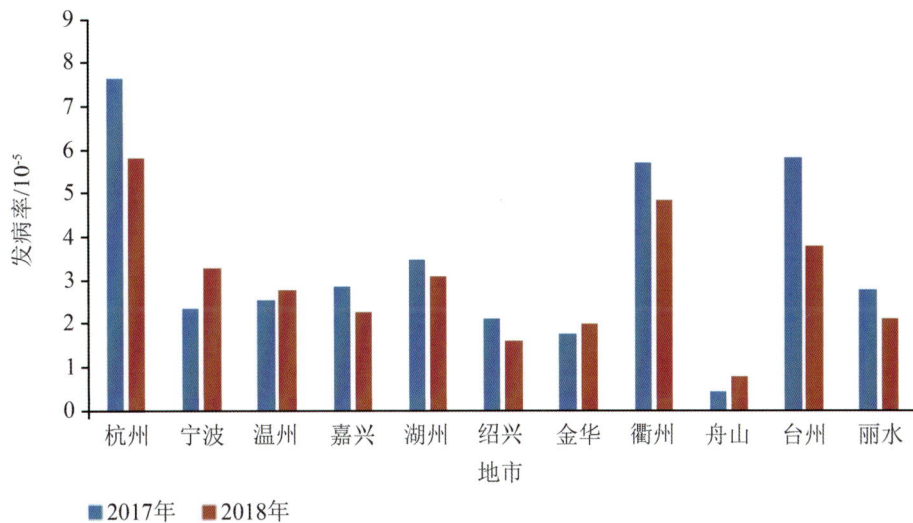

图 2.3.8 2017 和 2018 年浙江省各地市戊型肝炎报告发病率

2018年，浙江省戊型肝炎病例以30～<60岁人群为主，占59.44%；其次为60岁及以上人群，占32.25%；15岁以下儿童6例，仅占0.32%。职业以农民为主（40.61%），其次为工人（11.43%）、家务及待业人员（11.27%）、商业服务人员（9.81%）、离退休人员（9.60%）（表2.3.1）。

二、流行性感冒

（一）报告流行性感冒样（简称流感样）病例占门诊、急诊病例总数比例

2018年，浙江省16家流感监测哨点医院共报告流感样病例348,175例，占门急诊病例总数的3.87%（348,175/8,997,549），低于2017年同期（4.11%），高于2016年同期（3.47%）。

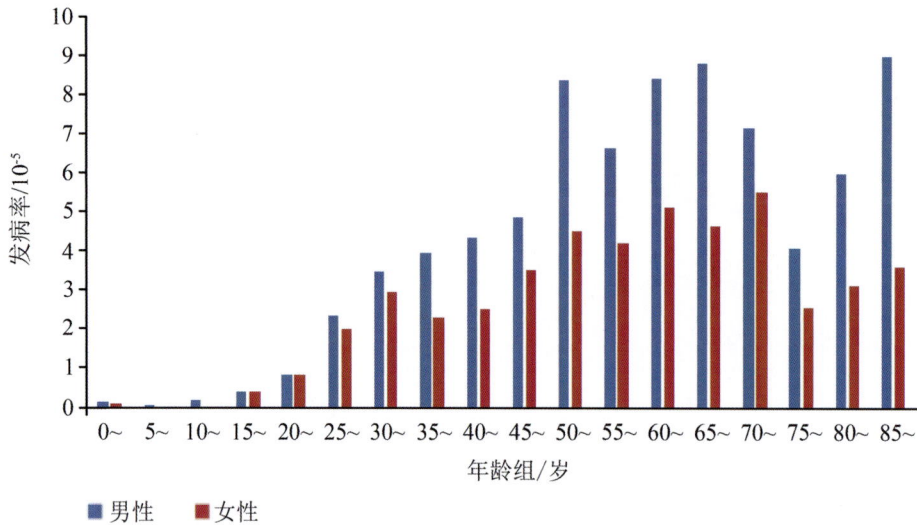

图 2.3.9　2018 年浙江省男性和女性戊型肝炎病例年龄别发病率分布

表 2.3.1　2018 年浙江省戊型肝炎病例的职业分布

职业	例数	构成比 /%	职业	例数	构成比 /%
农民	753	40.61	医务人员	10	0.54
工人	212	11.43	教师	9	0.49
家务及待业人员	209	11.27	公共场所服务员	7	0.38
商业服务人员	182	9.82	散居儿童	3	0.16
离退休人员	178	9.60	保育员及保姆	1	0.05
干部职员	83	4.48	牧民	1	0.05
餐饮食品业人员	34	1.83	其他	36	1.94
外来务工人员	22	1.19	不详	99	5.34
学生	15	0.81			

1. 时间分布

2018年,浙江省流感样病例数占门急诊病例总数的比例第46周最低（1.83％）,第3周最高（10.37％）,见图2.3.10。

2. 地区分布

2018年,各地市流感样病例数占门急诊病例总数的比例以台州市最低（2.20％）,宁波市最高（12.62％）,见图2.3.11、附表2.3.3。

（二）流感病毒检测阳性率

2018年,浙江省16家哨点医院共采集标本16,909份,核酸检测标本16,909份,检出阳性2427份,阳性率为14.35％。

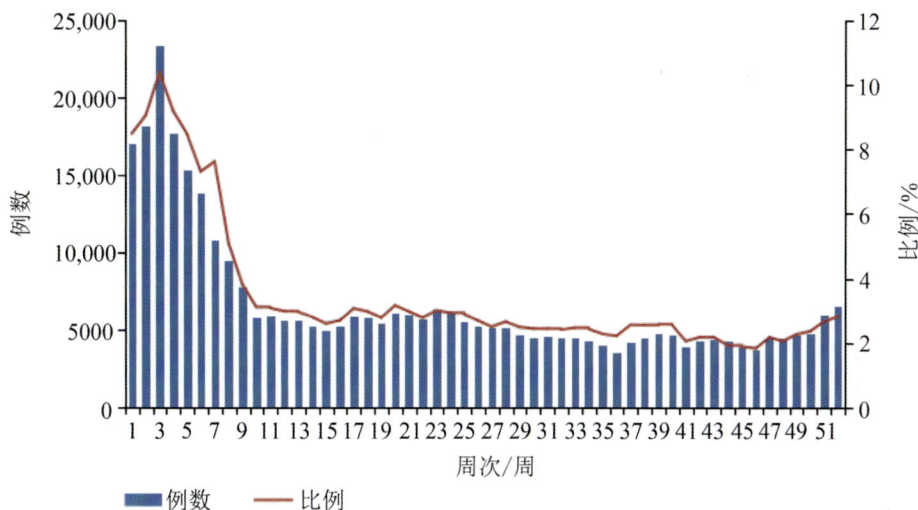

图 2.3.10　2018 年浙江省每周流感样病例报告情况

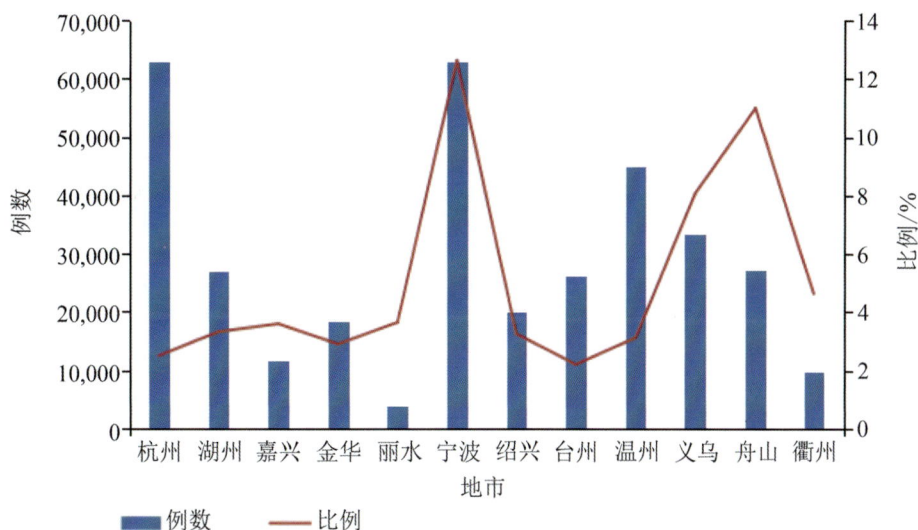

2009 甲型 H1N1 流感大流行时，原国家卫生部实施扩大流感监测项目，考虑到义乌市国际交流频繁的特殊性，将其作为一个单独监测点，与 11 个地级市并列，延续至今。

图 2.3.11　2018 年浙江省各地市报告流感样病例数及其占门急诊病例总数的比例

1. 病原构成

检出的阳性标本中甲型 H1N1 流感病毒 1428 份，占 58.84%；乙型流感病毒（Yamagata 系）694 份，占 28.59%；乙型流感病毒（Victoria 系）155 份，占 6.39%；甲型 H3N2 流感病毒 140 份，占 5.77%；混合型流感病毒 10 份（其中 7 份为甲型 H1N1 和乙型流感病毒 Yamagata 系合并感染，2 份为甲型 H1N1 和乙型流感病毒 Victoria 系合并感染，1 份为甲型 H1N1 和甲型 H3N2 流感病毒合并感染），占 0.41%。

2. 时间分布

2018 年第 1 周乙型流感病毒（Yamagata 系）为流行优势毒株，第 2—4 周呈现乙型流感病毒

（Yamagata系）和甲型H1N1流感病毒共同流行的态势,第5—7周甲型H1N1流感病毒为流行优势毒株,第8—17周呈现甲型H1N1流感病毒和乙型流感病毒（Yamagata系）共同流行的态势,第18—26周呈现甲型H3N2流感病毒和甲型H1N1流感病毒共同流行的态势,第27—43周甲型H1N1流感病毒为流行优势毒株,第44—48周呈现甲型H3N2流感病毒和甲型H1N1流感病毒共同流行的态势,第49—52周甲型H1N1流感病毒为流行优势毒株（图2.3.12）。

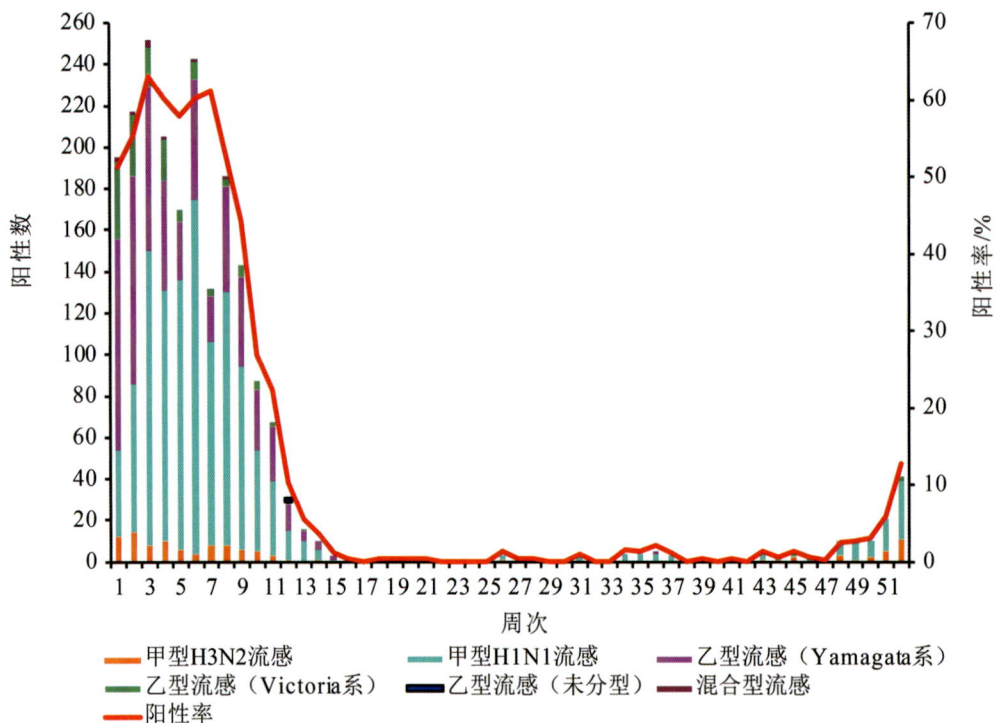

图 2.3.12　2018 年浙江省每周流感样病例标本核酸检测结果

3. 地区分布

2018年,浙江省流感病毒分离阳性率义乌市最低,为3.70%；杭州市最高,为13.60%（图2.3.13、附表2.3.4）。

三、麻疹

2018年,浙江省共报告麻疹病例197例,其中实验室诊断病例195例（占98.98%）,报告发病率为0.35/10万（标化发病率为0.46/10万）,无死亡病例报告（附表2.3.5）。报告病例数较2017年下降39.20%。

（一）时间分布

2018年,浙江省麻疹报告病例数在4—5月出现季节性小高峰,但报告病例数低于2016、2017年同期（图2.3.14）。

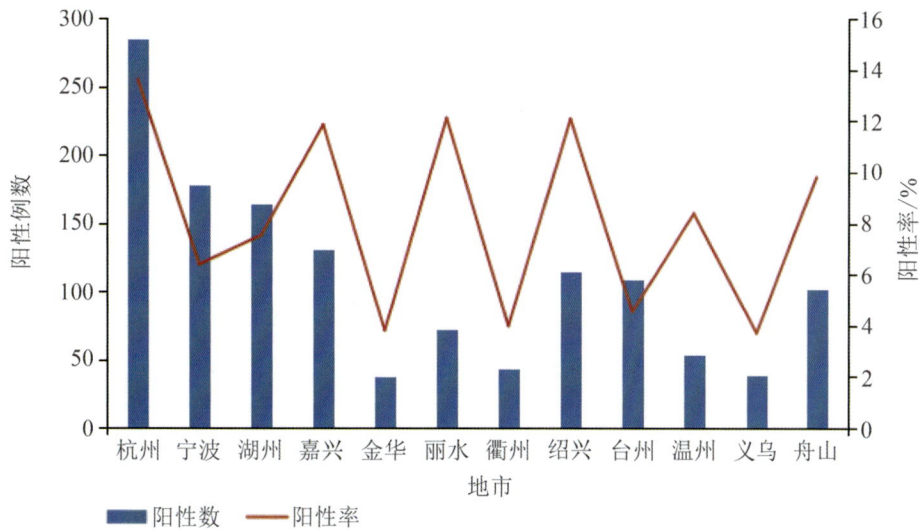

2009 甲型 H1N1 流感大流行时，原国家卫生部实施扩大流感监测项目，考虑到义乌市国际交流频繁的特殊性，将其作为一个单独监测点，与 11 个地级市并列，延续至今。

图 2.3.13   2018 年浙江省各地市流感病毒分离阳性情况

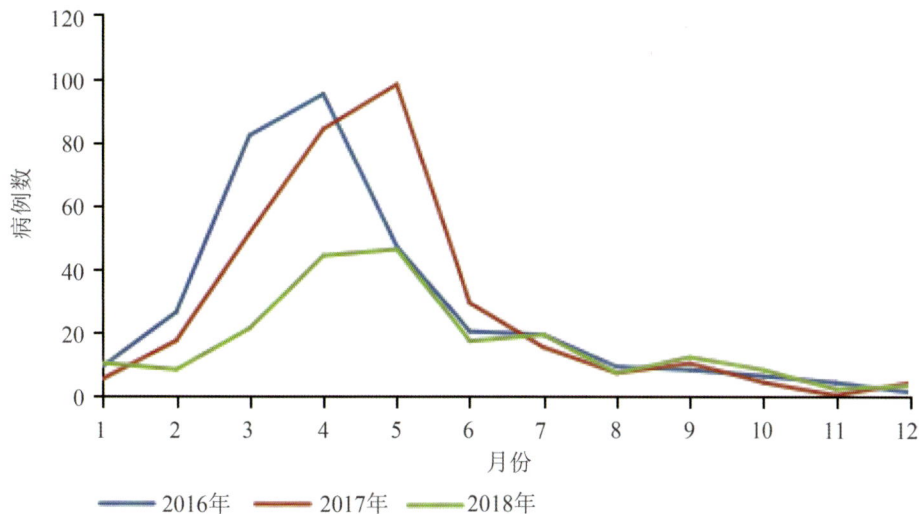

图 2.3.14   2016—2018 年浙江省不同月份麻疹报告病例数分布

（二）地区分布

2018年，浙江省麻疹报告病例数居前3位的地市依次为杭州市（71例）、嘉兴市（44例）、绍兴市（26例），发病率居浙江省前3位的地市依次为嘉兴市（0.95/10万）、湖州市（0.83/10万）、杭州市（0.75/10万）。除嘉兴市麻疹报告发病率较2017年上升，其他地市麻疹报告发病率均下降（图2.3.15）。

（三）人群分布

2018年，浙江省报告男性麻疹病例108例，女性89例，男女发病数之比为1.21∶1；其中男性发病率为0.37/10万（标化发病率为0.52/10万），女性发病率为0.32/10万（标化发病率为0.40/10万）。

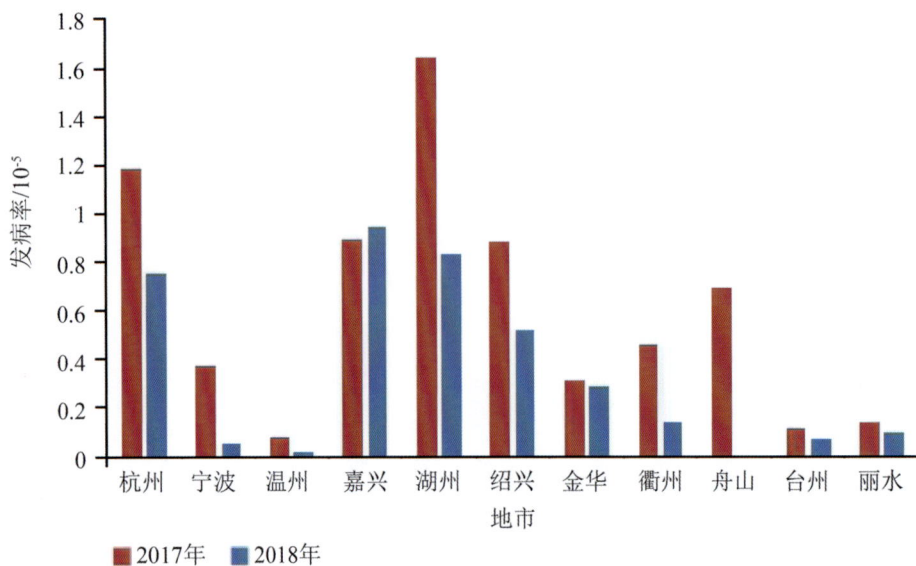

图 2.3.15　2017 和 2018 年浙江省各地市麻疹报告发病率情况

以5岁为一个年龄组统计，2018年发病率较高的年龄组依次为0～<5岁组（2.25/10万）、30～<35岁组（0.67/10万）、25～<30岁组（0.52/10万）。<10岁儿童中，以0～<1岁组麻疹报告发病率（7.85/10万）最高，报告发病率随年龄增长而下降（图2.3.16）。

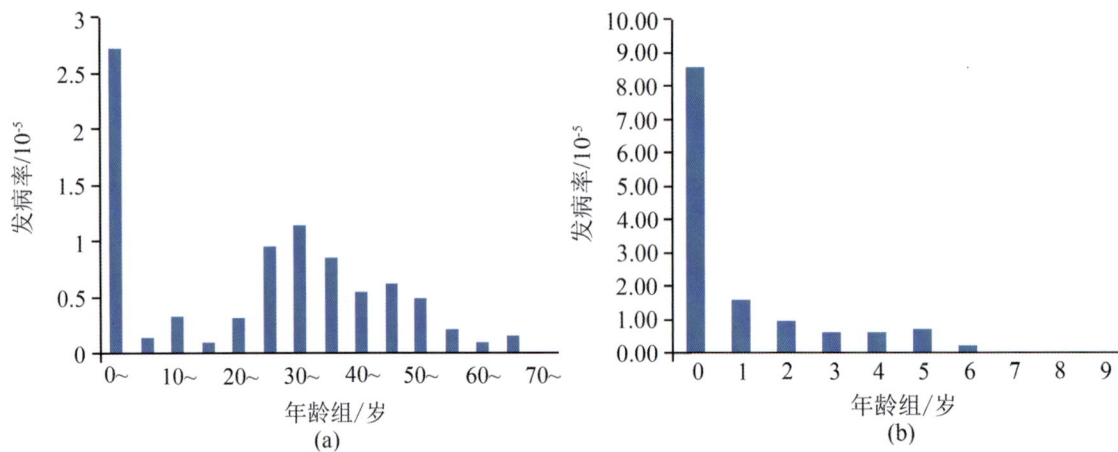

图 2.3.16　2018 年浙江省各年龄组（a）及 < 10 岁儿童（b）的麻疹发病情况

通过麻疹专报系统进行个案统计，2018年浙江省麻疹发病主要集中在8月龄以下和20岁及以上的人群，占全部病例的71.07%（140/197），见图2.3.17。

四、梅毒

2018年，浙江省共报告梅毒病例31,049例（其中Ⅰ期梅毒2964例，Ⅱ期梅毒3612例，Ⅲ期梅毒228例，胎传梅毒8例，隐性梅毒24,237例），无死亡病例报告；报告发病率为54.89/10万（标化发病率为50.84/10万），与2017年相比下降14.33%（附表2.3.6）。

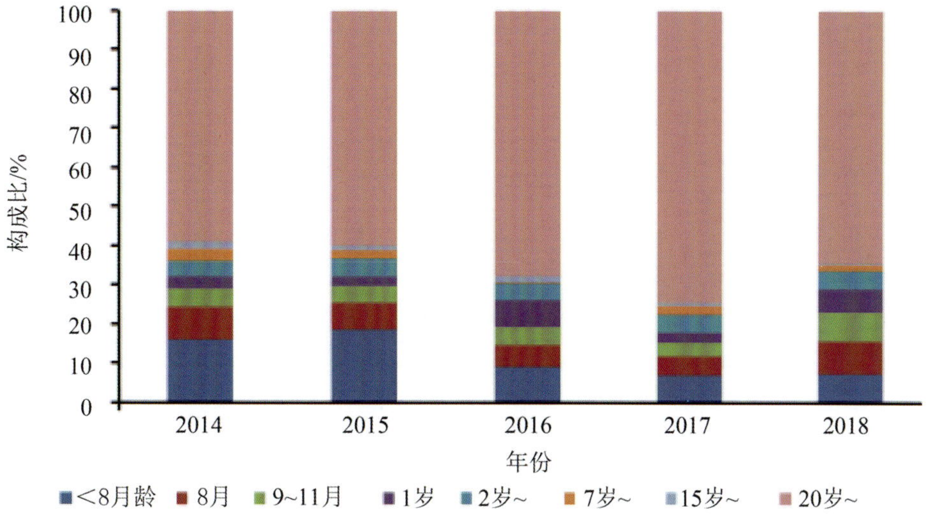

图 2.3.17 2014—2018 年浙江省麻疹病例年龄构成

（一）时间分布

2018年,浙江省梅毒报告发病较前几年有明显下降（图2.3.18）。

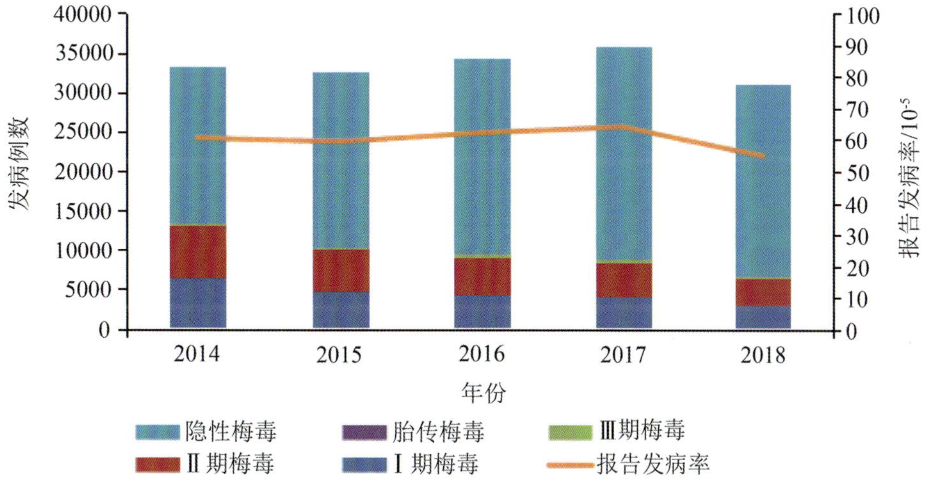

图 2.3.18 2014—2018 年浙江省梅毒发病情况变化趋势

（二）地区分布

2018年,浙江省所有县(市、区)均有梅毒病例报告,报告发病数较多的地市有杭州市(7702例)、宁波市（4497例）、温州市（4257例）、台州市（4204例）、嘉兴市（2293例）等。11个地市中,高于全省发病率的有5个,分别为舟山市（89.98/10万）、杭州市（81.35/10万）、台州市（68.72/10万）、丽水市（60.98/10万）、宁波市（56.18/10万）,其余6个地市报告发病率均低于全省平均水平。与2017年相比,除温州市、湖州市报告发病率上升外,其于各市均有所下降（图2.3.19）

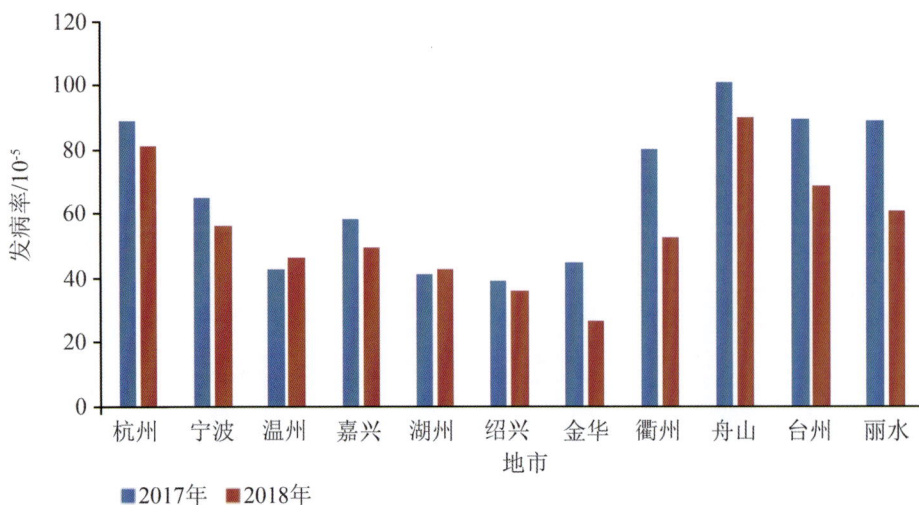

图 2.3.19　2017 和 2018 年浙江省各地市梅毒报告发病率

（三）人群分布

2018年，浙江省报告男性梅毒病例15,169例，女性15,880例，男女发病数之比为0.96：1；其中男性报告发病率为52.35/10万（标化发病率为47.75/10万），女性报告发病率为57.54/10万（标化发病率为54.27/10万）。

发病年龄主要集中在20～<70岁组（占83.73%），70～<75岁组占13.73%，15～<20岁组占2.42%，15岁以下儿童占0.12%。在10～<55岁组中，女性发病率高于男性；而在55岁及以上年龄组中，女性发病率低于男性（图2.3.20）。

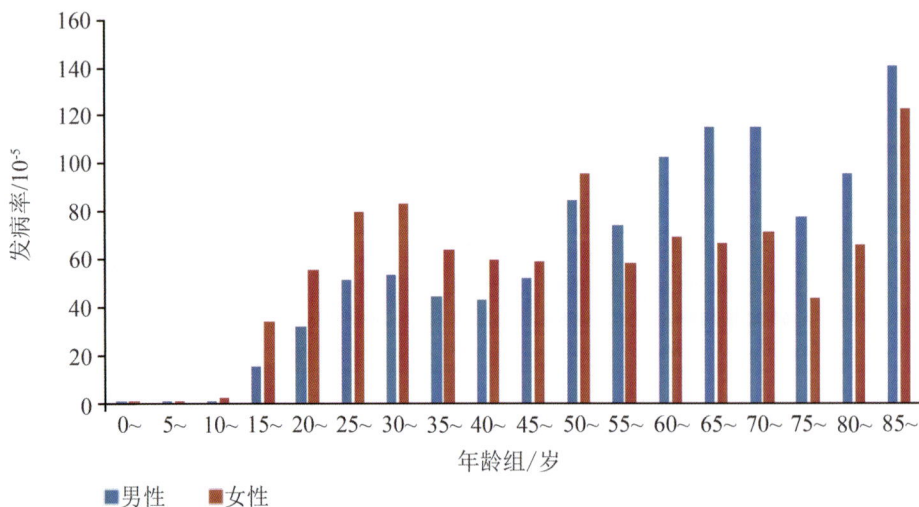

图 2.3.20　2018 年浙江省男性和女性梅毒报告病例年龄别发病率

五、淋病

2018年，浙江省共报告淋病病例17,880例，无死亡病例报告，报告发病率为31.61/10万（标化发病率为32.78/10万），较2017年下降19.35%（附表2.3.7）。

（一）时间分布

2018年，浙江省淋病报告发病率较2017年下降（图2.3.21）。

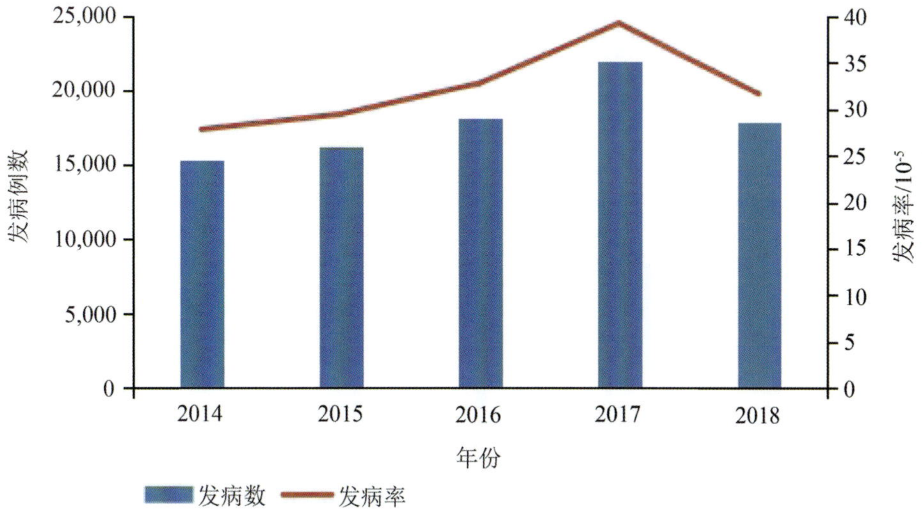

图 2.3.21　2014—2018 年浙江省淋病发病情况变化趋势

（二）地区分布

2018年，浙江省所有县（市、区）均有病例报告。报告发病数居前5位的地市依次为杭州市（4329例）、宁波市（2733例）、嘉兴市（2263例）、金华市（2044例）、绍兴市（1753例）。报告发病率居前5位的地市依次为嘉兴市（48.60/10万）、杭州市（45.72/10万）、金华市（36.74/10万）、绍兴市（34.99/10万）、丽水市（34.68/10万）。与2017年相比，除宁波市报告发病率上升外，其于各市均有所下降（图2.3.22）。

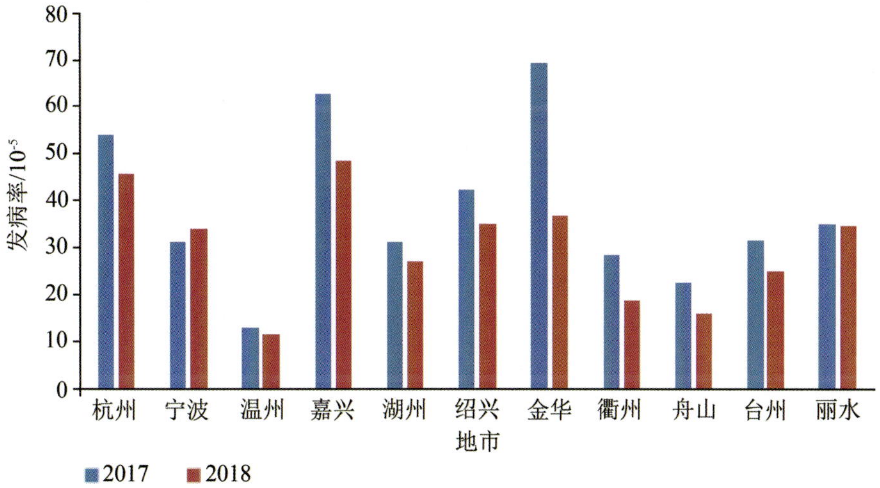

图 2.3.22　2017 和 2018 年浙江省各地市淋病报告发病率

（三）人群分布

2018年，浙江省报告男性淋病病例14,257例，女性3623例，男女性别比为3.94∶1；其中，男性报告发病率为49.21/10万（标化发病率为50.98/10万），女性报告发病率为13.13/10万（标化发病率为13.44/10万）。

2018年,浙江省淋病发病年龄主要集中在15岁及以上人群,其中20～<40岁组占62.53%,15岁以下儿童发病为0.51%。从10岁组开始,男女性报告发病率均呈上升态势,其中男性增幅明显,在25～<30岁组达到峰值,随后逐渐下降,女性则增长比较平缓;在15岁及以上人群中,男性报告发病率均高于同年龄段女性,其中在55岁及以上年龄组,男女性发病率接近(图2.3.23)。

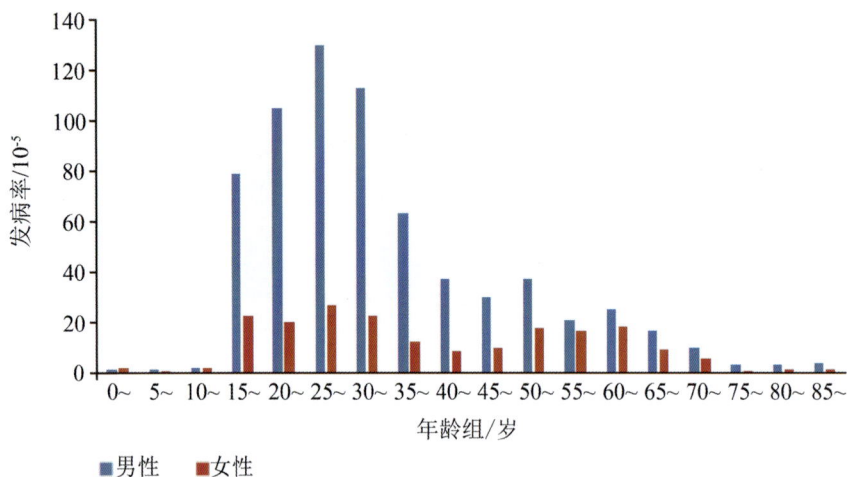

图 2.3.23   2018 年浙江省男性和女性报告淋病病例年龄别发病率

六、乙脑

2018年,浙江省共报告乙脑病例16例,其中14例为实验室诊断病例,2例为临床诊断病例,报告发病率为0.028/10万[标化发病率为0.034/10万,发病数较2017年(13例)增加23.08%]。报告1例死亡病例(于6个月后随访时发现,为外省病例,且死于老家)。

(一)时间分布

相较于2016—2017年,2018年浙江省乙脑病例发病更集中在7月份,共计15例,占全年总数的93.75%,仅有1例确诊病例发生在6月份。首例病例发病时间为6月27日,末例为7月28日(图2.3.24)。

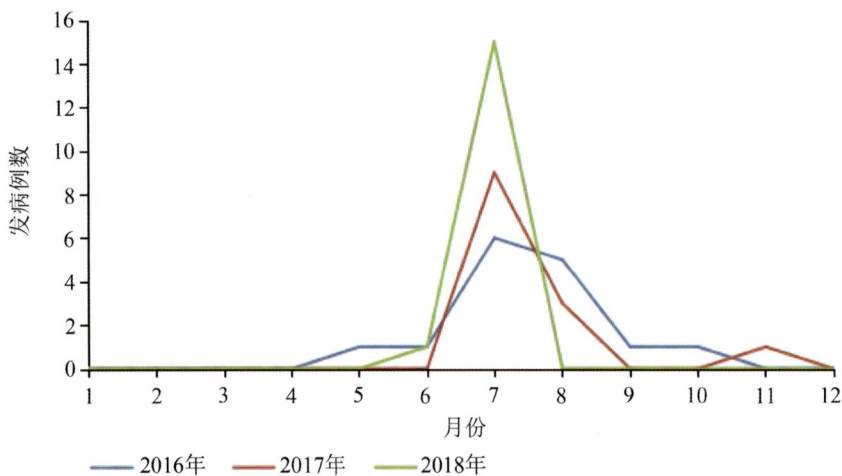

图 2.3.24   2016—2018 年浙江省不同月份乙脑报告病例发病数

（二）地区分布

2018年,浙江省报告发病率居前3位的地市依次为台州市（0.066/10万）、宁波市（0.051/10万）、温州市（0.044/10万）；报告病例数居全省前3位的为台州市（4例）、宁波市（4例）、温州市（4例）。2018年宁波市、台州市、绍兴市乙脑报告发病率均较2017年上升,其他地市较2017年均下降（图2.3.25）。

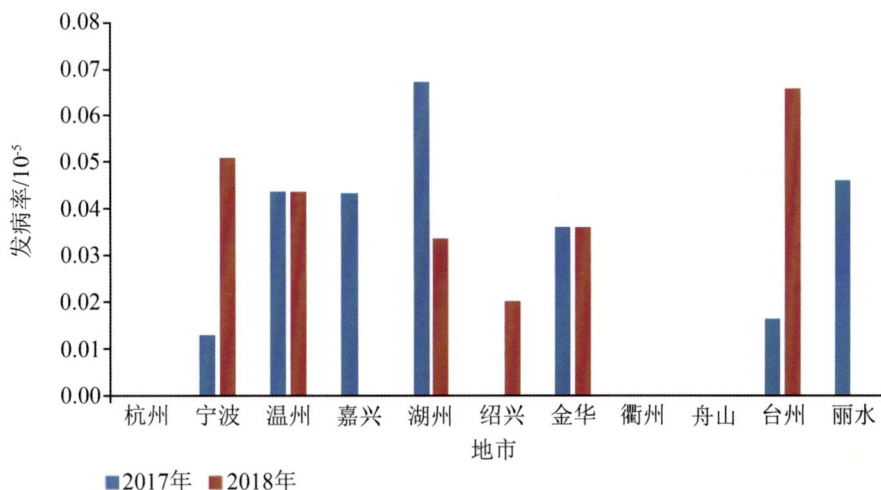

图 2.3.25　2017 和 2018 年浙江省各地市乙脑报告发病率

（三）人群分布

2018年,浙江省报告男性乙脑病例11例,女性5例,男女发病数之比为2.2 ∶ 1；其中男性报告发病率为0.038/10万（标化发病率为0.043/10万）,女性报告发病率为0.018/10万（标化发病率为0.026/10万）。

2018年,浙江省乙脑发病率较高的年龄组依次为10 ～ <15岁组（0.23/10万）、0 ～ <5岁组（0.12/10万）、25 ～ <30岁组（0.05/10万）。10岁以下儿童仅3个年龄组（0、1和6岁组）有发病,其中1岁组报告发病率（0.39/10万）最高（图2.3.26）。

七、登革热

（一）疫情概况

2018年,浙江省共报告登革热病例237例,报告发病率为0.419/10万（标化发病率为0.403/10万）,报告病例数较2017年下降80.72%,无死亡病例。

1. 时间分布

2018年除3月份外,各个月份均有登革热病例发生,其中8—9月为发病高峰（图2.3.27）。2018年报告病例数高于2015和2016年,但低于2017年。

2. 地区分布

除丽水市外,2018年浙江省10个地市均有登革热病例报告,其中发病率居前5位的地市分别为宁波市（0.87/10万）、杭州市（0.79/10万）、绍兴市（0.38/10万）、台州市（0.34/10万）和金华市（0.31/10万）。除杭州市、舟山市、台州市及丽水市外,其余地市2018年发病率较2017年和2016年均有所上升（表2.3.2）。

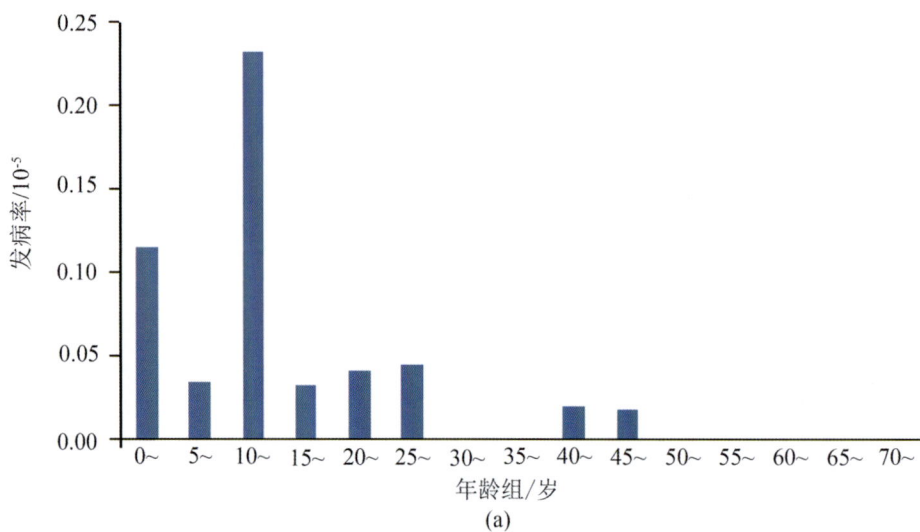

(a)

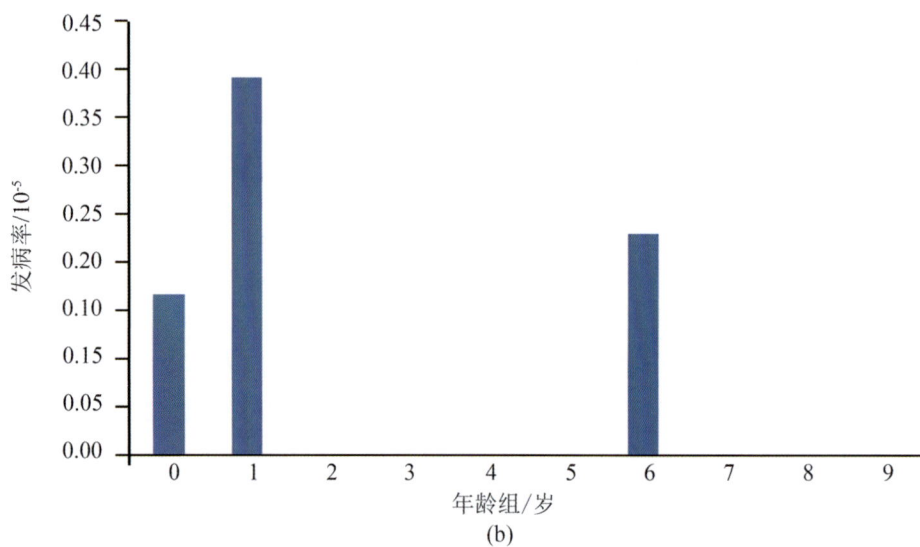

(b)

图 2.3.26　2018 年浙江省各年龄组（a）及 10 岁以下儿童（b）的乙脑发病情况

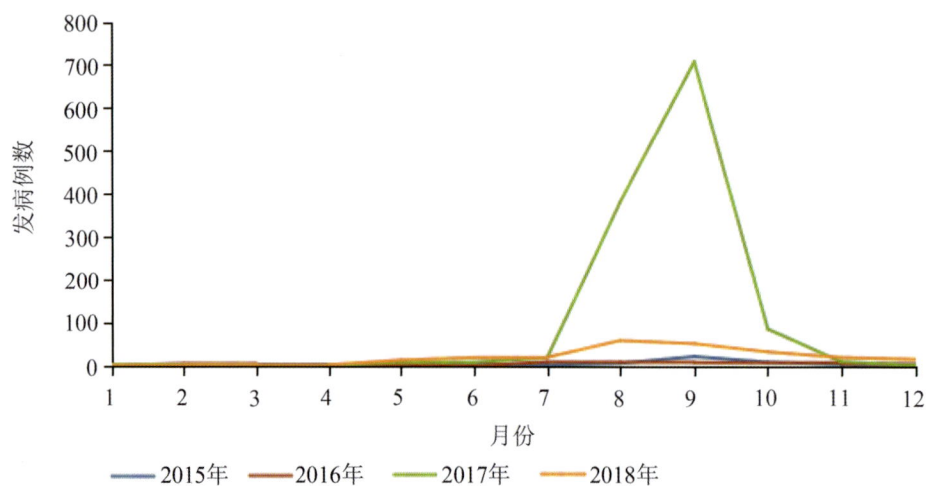

图 2.3.27　2015—2018 年浙江省不同月份登革热发病数

表 2.3.2　2016—2018 年浙江省各地市登革热报告发病率

单位：10^{-5}

地市	2016 年	2017 年	2018 年
杭州	0.16	12.59	0.79
宁波	0.13	0.10	0.87
温州	0.08	0.05	0.15
嘉兴	0.00	0.15	0.19
湖州	0.03	0.03	0.20
绍兴	0.06	0.24	0.38
金华	0.17	0.24	0.31
衢州	0.00	0.09	0.18
舟山	0.09	0.17	0.17
台州	0.18	0.35	0.31
丽水	0.09	0.05	0.00

237例登革热病例中，152例为输入性病例；其中，杭州市50例，台州市21例，绍兴市19例，金华市16例，宁波市15例，温州市13例，嘉兴市9例，湖州市6例，舟山市2例，衢州市1例。在152例输入性病例中，境内输入4例（广东省输入3例，云南省输入1例），境外输入148例。在境外输入病例中，柬埔寨输入45例、泰国输入28例、越南输入15例、印度和马尔代夫各输入11例、马来西亚输入9例、菲律宾输入7例、缅甸输入6例、孟加拉国输入4例、印度尼西亚输入3例、安哥拉输入2例，巴基斯坦、斐济、斯里兰卡、所罗门群岛、坦尼亚毛里、新加坡、老挝各输入1例。

3. 人群分布

在237例登革热病例中，男性141例，女性96例，男女性别比为1.47 ∶ 1；其中，男性报告发病率为0.4866/10万（标化发病率为0.4648/10万），女性报告发病率为0.3479/10万（标化发病率为0.3396/10万）。

2018年，浙江省登革热以20～<50岁组人群发病率最高，报告病例数占总病例数的69.35%。20岁以下儿童的发病率低于其他年龄组人群（图2.3.28）。

（二）本地疫情

2018年，浙江省共报告本地登革热病例85例，涉及宁波市（55例）、杭州市（25例）、衢州市（3例）、金华市（1例）及温州市（1例）共5个地市。

1. 宁波市本地疫情

2018年8月4日，宁波市报告一起本地登革热疫情，共报告本地病例55例。

（1）地区分布

疫情涉及海曙区（43例）、江北区（9例）、镇海区（2例）和余姚市（1例）。

（2）时间分布

确诊病例中最早的发病时间为2018年7月30日，最后1例病例的发病时间为2018年9月21日。共出现3个发病高峰，分别为8月15日至20日、8月30日至9月4日、9月14日至16日（图2.3.29）。

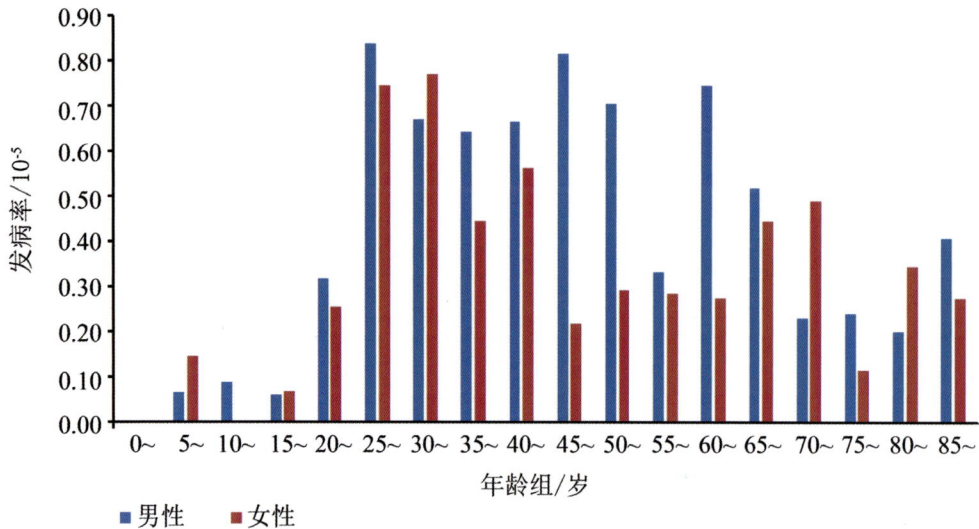

图 2.3.28　2018 年浙江省男性和女性登革热病例年龄别发病率

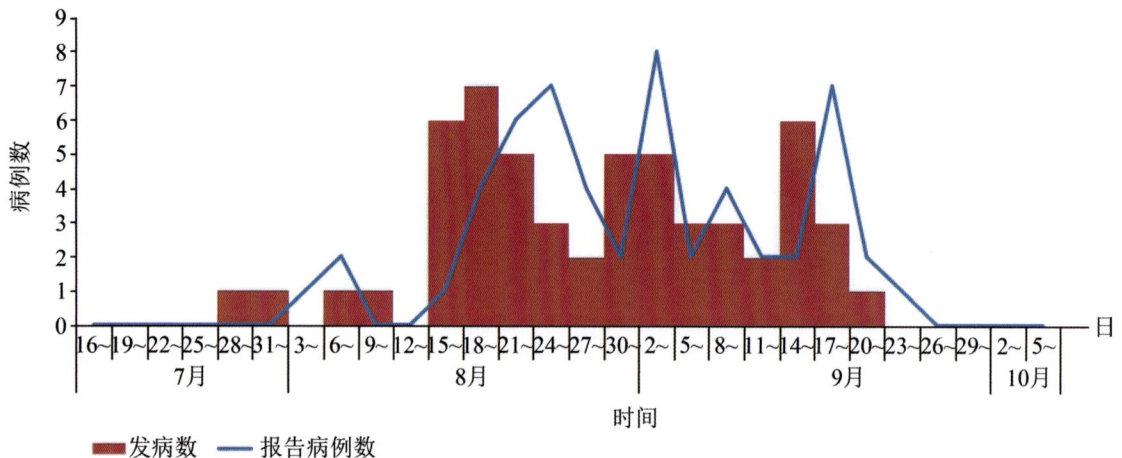

图 2.3.29　2018 年宁波市登革热本地疫情发病及报告时间分布

（3）人群分布

男性32例,女性23例。发病年龄为6 ～ 86岁,中位年龄为52岁。发病人群以离退休人员(16例)、工人（11例）、家务及待业人员（11例）和农民（5例）为主。

2.其他地市本地疫情

2018年7月20日,杭州市上城区报告2018年首起本地登革热疫情。2018年杭州市共报告6起本地疫情, 25例病例；疫情涉及余杭区（14例）、上城区（5例）、江干区（3例）、下沙开发区（2例）和萧山区（1例）；男性13例,女性12例；年龄30 ～ 89岁,中位年龄为59岁；发病人群以农民（10例）、工人（5例）、离退休人员（4例）和商业服务人员（4例）为主。

2018年9月10日,衢州市常山县报告1例男性本地病例,进一步病例搜索发现2例登革热病例。

此外,温州市永嘉县及义乌市分别于2018年9月22日和9月29日各报告1例本地病例。

（三）媒介伊蚊幼虫监测

2018年4—11月，浙江省所有县（市、区）均开展了登革热媒介伊蚊幼虫监测，11个地市共调查185,420户，发现白纹伊蚊阳性容器27,006个，埃及伊蚊0个，平均布雷图指数为14.56。

1.时间分布

2018年4—11月，浙江省各月布雷图指数平均值分别为8.85、15.45、19.31、18.12、19.54、18.10、10.84和6.49。

2.地区分布

浙江省93个县（市、区，包括杭州市经济技术开发区、西湖风景名胜区、温州市经济技术开发区）监测结果显示，2018年4—11月45.16%的县（区、市）布雷图指数均＞5，8.60%的县（区、市）布雷图指数均＞10，5.38%的县（区、市）布雷图指数≤5（图2.3.30、图2.3.31）。

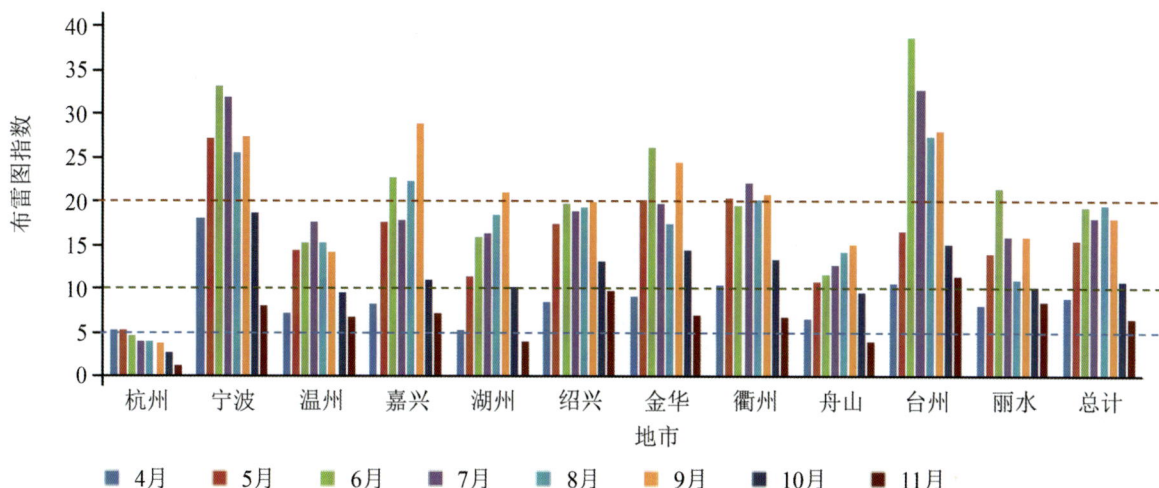

图2.3.30　2018年4—11月浙江省各地市布雷图指数分布

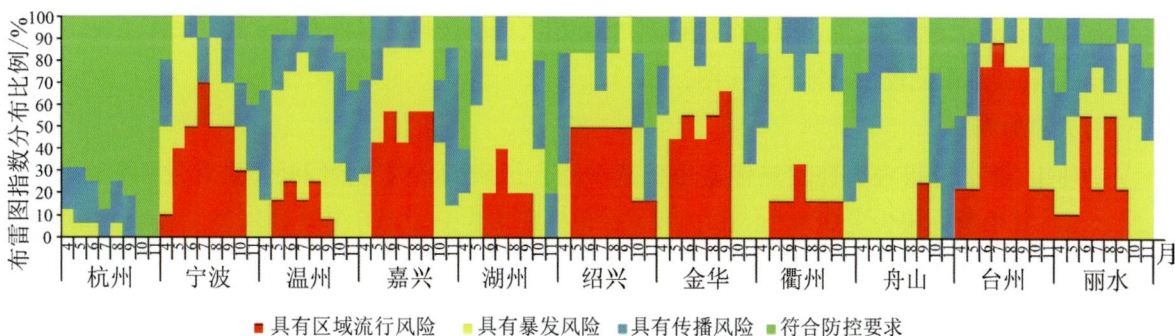

图2.3.31　2018年4—11月浙江省各地市布雷图指数分布比例情况

八、发热伴血小板减少综合征

（一）疫情概况

2018年，浙江省报告发热伴血小板减少综合征病例84例（确诊病例83例，疑似病例1例），死亡病例10例，报告发病率为0.15/10万（标化发病率为0.12/10万），较2017年上升18.31%。

1. 时间分布

2016—2018年,浙江省共报告发热伴血小板减少综合征病例221例,年报告发病率为0.12/10万~0.15/10万;5—8月为发病高峰,2018年5—8月报告病例数占全年报告病例数的69.05%(图2.3.32)。

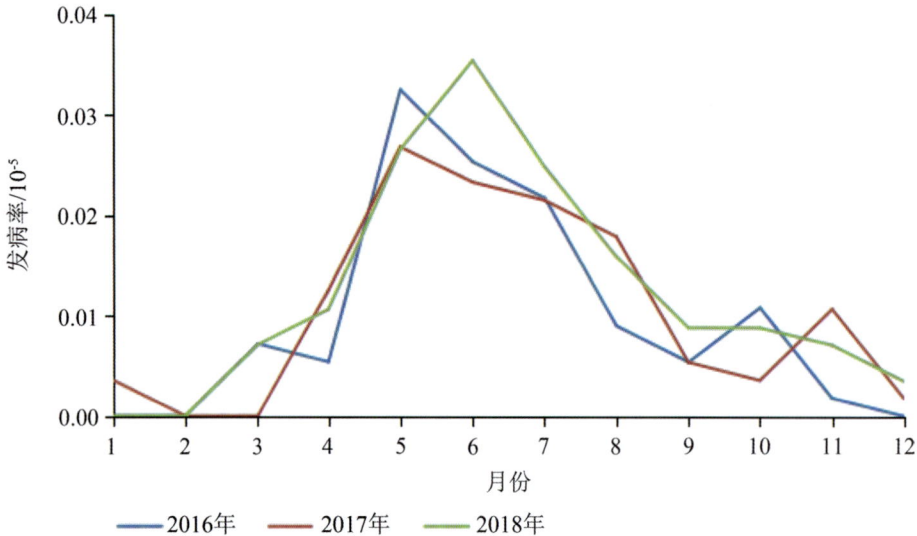

图2.3.32　2016—2018年浙江省不同月份发热伴血小板减少综合征发病率

2. 地区分布

2018年,浙江省除温州市、嘉兴市和衢州市外,其余地市均有病例报告。报告发病率居前5位的为舟山市(0.77/10万)、台州市(0.56/10万)、绍兴市(0.20/10万)、杭州市(0.15/10万)和宁波市(0.11/10万)。

有病例报告的地市中,杭州市、宁波市、湖州市、绍兴市和台州市报告发病率较2017年上升,舟山市、金华市和丽水市则较2017年下降(图2.3.33)。

3. 人群分布

2018年,浙江省报告男性发热伴血小板减少综合征病例46例,女性38例,男女发病数之比为1.21 ︰ 1;其中男性报告发病率为0.16/10万(标化发病率为0.13/10万),女性报告发病率为0.14/10万(标化发病率为0.11/10万)。

2018年,浙江省发热伴血小板减少综合征的发病率以55~<85岁组人群最高,报告病例数占总病例数的71.43%(60/84);45岁以下人群的发病率明显低于其他年龄组人群(图2.3.34)。

(二)聚集性疫情

2018年,浙江省共报告2起发热伴血小板减少综合征聚集性疫情。

1. 杭州市聚集性疫情

2018年6月,杭州市淳安县发生1起发热伴血小板减少综合征聚集性疫情,共计报告4例(均确诊),死亡1例(首发病例,5月20日发病),治愈出院3例。患者均为男性,年龄59~65岁,均为农民。

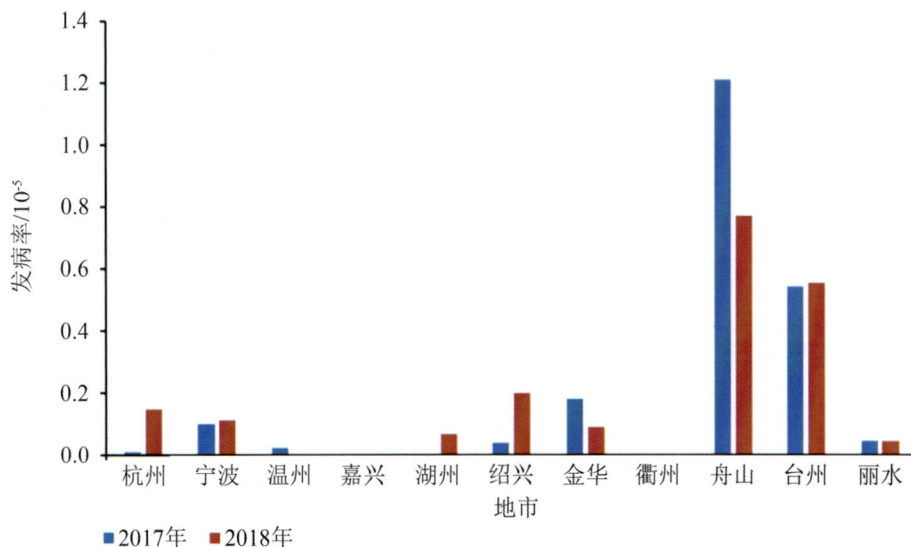

图 2.3.33　2017 和 2018 年浙江省各地市发热伴血小板减少综合征发病率

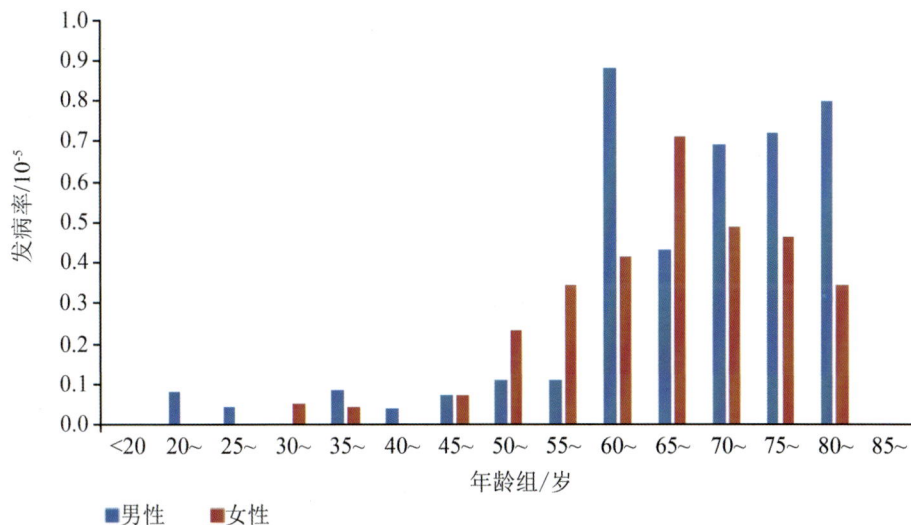

图 2.3.34　2018 年浙江省男性和女性发热伴血小板减少综合征病例年龄别发病率分布

2.绍兴市聚集性疫情

2018年7月,绍兴市上虞区发生1起发热伴血小板减少综合征聚集性疫情,共计报告4例病例（确诊病例3例,疑似病例1例）,死亡2例（首发病例及其妻子）,治愈出院2例。男性2例,女性2例,年龄21～70岁。首例病例报告发病时间为2018年6月12日。

（三）媒介蜱虫监测

2018年3—10月,浙江省在舟山市岱山县、定海区,台州市临海市、椒江区,湖州市安吉县,温州市平阳县,丽水市景宁畲族自治县和金华市浦江县开展发热伴血小板减少综合征媒介蜱虫监测,7个监测点共计捕获蜱虫4623只,其中农村居民区捕获3308只,农村外环境捕获1306只,景区捕获9只（表2.3.3）。

表 2.3.3　2018 年浙江省发热伴血小板减少综合征媒介蜱虫监测结果

单位：只

生境类型	3 月	4 月	5 月	6 月	7 月	8 月	9 月	10 月	合计
农村居民区	639	372	741	421	244	265	394	232	3308
农村外环境	485	121	325	132	149	27	55	12	1306
景区	3	3	1	2	0	0	0	0	9
合计	1127	496	1067	555	393	292	449	244	4623

1.农村居民区寄生蜱监测情况

2018年3—10月,农民居民区共监测动物数量579只（头）,共捕获3308只蜱。其中,监测羊（山羊）376只,捕获蜱2421只；监测狗128只,捕获蜱376只；监测牛（黄牛）70头,捕获蜱483只；监测猪2头,捕获蜱5只；监测鹿3头,捕获蜱23只。

2.农村外环境游离蜱监测情况

2018年3—10月,农村外环境共捕获游离蜱1306只,平均密度为30.2只/布旗人工小时,其中3—7月分别为41.8、30.6、81.9、31.8和40.0只/布旗人工小时,为活动高峰期（表2.3.4）。

表 2.3.4　2018 年浙江省农村外环境游离蜱监测结果（布旗法）

单位：只/布旗人工小时

监测点	3 月	4 月	5 月	6 月	7 月	8 月	9 月	10 月	平均值
岱山	18.0	23.0	46.0	37.0	18.0	13.0	22.0	11.0	23.5
临海	4.0	0.0	29.0	0.0	258.0	0.0	1.0	0.0	36.5
安吉	42.0	0.0	8.0	8.0	4.0	4.0	2.0	0.0	8.5
椒江	225.5	180.0	476.0	170.0	0.0	12.0	30	0.0	136.7
浦江	0.0	1.0	2.0	3.0	0.0	0.0	0.0	0.0	0.8
景宁	3.0	10.5	0	4.5	0.0	12.0	2.0	2.0	4.3
平阳	0.0	0.0	12.0	0.0	0.0	0.0	0.0	0.0	1.5
平均值	41.8	30.6	81.9	31.8	40.0	5.9	8.1	1.9	30.2

3.景区游离蜱监测情况

2018年3—10月,景区环境共捕获游离蜱9只,平均密度为0.3只/布旗人工小时,其中3—6月分别为0.9、0.7、0.2、0.6只/布旗人工小时,其余月份未捕获到游离蜱（表2.3.5）。

九、手足口病

2018年,浙江省共报告手足口病246,659例,报告发病率为436.02/10万（标化发病率为544.22/10万）,发病率较2017年上升195.74%,报告死亡0例。

1.时间分布

2018年,浙江省手足口病发病高峰时间为6月份, 9月份出现第2个高峰,2月份发病数较低（图2.3.35）。

表 2.3.5　2018 年浙江省景区环境游离蜱监测结果

单位：只/布旗人工小时

监测点	3 月	4 月	5 月	6 月	7 月	8 月	9 月	10 月	平均值
岱山	0.0	0.0	0.0	0.0	0.0	0.0	0.0	0.0	0.0
临海	0.0	0.0	0.0	0.0	0.0	0.0	0.0	0.0	0.0
安吉	0.0	0.0	0.0	0.0	0.0	0.0	0.0	0.0	0.0
椒江	6.0	2.0	0.0	4.0	0.0	0.0	0.0	0.0	1.5
浦江	0.0	0.0	0.0	0.0	0.0	0.0	0.0	0.0	0.0
景宁	0.0	3.0	1.5	0.0	0.0	0.0	0.0	0.0	0.6
平阳	0.0	0.0	0.0	0.0	0.0	0.0	0.0	0.0	0.0
平均值	0.9	0.7	0.2	0.6	0.0	0.0	0.0	0.0	0.3

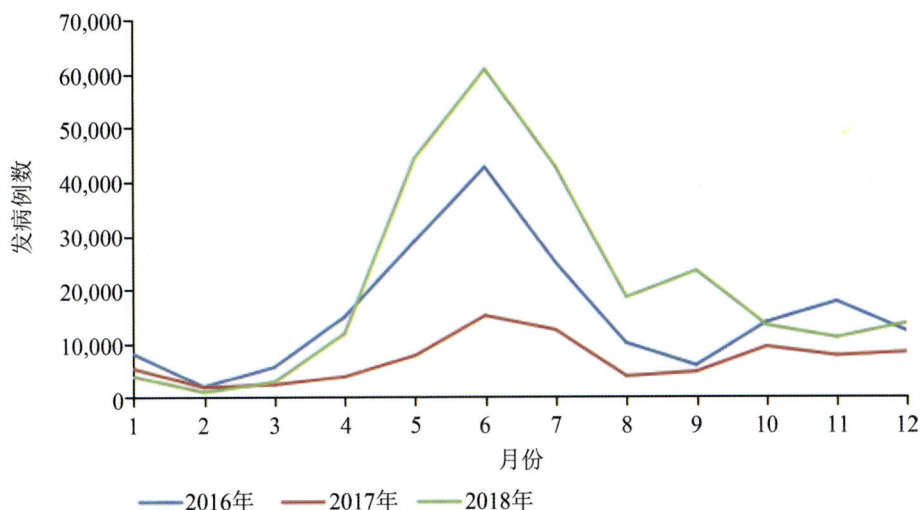

图 2.3.35　2016—2018 年浙江省不同月份手足口病发病数

2. 地区分布

2018年，浙江省报告手足口病发病率居前5位的地市为宁波市（608.94/10万）、温州市（533.72/10万）、台州市（485.13/10万）、丽水市（461.89/10万）和金华市（460.60/10万），各市发病率均较2017年有所上升（图2.3.36）。

3. 人群分布

2018年，浙江省报告男性手足口病病例145,343例，女性101,316例，男女性别比为1.43 : 1；其中男性发病率为501.63/10万（标化发病率为598.66/10万），女性发病率为367.14万（标化发病率为481.63/10万）。

2018年，浙江省手足口病发病以3岁以下的低龄幼儿居多，占总报告发病数的75.90%；1岁年龄组人群发病率最高；5岁及以上人群手足口病发病率明显下降（图2.3.37）。

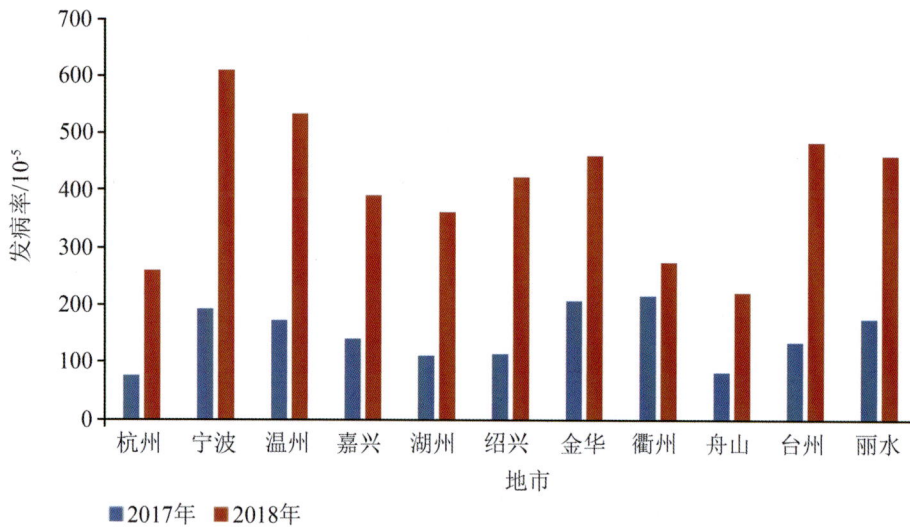

图 2.3.36　2017 和 2018 年浙江省各地市手足口病发病率

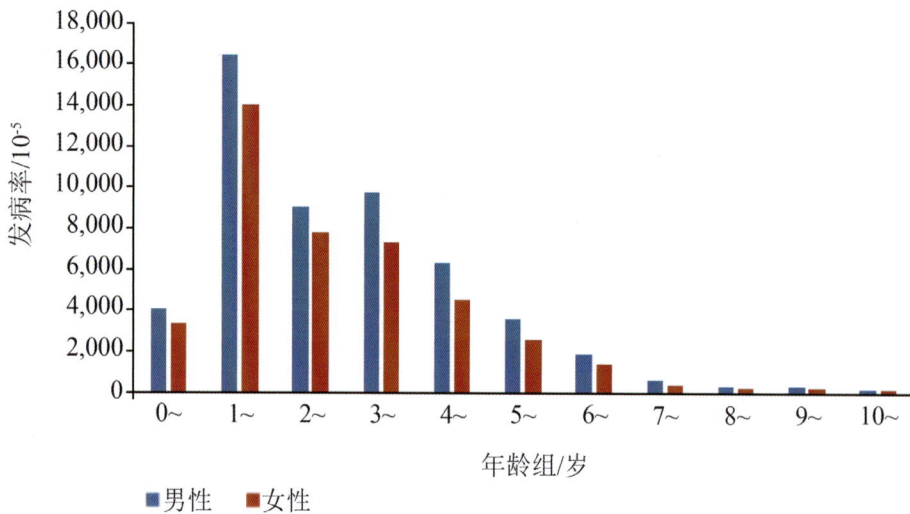

图 2.3.37　2018 年浙江省 ≤ 10 岁男性和女性儿童手足口病病例年龄别发病率

十、狂犬病

（一）疫情概况

1. 时间分布

2018年，浙江省共报告狂犬病病例13例，较2017年下降7.14%。病例的发病时间分布如下：2月、3月、6月和9月各2例，1月、4月、7月、8月和12月各1例（表2.3.6）。

2. 地区分布

宁波市4例，湖州市及嘉兴市各3例，杭州市、衢州市及温州市各1例。

表 2.3.6　2018 年浙江省狂犬病病例一览表

编号	性别	年龄 / 岁	现住地区	职业	发病日期	死亡日期
1	男	9	嘉兴市桐乡市	学生	2018 年 1 月 9 日	2018 年 1 月 14 日
2	女	65	衢州市衢江区	农民	2018 年 2 月 4 日	2018 年 2 月 15 日
3	男	42	温州市平阳县	农民	2018 年 2 月 17 日	2018 年 2 月 18 日
4	男	50	湖州市南浔区	农民	2018 年 3 月 22 日	2018 年 3 月 24 日
5	男	79	嘉兴市秀洲区	农民	2018 年 3 月 31 日	2018 年 4 月 4 日
6	男	51	宁波市镇海区	工人	2018 年 4 月 21 日	2018 年 4 月 24 日
7	男	22	杭州市萧山区	农民	2018 年 6 月 6 日	2018 年 6 月 9 日
8	男	55	宁波市鄞州区	工人	2018 年 6 月 21 日	2018 年 6 月 25 日
9	男	69	宁波市北仑区	农民	2018 年 7 月 12 日	2018 年 7 月 13 日
10	男	47	嘉兴市桐乡市	农民	2018 年 8 月 20 日	2018 年 9 月 1 日
11	男	48	湖州市长兴县	农民	2018 年 9 月 8 日	2018 年 9 月 12 日
12	男	6	湖州市南浔区	学生	2018 年 9 月 18 日	2018 年 9 月 19 日
13	男	39	宁波市鄞州区	个体	2018 年 12 月 28 日	2018 年 12 月 29 日

3. 人群分布

男性 12 例，女性 1 例。年龄 6 ～ 79 岁，中位年龄为 48 岁，69.23% 的病例年龄大于 40 岁。职业分布：农民 8 例，学生和工人各 2 例，个体经营人员 1 例。

（二）犬伤门诊狂犬病暴露人群

2018 年，浙江省 11 个地市犬伤门诊共报告 870,913 例狂犬病暴露就诊者，较 2017 年增加 7.71%（附表 2.3.8）。

1. 时间分布

2018 年，浙江省 11 个地市门诊狂犬病暴露就诊人数的时间变化趋势基本一致，暴露就诊人数从 3 月份开始逐渐增多，夏季就诊人数达到高峰，10 月份开始逐渐下降（图 2.3.38）。

2. 地区分布

2018 年，在浙江省 11 个地市中，杭州市犬伤门诊狂犬病暴露就诊人数最多，其次是宁波市、金华市、台州市，舟山市犬伤门诊狂犬病暴露就诊人数最少（图 2.3.39）。

3. 暴露情况

以暴露于犬（76.89%）为主，其次是暴露于猫（17.13%）。暴露部位以上肢（49.97%）和下肢（44.74%）为主。Ⅰ、Ⅱ、Ⅲ暴露等级分别占 2.03%、62.52%、35.45%。

4. 免疫接种情况

89.90% 的狂犬病暴露就诊者在就诊后只接种了狂犬疫苗，9.63% 的就诊者联合应用了狂犬免疫球蛋白和狂犬疫苗，0.41% 的就诊者既未接种狂犬疫苗也未接种狂犬免疫球蛋白。

（三）一犬伤多人事件监测

2018 年，浙江省共报告一犬伤多人事件 138 起，报告事件数较 2017 年上升 28.97%，共暴露 746 人，所有暴露者至今未出现狂犬病病例。

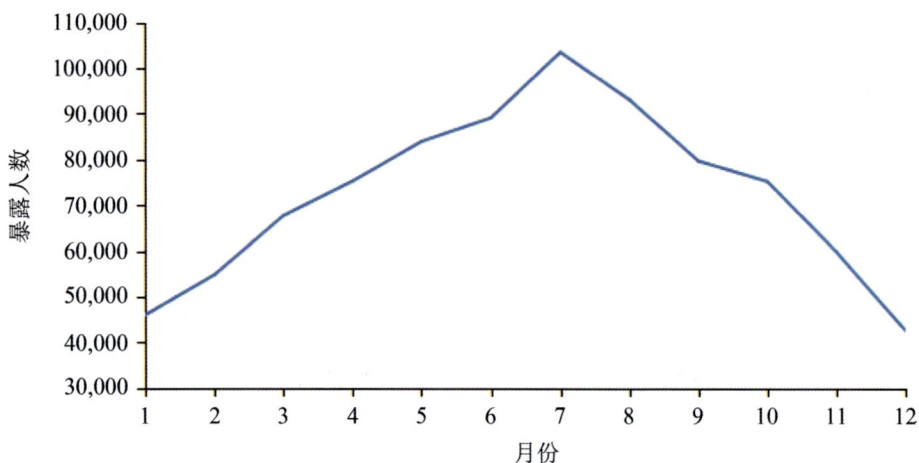

图 2.3.38   2018 年浙江省犬伤门诊不同月份狂犬病暴露人数

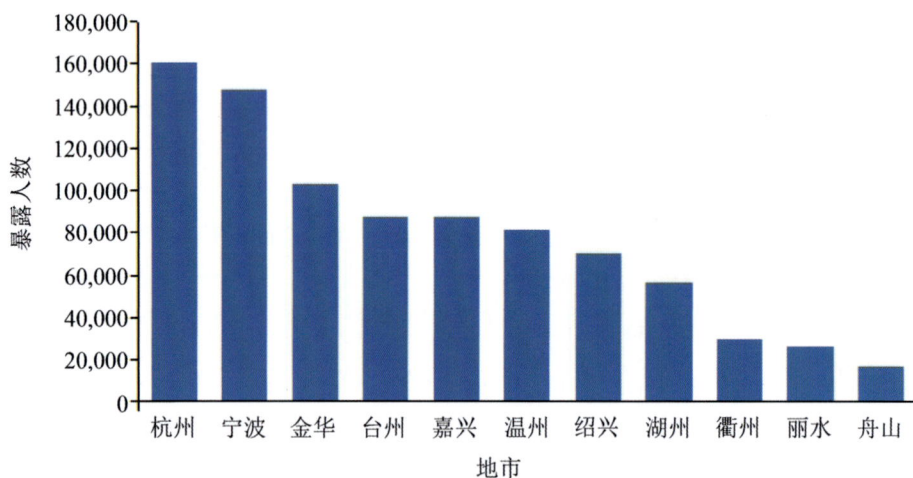

图 2.3.39   2018 年浙江省不同地市犬伤门诊狂犬病暴露人数

1. 时间分布

2018年1—12月均有一犬伤多人事件发生,无明显季节性(图2.3.40)。

2. 地区分布

2018年,浙江省一犬伤多人事件的地区分布如下:嘉兴市48起,温州市19起,宁波市16起,金华市13起,湖州市12起,丽水市9起,绍兴市6起,台州市和舟山市各5起,衢州市3起,杭州市2起(图2.3.41)。其中,金华市(2018年16起,2017年4起)和绍兴市(2018年6起,2017年2起)一犬伤多人事件数较2017年有明显的上升。

十一、布鲁菌病

(一)疫情概况

2018年,浙江省共计报告布鲁菌病病例107例(确诊病例106例,临床诊断病例1例),较2017年下降26.71%,报告发病率为0.19/10万(标化发病率为0.18/10万),无死亡病例报告。

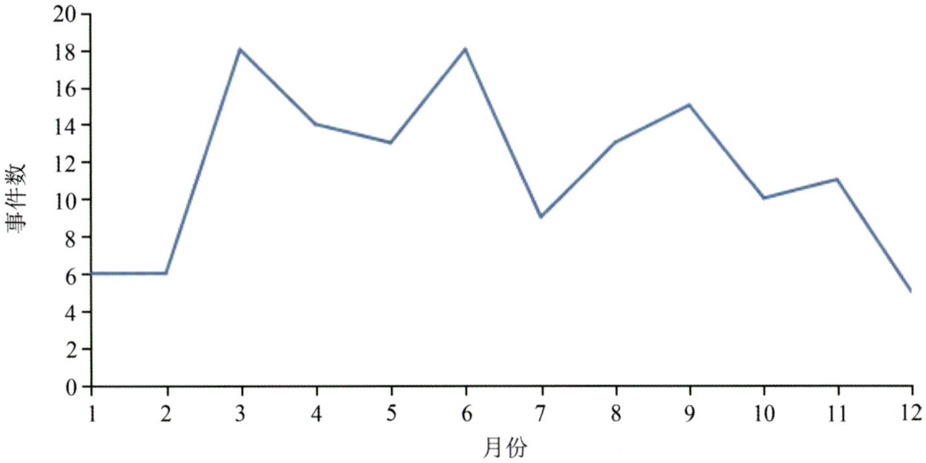

图 2.3.40　2018 年浙江省不同月份一犬伤多人事件数

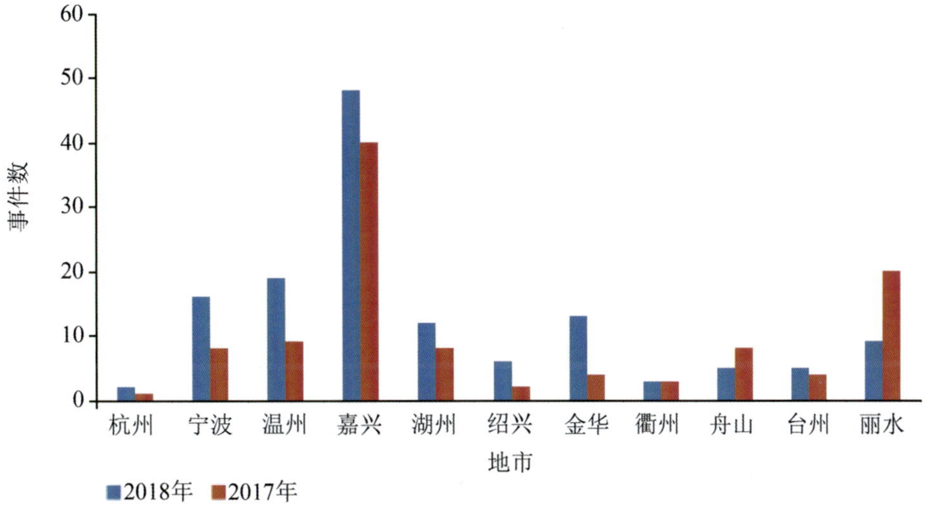

图 2.3.41　2017 和 2018 年浙江省各地市一犬伤多人事件数

1. 时间分布

布鲁菌病常年均可发病,春夏季为发病高峰期。2018年6月份发病人数最多（15例）,3月12例,1月和5月各11例,9月和10月各10例,其余月份发病人数均不超过10例（图2.3.42）。

2. 地区分布

2018年,除舟山市外,浙江省其余地市均有病例报告。报告发病率居前5位的为丽水市（0.41/10万）、金华市（0.36/10万）、绍兴市（0.34/10万）、湖州市（0.27/10万）和温州市（0.21/10万）。在有病例报告的地市中,丽水市、金华市的报告发病率较2017年上升,杭州市、温州市、嘉兴市、湖州市、衢州市、台州市则较2017年下降,宁波市、绍兴市与2017年持平（图2.3.43）。

3. 人群分布

2018年,浙江省报告男性布鲁菌病病例75例,女性32例,男女比为2.34∶1;其中男性发病率为0.26/10万（标化发病率为0.24/10万）,女性发病率为0.12/10万（标化发病率为0.12/10万）。

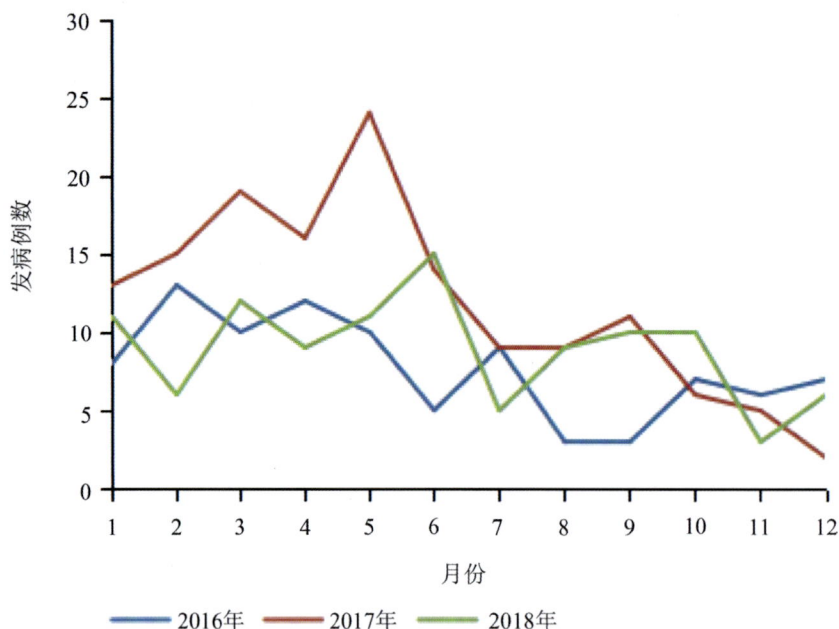

图 2.3.42　2016—2018 年浙江省不同月份布鲁菌病发病数

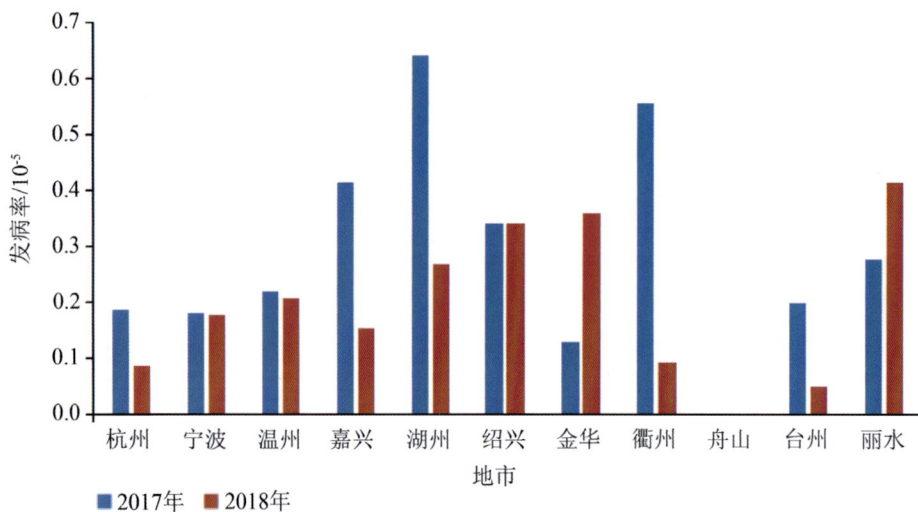

图 2.3.43　2017 和 2018 年浙江省不同地市布鲁菌病发病率

2018年，浙江省布鲁菌病病例年龄最大85岁，最小2岁，中位年龄为50岁，31～<70岁人群布鲁菌病的发病率较高，病例数占发病总数的74.77%（80/107）（图2.3.44）。

（二）重点人群监测情况

2018年，浙江省主动监测6332人，其中虎红平板凝集试验6332人，阳性151人，阳性率为2.38%；试管凝集试验185人，阳性116人，试管凝集试验阳性率为62.70%；在116名试管凝集阳性者中，41例为新感染者，65例为新发患者（表2.3.7）。

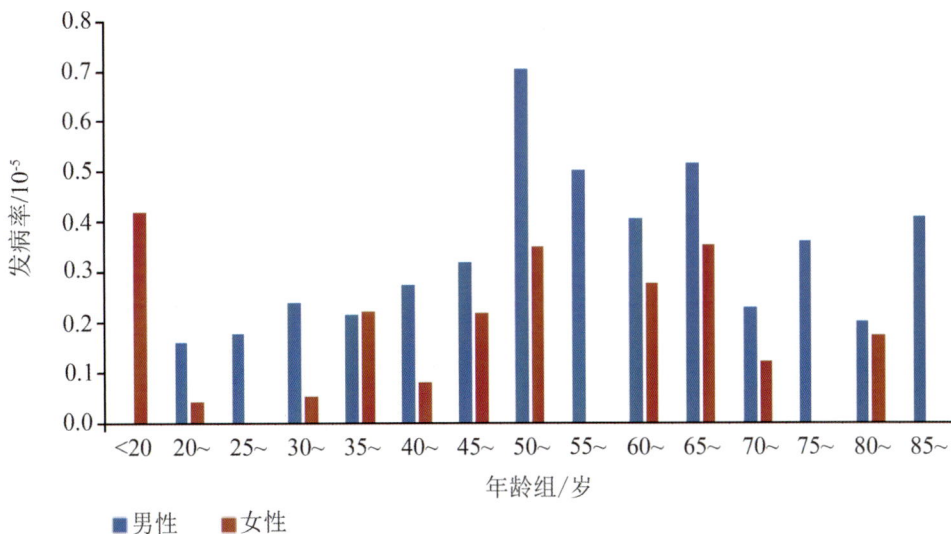

图 2.3.44　2018 年浙江省男性和女性布鲁菌病发病人群年龄别发病率

表 2.3.7　2018 年浙江省布鲁菌病重点人群监测结果

地市	虎红平板凝集试验			试管凝集试验			新感染人数	新发病例
	人数	阳性数	阳性率/%	人数	阳性数	阳性率/%		
杭州	446	12	2.69	12	12	100.00	8	4
台州	493	6	1.22	37	6	16.22	3	3
温州	426	3	0.70	3	2	66.67	1	1
绍兴	342	16	4.68	16	16	100.00	1	15
舟山	200	0	0.00	0	0	0.00	0	0
嘉兴	659	16	2.43	16	12	75.00	5	4
湖州	368	10	2.72	10	7	70.00	1	5
宁波	1172	11	0.94	14	11	78.57	0	11
金华	1383	61	4.41	61	41	67.21	22	13
丽水	295	8	2.71	8	8	100.00	0	8
衢州	548	8	1.46	8	1	12.50	0	1
合计	6332	151	2.38	185	116	62.7	41	65

　　2018年，浙江省10个监测点共主动监测2851人，其中虎红平板凝集试验2851人，阳性78人，阳性率为2.74%；试管凝集试验78人，阳性58人，试管凝集试验阳性率为74.36%；在58名试管凝集试验阳性者中，16例为新感染者，32例为新发患者（表2.3.8）。

十二、霍乱

2018年，浙江省网络直报系统共报告霍乱4例，无死亡病例，较2017年增加1例。

表 2.3.8　2018 年浙江省布鲁菌病监测点重点人群监测结果

监测点	虎红平板凝集试验			试管凝集试验			新感染人数	新发病例
	人数	阳性数	阳性率 /%	人数	阳性数	阳性率 /%		
婺城	474	32	6.75	32	22	68.75	13	2
余杭	235	3	1.28	3	3	100.00	0	3
桐乡	251	9	3.59	9	7	77.78	0	4
上虞	255	11	4.31	11	11	100.00	1	10
南浔	231	4	1.73	4	4	100.00	0	4
江山	227	7	3.08	7	0	0.00	0	0
瓯海	202	2	0.99	2	1	50.00	1	0
慈溪	576	8	1.39	8	8	100.00	0	8
临海	200	2	1.00	2	2	100.00	1	1
岱山	200	0	0.00	0	0	0.00	0	0
合计	2851	78	2.74	78	58	74.36	16	32

1. 病例情况

病例分布为嘉兴市嘉善县1例、杭州市上城区1例、衢州市龙游县1例和嘉兴市海盐县1例。病例均发生在肠道传染病高发的7—9月,其中7月1例、8月2例和9月1例;男性3例,女性1例;年龄最小30岁,最大76岁。4例病例均为实验室确诊病例,其中O139群霍乱3例、O1群霍乱1例。

2018年7月24日14时,嘉善县疾病预防控制中心收到嘉善县第一人民医院的1份霍乱疑似病例粪便标本;16时,实验室检测结果显示为O139群霍乱阳性;同时将标本送嘉兴市疾病预防控制中心复核,结果为O139群霍乱阳性且毒力基因阳性。该病例经过嘉善县第一人民医院积极救治,在8月4日、6日连续2次粪检阴性,于8月10日康复出院。

2018年8月25日14时40分,杭州市上城区疾病预防控制中心接浙江大学医学院附属第二医院电话报告,该院肠道门诊收治1例粪便标本中检出O139血清型霍乱弧菌的病例。该病例于8月24日发病,8月25日23时被确诊为霍乱,8月25日晚被转至杭州西溪医院隔离治疗,至9月2日3次大便检测均为阴性,被转至普通病房进行肾功能康复对症治疗。

2018年8月27日11时,龙游县疾病预防控制中心接到龙游县人民医院电话报告,该院在肠道门诊就诊患者中发现1例霍乱弧菌培养阳性者,血清型为小川型。衢州市疾病预防控制中心于8月27日16：30复核阳性。27日14时,采集该患者肛拭标本进行霍乱弧菌培养;8月31日结果显示阴性。8月29日采集患者第2份肛拭标本,9月3日结果显示阴性,对患者予以解除隔离。

2018年9月23日11时,海盐县疾病预防控制中心在对海盐县中医院9月21日送检的腹泻病例样本检测中检出疑似霍乱弧菌（O139）。样本经嘉兴市疾病预防控制中心复核后确认为霍乱弧菌O139型,毒力基因阳性。9月29日,病例痊愈出院解除隔离,后续没有发现新发病例和带菌者。

2. 肠道门诊监测

腹泻患者监测:浙江省各地监测肠道门诊初诊人数209,714例,采样数202,747份,采样率为96.68%。

重点人群监测:浙江省11个地市在食品和公共场所从业人员中开展了霍乱病例或带菌者检索

工作,共检便607,067份,未发现患者和带菌者。

3.外环境监测

浙江省各地外环境采样17,827份。其中,沿海水域采样415份,江河水系6233份,池塘水体609份,食品采样1098份,海水产品采样6046份,其他标本采样3426份,未检出阳性标本。

十三、鼠疫

(一)疫情概况

2018年,浙江省无人体间和动物间鼠疫疫情报告。

(二)鼠疫监测情况

1.鼠密度

全省共设置固定监测点10个和流动监测点67个。鼠密度监测采用笼夹法,全省室内鼠密度监测布放46,510笼次,共捕获1971只鼠形动物(附表2.3.9～2.3.10)。

室内平均鼠密度为4.24%(1971/46,510),瑞安市最高(10.99%),东阳市最低(0.33%),鼠密度高于全省平均鼠密度的有文成县(8.05%)、龙湾区(7.75%)、永嘉县(5.75%)、瑞安市(10.99%)、乐清市(6.50%)和鹿城区(8.58%)。

室外鼠密度监测共布放34,006笼次,捕获1801只鼠形动物,平均鼠密度为5.3%(1801/34,006),东阳市最高(14.33%),龙游县最低(1.21%),高于平均鼠密度的监测点有庆元县(5.84%)、文成县(7.82%)、龙湾区(6.38%)、瑞安市(9.7%)、乐清市(7.46%)、鹿城区(6.75%)和东阳市(14.33%)。

2.鼠种构成

全省共捕获鼠形动物12,316只,隶属3目5科13属16种。捕获动物以褐家鼠为优势种,占28.69%,其次为臭鼩鼱(21.36%)、黑线姬鼠(21.35%),见附表2.3.11。丽水地区家鼠优势鼠种是褐家鼠,占全省褐家鼠的41.24%,野鼠优势鼠种是黑线姬鼠,占全省构成比的73.08%。温州地区的家鼠优势鼠种是褐家鼠,占全省构成比的27.48%,野鼠优势鼠种是臭鼩鼱,占构成比的80.16%。金华地区家鼠优势鼠种是褐家鼠,占构成比的12.40%,其中主要在兰溪市(96.12%);野鼠优势鼠种是黑腹绒鼠,全省黑腹绒鼠均分布在金华地区的东阳市(53.50%)和义乌市(47.40%)。衢州地区家鼠优势鼠种是褐家鼠,占全省构成比的14.30%,野鼠优势鼠种是臭鼩鼱,占全省构成比的12.80%,主要分布在龙游县(98.81%)。

3.鼠体蚤监测

全省20个监测点共检鼠7599只,染蚤鼠145只,总染蚤率为1.91%,检获蚤390只,总蚤指数0.05(表2.3.9)。全省63.16%的监测点有检获蚤,其中文成县检获最多205只,缙云县、龙湾区、瑞安市、乐清市、鹿城区、兰溪市和龙游县共7个监测点未检获蚤。全省监测点均未检获印鼠客蚤,以缓慢细蚤为主,占65.9%;其次为喜山二刺蚤中华亚种和不等单蚤(均为10.77%),适存病蚤7.18%,特新蚤闽北亚种5.38%。

4.细菌学和血清学监测

全省20个县(市、区)共解剖鼠形动物取肝脾脏器进行鼠疫菌培养11,733只,结果均为阴性,媒介培养17组,43只蚤,分别为缓慢细蚤20只、适存病蚤9只、不等单蚤6只和特新蚤闽北亚种8只,结果为阴性。采用间接血凝试验检测动物血清12,139份,结果均为阴性。

表 2.3.9　2018 年浙江省鼠体蚤监测结果

监测点	总鼠只数	染蚤鼠只数	染蚤率/%	检出蚤构成						总蚤指数
				缓慢细蚤	不等单蚤	喜山二刺蚤中华亚种	适存病蚤	特新蚤闽北亚种	合计	
庆元县	877	6	0.68	1	0	0	9	0	10	0.01
青田县	160	15	9.38	18	0	0	0	0	18	0.11
松阳县	202	5	2.48	1	5	0	0	0	6	0.03
龙泉市	705	5	0.71	0	6	0	0	0	6	0.01
景宁县	216	1	0.46	3	0	0	0	0	3	0.01
云和县	160	1	0.63	0	1	0	0	0	1	0.01
缙云县	535	0	0.00	0	0	0	0	0	0	0.00
莲都区	615	19	3.09	2	8	0	16	3	29	0.05
文成县	611	64	10.47	133	22	42	0	8	205	0.34
龙湾区	590	0	0.00	0	0	0	0	0	0	0.00
永嘉县	200	15	7.50	80	0	0	3	0	83	0.42
瑞安市	80	0	0.00	0	0	0	0	0	0	0.00
乐清市	160	0	0.00	0	0	0	0	0	0	0.00
鹿城区	80	0	0.00	0	0	0	0	0	0	0.00
东阳市	602	8	1.33	0	0	0	0	9	9	0.01
兰溪市	610	0	0.00	0	0	0	0	0	0	0.00
义乌市	688	1	0.15	0	0	0	0	1	1	0.00
柯城区	229	5	2.18	19	0	0	0	0	19	0.08
龙游县	279	0	0.00	0	0	0	0	0	0	0.00
合计	7599	145	1.91	257	42	42	28	21	390	0.05

十四、疟疾

（一）疫情特征

2018年，浙江省共报告疟疾病例156例（其中恶性疟123例，间日疟6例，卵形疟23例，三日疟4例），无本地病例报告，无死亡病例报告，报告发病率为0.30/10万（标化发病率为0.27/10万）。

1. 地区分布

2018年，浙江省11个地市均有疟疾病例报告，其中报告发病数居前5位的地市分别为金华市（52例）、杭州市（39例）、丽水市（13例）、温州市（12例）、宁波市（10例）。

2. 时间分布

2018年各月均有发病，以10月份发病略多（22例），见图2.3.45。

3. 人群分布

在156例病例中，男性136例、女性20例，男女之比为6.8∶1；病例年龄9 ～ 64岁，以30 ～＜50岁

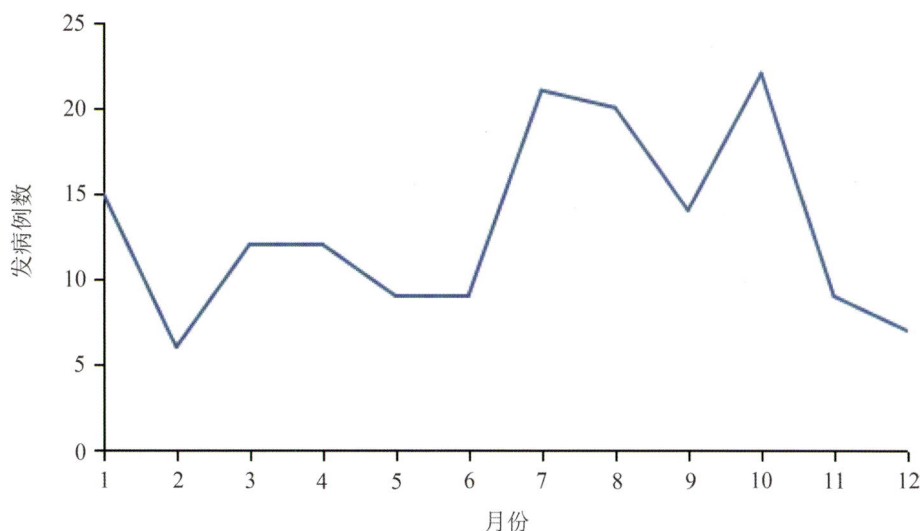

图 2.3.45　2018 年浙江省不同月份疟疾报告发病例数

组居多,占疟疾总发病数的52.56%(82/156),见图2.3.46。职业分布以商业服务人员(50例)、农民(33例)、工人（26例）居多。

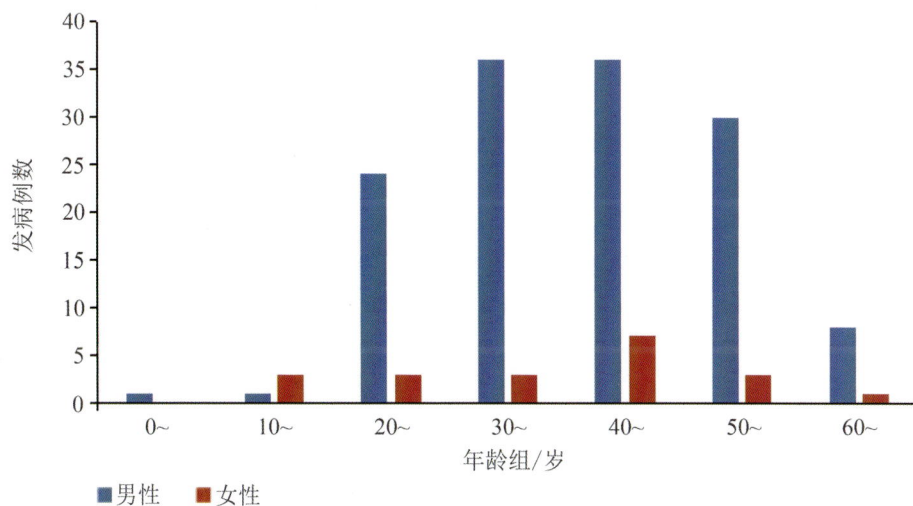

图 2.3.46　2018 年浙江省男性和女性疟疾病例性别年龄别发病率

4. 感染来源

2018年,浙江省无本地疟疾感染病例,所有病例均为输入性;其中非洲输入病例152例（97.44%）,其次为亚洲（3例, 1.92%）、东南亚（1例, 0.64%）。

（二）传疟媒介监测

1. 种群监测

灯诱法捕获的按蚊经形态学鉴定均为中华按蚊,各监测点灯诱法捕捉的中华按蚊密度差异较大,从0.33只/（夜·盏）（室外）至38.00只/（夜·盏）（室内,主要是羊圈）不等,各监测点平均灯诱按蚊密度为6.64只/（夜·盏）。种群监测结果显示,浙江省按蚊种群分布未变化,中华按蚊占按蚊比例为100%。

2.密度监测

2018年5—10月份各监测点采用人诱法监测的中华按蚊年平均密度为0.68只/（人·时）。7—8月份仍为按蚊密度高峰时间,其中7月份下旬中华按蚊平均人诱密度最高,为4.43只/（人·时）;10月下旬平均密度最低,为0只/（人·时）。各监测点中,淳安县中华按蚊月平均密度最高〔2.40只/（人·时）〕,义乌市最低〔（0.01只/（人·时）〕。

十五、其他感染性腹泻病

2018年,浙江省报告其他感染性腹泻病108,079例,报告发病率为191.05/10万（标化发病率为209.28/10万）,发病率较2017年下降20.80%,无死亡病例报告。

（一）时间分布

其他感染性腹泻病具有明显的季节性发病特点,呈现2个发病高峰,第1个发病高峰为夏季,主要集中在6—8月份,第2个发病高峰为冬季,主要集中在12月份至次年1月份,其中第2个发病高峰发病水平高于第1个发病高峰。两个发病高峰分别由两类不同人群引起,12月至次年1月底发病高峰主要反映为2岁以下婴幼儿病例的快速增加,6—8月份的发病高峰主要由2岁及以上人群发病引起（图2.3.47）。

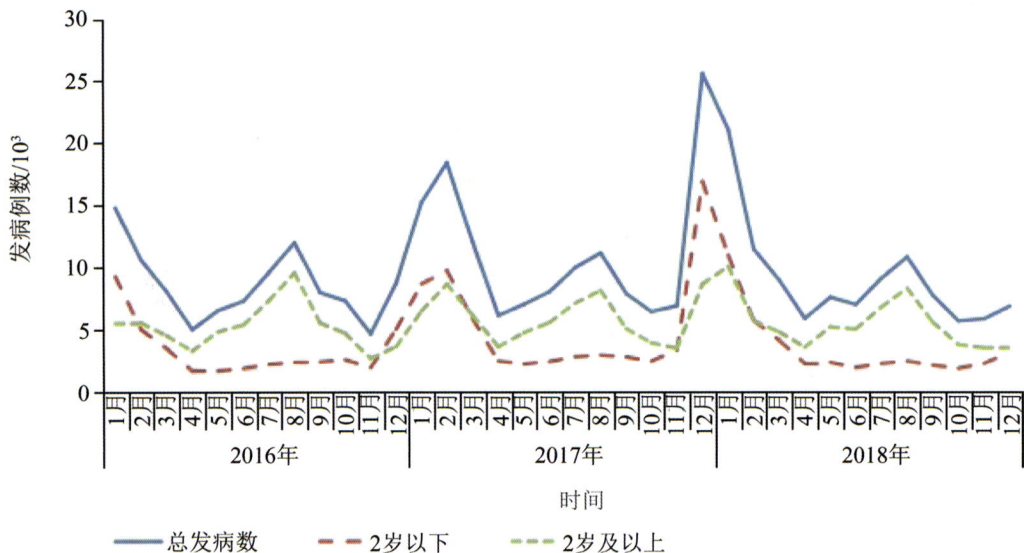

图 2.3.47　2016—2018 年浙江省各月份其他感染性腹泻病发病例数

（二）地区分布

2018年,浙江省其他感染性腹泻病报告发病率居前5位的地市分别为湖州市（326.71/10万）、绍兴市（312.40/10万）、杭州市（257.96/10万）、丽水市（246.94/10万）、宁波市（233.38/10万）,温州市（18.34/10万）发病率远远低于其他地区发病水平。与2017年相比,除温州市报告发病率上升外,其于各市报告发病率均有所下降（图2.3.48）

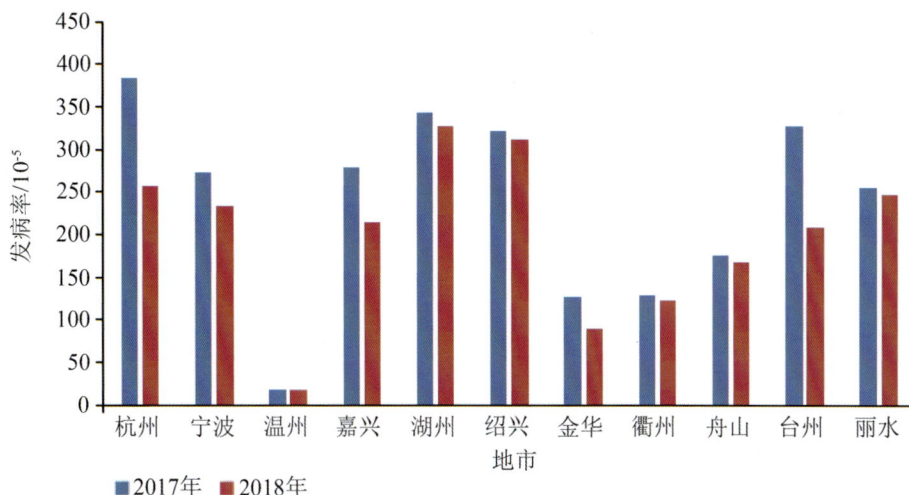

图 2.3.48 2017 和 2018 年浙江省各地市其他感染性腹泻病报告发病率

（三）人群分布

2018年,浙江省报告男性其他感染性腹泻病例58,857例,女性49,222例,男女性别比为1.20 ： 1；其中男性报告发病率为203.14万（标化发病率为218.22/10万）,女性报告发病率为178.37/10万（标化发病率为198.88/10万）。

2岁以下婴幼儿发病较多,占总报告发病数的40.25%；且2岁以下婴幼儿发病率远高于其他年龄组人群,2岁及以上年龄组人群发病率迅速下降,与成年人群发病率接近（图2.3.49）。

十六、诺如病毒感染

（一）聚集性和暴发疫情监测

2018年,突发公共卫生事件管理信息系统报告浙江省其他感染性腹泻病疫情13起（2017年同期20起）,其中11起（2017年同期18起）为诺如病毒感染引起的急性胃肠炎暴发疫情。11起疫情中,3、4、5、10月各1起,11月4起、12月3起,共报告发病634例,波及15,110人,疫情发生的场所为学校,其中城市小学7起、县镇小学2起、县镇初中1起、城市高中1起。11起疫情发生的主要原因：食源性3起,人传人4起,原因不明4起。11起疫情的持续时间1.26 ～ 14.71d,中位时间3.92d（表2.3.10）。

（二）病原学

各监测点每年采集200份以上的腹泻病例标本,采集标本的时间覆盖全年各月,各监测点根据本地发病情况可适当调整每月采样数量,同时注意保证标本采集的时间均衡性。2018年全省6个监测点选择哨点医院共采集1798人份腹泻病例标本,检测1564份,检出诺如病毒核酸阳性167份,阳性率为10.68%, GⅠ型检出占0.64%, GⅡ型检出占9.53%,以GⅡ型为主。

浙江省6个省级监测点报告诺如病毒感染聚集性疫情24起,其中GⅠ型引起1起,GⅡ型引起23起,均未达到暴发疫情报告标准,传播方式以人传人为主。浙江疫情与全国基本一致, 2018年暴发疫情强度低于2017年,但11—12月份报告数高于往年,是历史高峰2017年同期的1.4倍,高峰时间与2017年高发月份（11—12月）类似；暴发场所全部为学校,集中在小学。

(a)

■男性 ■女性

(b)

■男性 ■女性

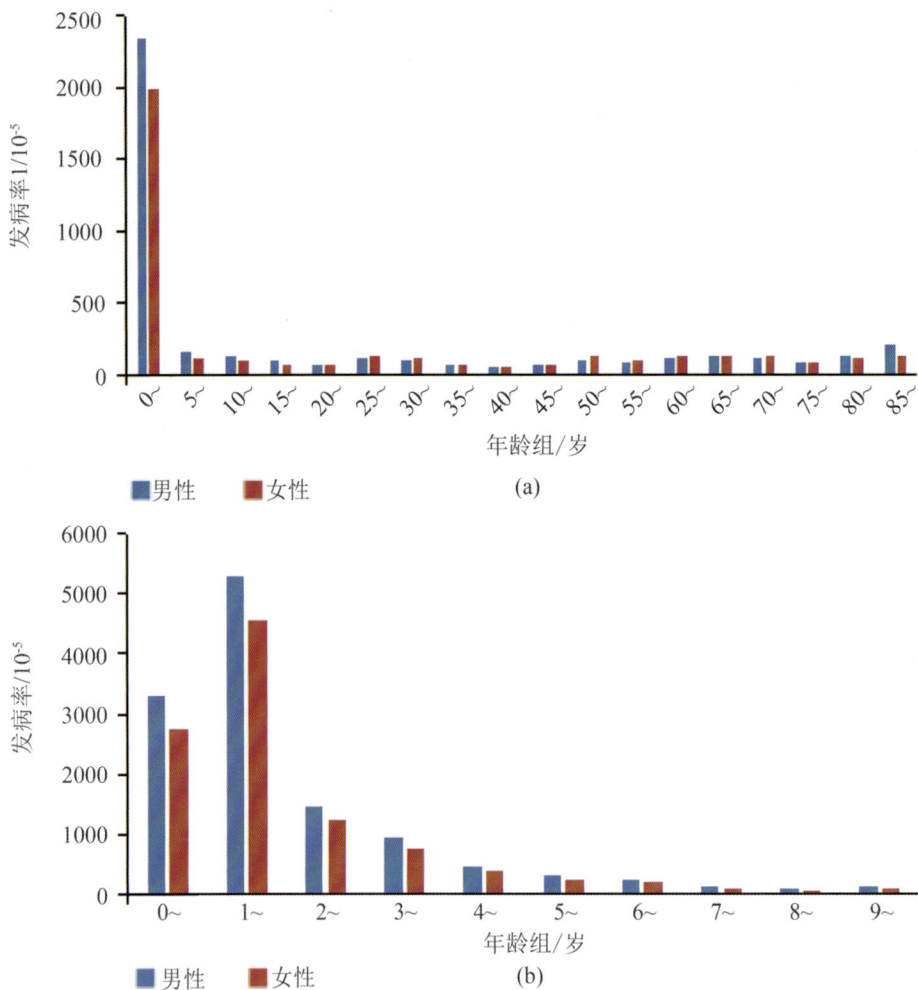

图 2.3.49　2018 年浙江省各年龄组（a）及 10 岁以下儿童（b）其他感染性腹泻病年龄别发病率

表 2.3.10　浙江省 2018 年诺如病毒感染暴发疫情基本情况

编号	地点	首例报告时间	波及人数	发病例数	罹患率 /%	场所	持续时间 /d
1	丽水市遂昌县	2018 年 12 月	2060	34	1.65	县镇初中	3.02
2	杭州市拱墅区	2018 年 12 月	369	43	11.65	城市小学	1.92
3	湖州市吴兴区	2018 年 12 月	1294	46	3.55	城市小学	1.67
4	金华市金东区	2018 年 11 月	2071	68	3.28	城市小学	1.33
5	杭州市西湖区	2018 年 11 月	978	49	5.01	城市小学	5.79
6	杭州市萧山区	2018 年 11 月	843	48	5.69	城市小学	7.04
7	湖州市吴兴区	2018 年 11 月	1396	21	1.50	县镇小学	7.96
8	杭州市上城区	2018 年 10 月	1112	57	5.13	城市小学	13.79
9	杭州市滨江区	2018 年 5 月	2209	94	4.26	城市高中	14.71
10	温州市龙湾区	2018 年 4 月	1281	83	6.48	城市小学	3.92
11	金华市浦江县	2018 年 3 月	1497	91	6.08	县镇小学	1.26

Chapter **3**

第三章　慢性非传染性疾病

第一节　恶性肿瘤

一、总体情况

2018年，浙江省恶性肿瘤报告205,635例，报告发病率为424.54/10万，标化发病率为319.36/10万。2009—2018年浙江省恶性肿瘤报告发病率总体呈上升趋势（图3.1.1）。

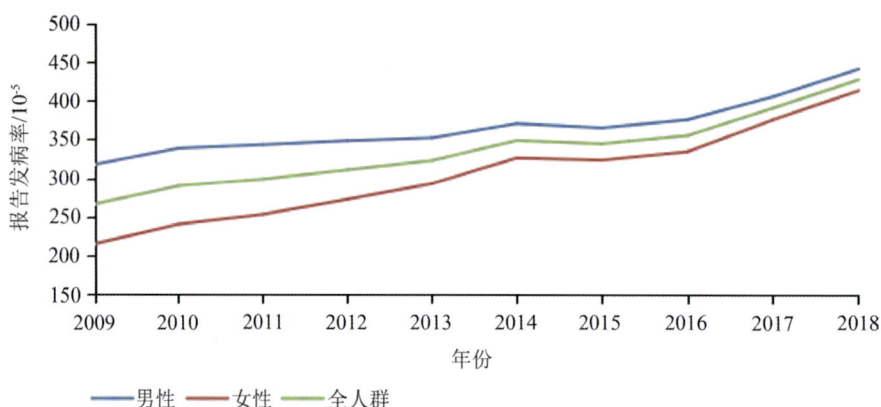

图 3.1.1　2009—2018 年浙江省居民恶性肿瘤发病趋势

（一）发病顺位

2018年，浙江省居民发病前5位的恶性肿瘤为肺癌、甲状腺癌、大肠癌、胃癌、乳腺癌。其中，男性发病前5位的恶性肿瘤为肺癌、大肠癌、胃癌、肝癌、前列腺癌；女性发病前5位的恶性肿瘤为甲状腺癌、肺癌、乳腺癌、大肠癌、宫颈癌（表3.1.1）。

表 3.1.1　2018 年浙江省居民发病前 10 位的恶性肿瘤

顺位	全人群			男性			女性		
	部位	发病率 /10⁻⁵	构成 /%	部位	发病率 /10⁻⁵	构成 /%	部位	发病率 /10⁻⁵	构成 /%
1	肺	89.07	20.98	肺	106.53	24.26	甲状腺	76.91	18.77
2	甲状腺	50.33	11.86	大肠	54.10	12.32	肺	71.38	17.42
3	大肠	45.21	10.65	胃	48.48	11.04	乳腺	61.63	15.04
4	胃	35.04	8.25	肝	43.13	9.82	大肠	36.20	8.83
5	乳腺	30.92	7.28	前列腺	27.73	6.31	宫颈	23.09	5.63
6	肝	28.75	6.77	甲状腺	24.11	5.49	胃	21.42	5.23
7	前列腺*	27.73	3.29	食管	19.70	4.49	肝	14.18	3.46
8	脑	12.01	2.83	淋巴瘤	12.93	2.94	脑	13.72	3.35
9	食管	11.83	2.79	膀胱	12.16	2.77	子宫体	11.72	2.86
10	宫颈**	23.09	2.70	胰腺	11.66	2.65	卵巢	9.27	2.26

*采用男性人口为分母；**采用女性人口为分母。

（二）人群分布

2018年,浙江省男性恶性肿瘤报告发病率为439.12/10万,标化发病率为322.17/10万；女性恶性肿瘤报告发病率为409.79/10万,标化发病率为318.25/10万。

2018年,浙江省居民恶性肿瘤报告发病率随着年龄增长而增加。0～<40岁人群恶性肿瘤报告发病率处于较低水平,40岁及以上人群发病率明显增加,60岁及以上人群发病率增加更为显著（图3.1.2）。

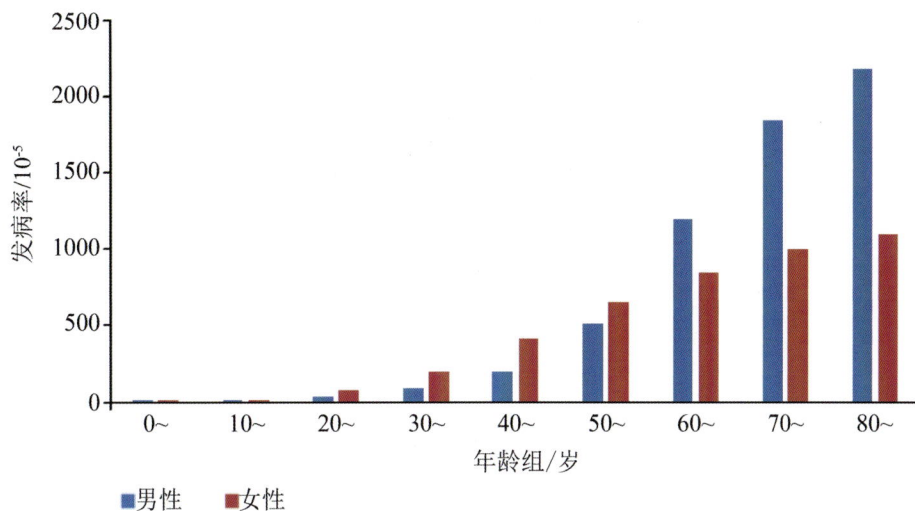

图 3.1.2　2018 年浙江省男性和女性居民恶性肿瘤年龄别发病率

二、常见恶性肿瘤

（一）肺癌

2018年,浙江省肺癌报告发病率为89.07/10万,居恶性肿瘤的首位。

1. 人群分布

2018年,浙江省男性居民肺癌发病率为106.53/10万,女性为71.38/10万,男性是女性的1.49倍。

2018年,浙江省居民肺癌发病率随年龄增长而增加,40岁及以上人群发病率明显增加,70岁及以上年龄组达到高峰。男性和女性不同年龄组肺癌发病率变化趋势基本一致（图3.1.3）。

2. 城乡分布

2018年,浙江省城市居民肺癌发病率为93.12/10万,农村为86.79/10万,城市高于农村。

（二）甲状腺癌

2018年,浙江省甲状腺癌报告发病率为50.33/10万,居全省恶性肿瘤第2位,居女性恶性肿瘤第1位。

1. 人群分布

2018年,浙江省男性居民甲状腺癌报告发病率为24.11/10万,女性为76.91/10万,女性是男性的3.19倍。

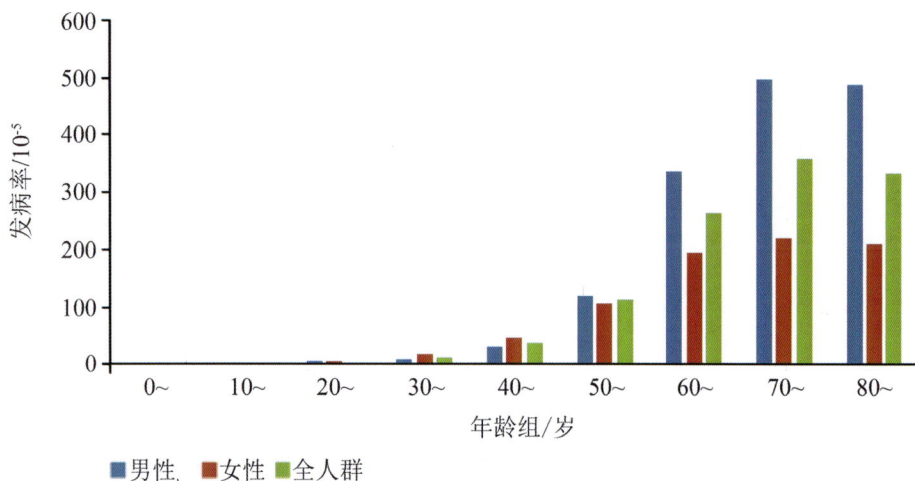

图 3.1.3　2018 年浙江省男性和女性居民肺癌年龄别发病率

与一般恶性肿瘤好发于老年人的特点不同,甲状腺癌较多发生于青壮年(图3.1.4),30～<60岁甲状腺癌发病患者占2018年甲状腺癌发病总数的75.76%。

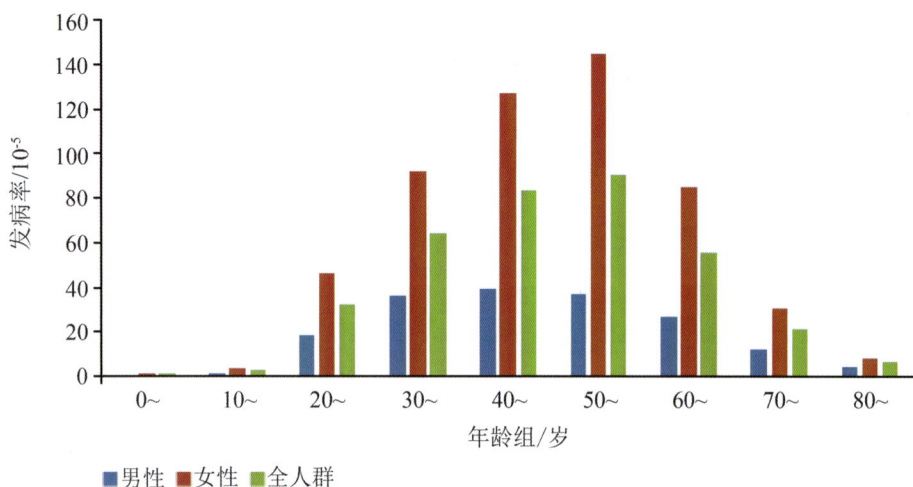

图 3.1.4　2018 年浙江省男性和女性居民甲状腺癌年龄别发病率

2. 城乡分布

2018年,浙江省城市居民甲状腺癌发病率为59.68/10万,农村为45.08/10万,城市高于农村。

(三)大肠癌

2018年,浙江省大肠癌报告发病率为45.21/10万,居恶性肿瘤第3位。

1. 人群分布

2018年,浙江省男性居民大肠癌报告发病率为54.10/10万,女性为36.20/10万,男性发病率是女性的1.49倍。

2018年,浙江省居民大肠癌发病率随年龄增长而增加,40岁及以上人群大肠癌发病率明显增加,且各年龄段男性大肠癌发病率均高于女性(图3.1.5)。

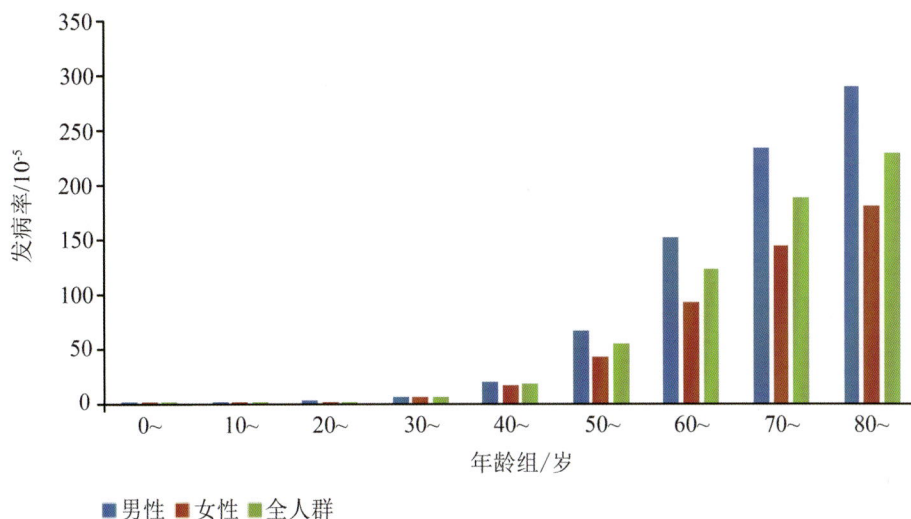

图 3.1.5　2018 年浙江省男性和女性居民大肠癌年龄别发病率

2. 城乡分布

2018年,浙江省城市居民大肠癌发病率为49.87/10万,农村居民为42.59/10万,城市高于农村。

（四）胃癌

2018年,浙江省胃癌报告发病率为35.04/10万,居全省恶性肿瘤第4位,居男性居民恶性肿瘤第3位。

1. 人群分布

2018年,浙江省男性居民胃癌报告发病率为48.48/10万,女性为21.42/10万,男性发病率是女性的2.26倍。

2018年,浙江省居民胃癌发病率随年龄增长而增加, 40岁及以上人群胃癌发病率增加明显（图3.1.6）。

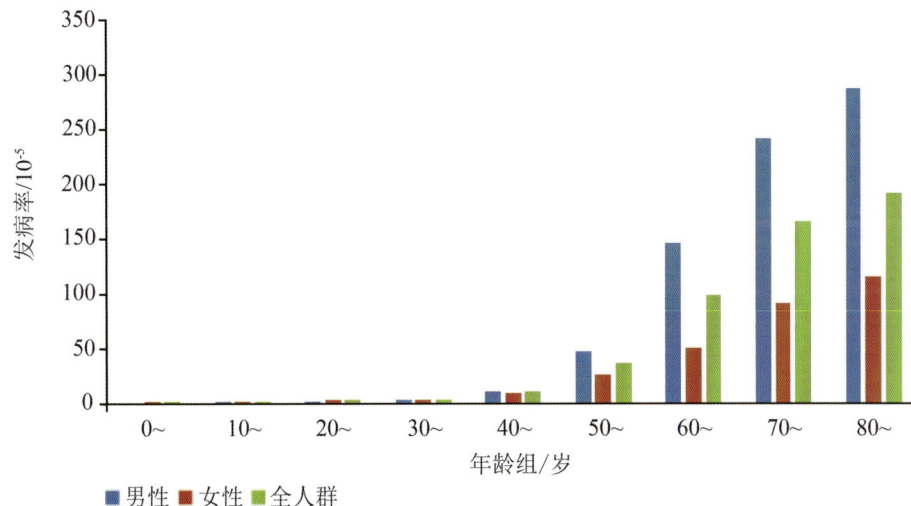

图 3.1.6　2018 年浙江省男性和女性居民胃癌年龄别发病率

2. 城乡分布

2018年,浙江省城市居民胃癌发病率为34.64/10万,农村居民为35.27/10万,农村高于城市。

（五）乳腺癌

2018年,浙江省报告乳腺癌新发病例14,975例,女性占98.98%,女性报告发病率为61.63/10万,居女性恶性肿瘤的第3位。

1. 年龄分布

2018年,浙江省女性乳腺癌发病率从20岁及以上人群开始增加, 50～<60岁人群发病率最高（图3.1.7）。

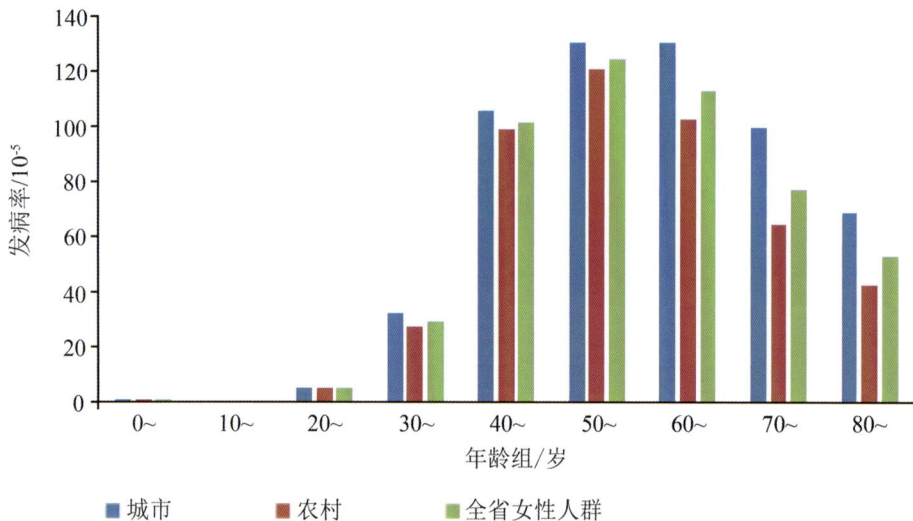

图 3.1.7　2018 年浙江省城乡女性居民乳腺癌年龄别发病率

2. 城乡分布

2018年,浙江省城市女性乳腺癌发病率为67.90/10万,农村为58.01/10万,城市女性乳腺癌发病率是农村女性的1.17倍。

第二节　糖尿病

一、总体情况

2018年,浙江省糖尿病报告204,195例,报告发病率为421.58/10万,标化发病率为352.64/10万。2009—2018年浙江省糖尿病报告发病率呈整体上升趋势, 2013年达到高峰,之后略有下降,但仍维持在较高水平（图3.2.1）。

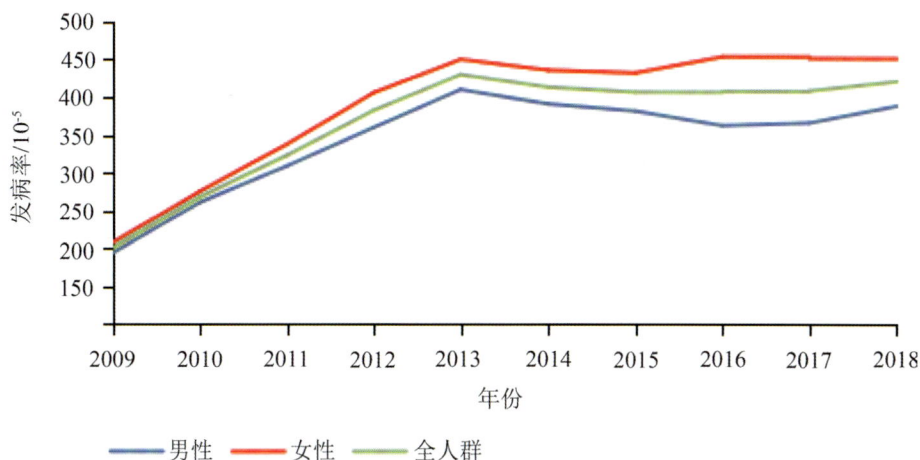

图 3.2.1　2009—2018 年浙江省居民糖尿病发病趋势

（一）类型构成

在 204,195 例糖尿病患者中，1 型糖尿病 1242 例，占 0.61%，报告发病率为 2.56/10 万；2 型糖尿病 165,504 例，占 81.05%，报告发病率为 341.70/10 万；妊娠期糖尿病 32,926 例，占 16.12%，报告发病率为 136.88/10 万；其他糖尿病 4523 例，占 2.22%，报告发病率为 9.34/10 万。

（二）人群分布

2018 年，浙江省男性居民糖尿病报告发病率为 388.97/10 万，标化发病率为 309.16/10 万；女性居民糖尿病报告发病率为 454.64/10 万，标化发病率为 396.49/10 万，女性高于男性。

2018 年，浙江省居民糖尿病报告发病率随着年龄增长而增加，20 岁及以上人群糖尿病报告发病率开始增加，40 岁及以上人群糖尿病发病率增加明显，60 岁及以上人群发病率增加幅度减小（图 3.2.2）。

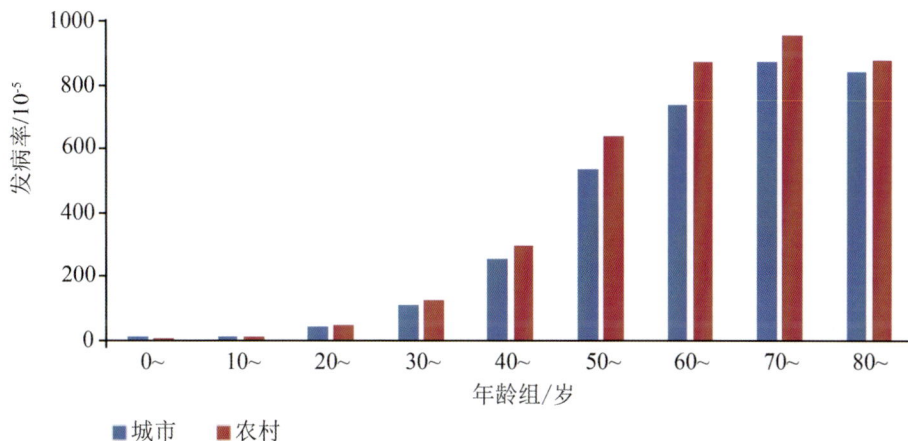

图 3.2.2　2018 年浙江省城乡居民糖尿病年龄别发病率

（三）城乡分布

2018 年，浙江省城市居民糖尿病报告发病率为 417.11/10 万，农村为 424.09/10 万，农村略高于城市。

二、主要糖尿病类型

（一）1型糖尿病

2018年,浙江省共报告1型糖尿病1242例,报告发病率为2.56/10万。

1.人群分布

2018年,浙江省男性居民1型糖尿病报告发病率为2.77/10万,女性为2.36/10万,男性发病率略高于女性。

各年龄组1型糖尿病报告发病率呈现"～"型,0岁开始缓慢上升,10～<20岁组达到一个高峰,发病率为4.07/10万,之后下降, 30～<40岁组降到最低点,随后再次上升（图3.2.3）。

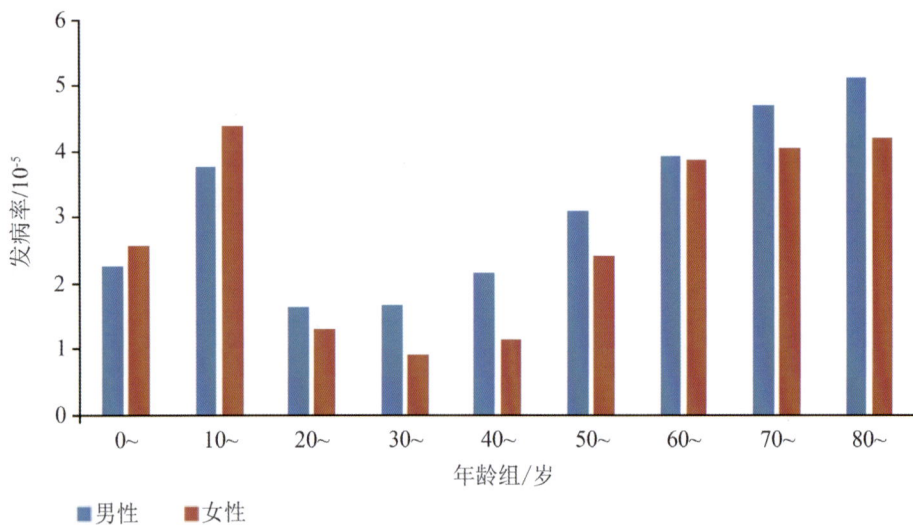

图 3.2.3　2018 年浙江省男性和女性居民 1 型糖尿病年龄别发病率

2.城乡分布

2018年,浙江省城市居民1型糖尿病报告发病率为2.61/10万,农村为2.54/10万,城市高于农村。

（二）2型糖尿病

2018年,浙江省共报告2型糖尿病165,504例,报告发病率为341.70/10万。

1.人群分布

2018年,浙江省男性居民2型糖尿病报告发病率为375.84/10万,女性为307.09/10万,男性发病率高于女性。2型糖尿病报告发病率随着年龄增长而增加,40岁及以上人群发病率增加明显（图3.2.4）。

2.城乡分布

2018年,浙江省城市居民2型糖尿病报告发病率为317.00/10万,农村为355.58/10万,城市低于农村。

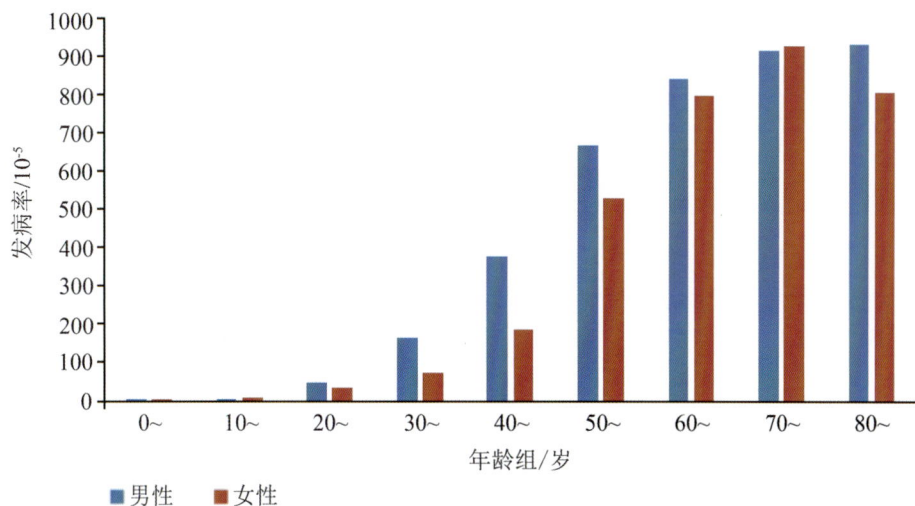

图 3.2.4　2018 年浙江省男性和女性居民 2 型糖尿病年龄别发病率

第三节　冠心病急性事件

一、总体情况

2018年，浙江省冠心病急性事件报告27,022例，报告发病率为55.79/10万，标化发病率为38.74/10万。2009—2018年冠心病急性事件发病率呈上升趋势（图3.3.1）。

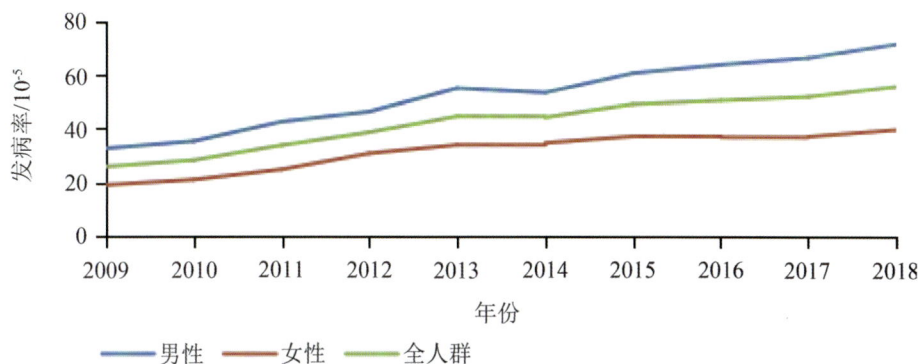

图 3.3.1　2009—2018 年浙江省居民冠心病急性事件发病率变化趋势

（一）类型构成

在27,022例冠心病急性事件报告个案中，急性心肌梗死占83.03%，报告发病率为46.32/10万；心源性猝死占5.91%，报告发病率为3.30/10万；其他冠心病死亡占11.06%，报告发病率为6.17/10万。

（二）人群分布

2018年，浙江省男性居民冠心病急性事件报告发病率为71.62/10万，标化发病率为52.75/10万；女性居民冠心病急性事件报告发病率为39.74/10万，标化发病率为25.04/10万。男性发病率是女性的1.80倍。

随着年龄增长，浙江省居民冠心病急性事件发病率呈增加趋势。30岁开始缓慢上升，60岁之后上升趋势明显加快，80岁及以上人群报告发病率达到663.71/10万。除0～<20岁人群外，各年龄组男性发病率均高于女性（图3.3.2）。

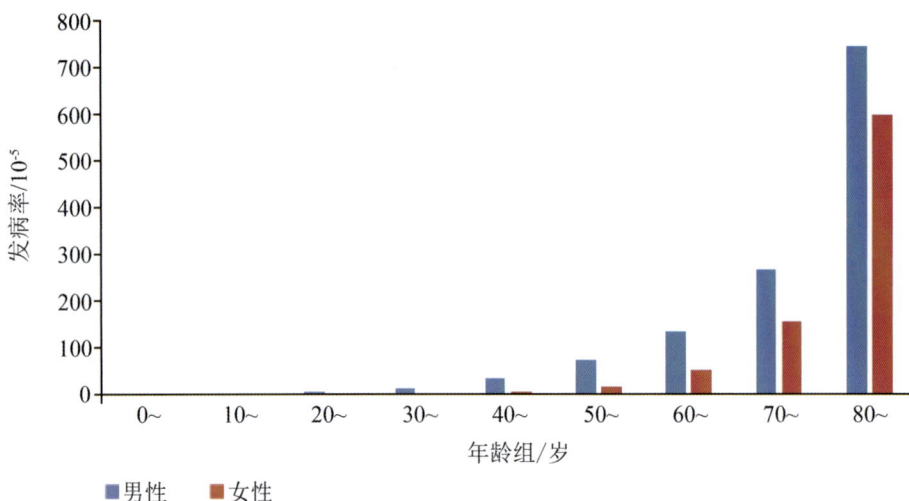

图 3.3.2　2018 年浙江省男性和女性居民冠心病急性事件年龄别发病率

（三）城乡分布

2018年，浙江省城市居民冠心病急性事件报告发病率为56.12/10万，农村为55.60/10万，城市略高于农村。

二、常见冠心病急性事件

（一）急性心肌梗死

2018年，浙江省共报告急性心肌梗死22,437例，报告发病率为46.32/10万。

1. 人群分布

2018年，浙江省男性居民急性心肌梗死报告发病率为61.16/10万，女性为31.28/10万，男性高于女性。

急性心肌梗死报告发病率均随着年龄的增长而增加，40岁及以上人群发病率缓慢增加，60岁及以上人群发病率增加趋势明显。在20岁及以上人群中，男性发病率均高于女性（图3.3.3）。

2. 城乡分布

城市急性心肌梗死报告发病率为45.05/10万，农村为47.04/10万，农村略高于城市。

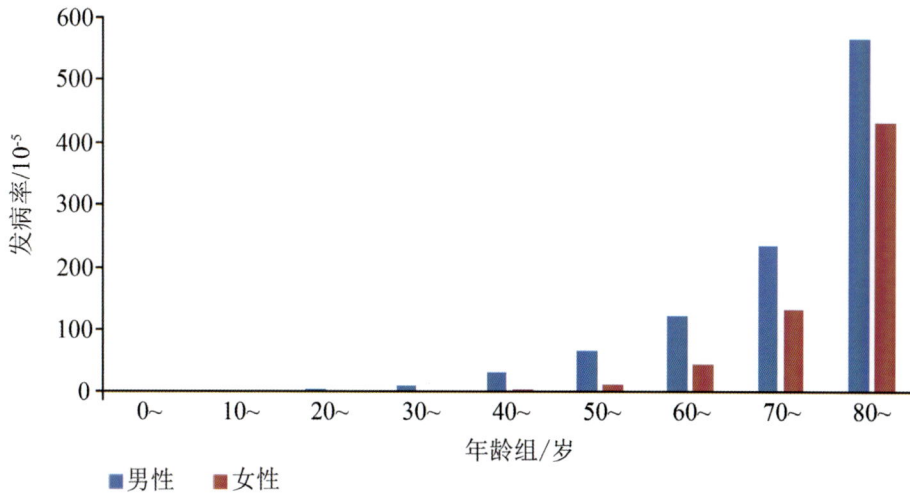

图 3.3.3　2018 年浙江省男性和女性居民急性心肌梗死年龄别发病率

（二）心性猝死

2018年,浙江省共报告心源性猝死1596例,报告发病率为3.30/10万。

1.人群分布

2018年,浙江省男性居民心源性猝死报告发病率为4.10/10万,女性为2.08/10万,男性发病率高于女性。

心源性猝死报告发病率随年龄增长而增加,60岁及以上人群发病率增加明显。10岁以上各年龄组男性报告发病率均高于女性(图3.3.4)。

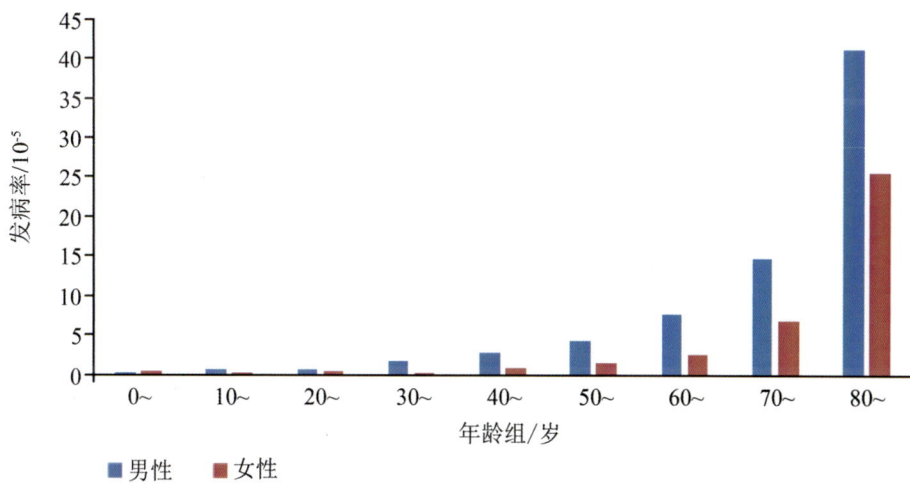

图 3.3.4　2018 年浙江省男性和女性居民心源性猝死年龄别发病率

2.城乡分布

2018年,浙江省城市居民心源性猝死报告发病率为3.63/10万,农村为3.30/10万,城市略高于农村。

第四节　脑卒中

一、总体情况

2018年，浙江省脑卒中报告177,642例，报告发病率为366.76/10万，标化发病率为249.78/10万。2009—2018年脑卒中发病率呈上升趋势（图3.4.1）。

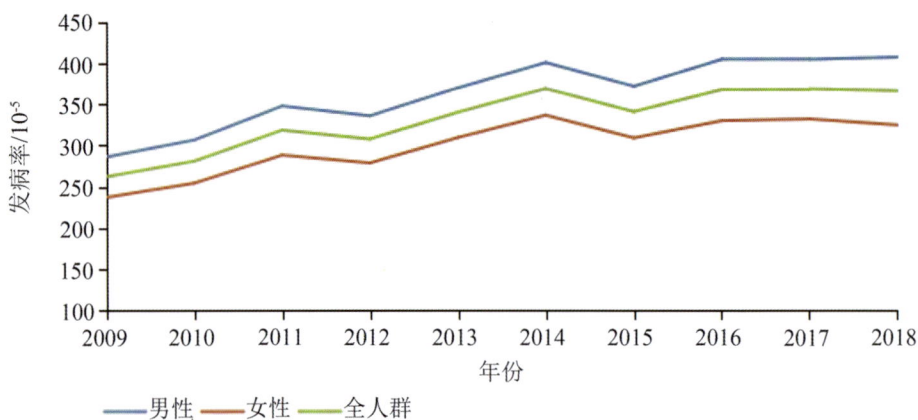

图3.4.1　2009—2018年浙江省居民脑卒中发病率变化趋势

（一）类型构成

在177,642例脑卒中病例中，出血性脑卒中占17.74%，缺血性脑卒中占80.20%，分类不明占2.06%。出血性脑卒中报告发病率为65.06/10万，其中蛛网膜下腔出血占12.71%，脑出血占87.29%；缺血性脑卒中报告发病率为294.15/10万，其中脑栓塞占5.48%，脑血栓形成占9.76%，未分类占84.76%（表3.4.1）。

表3.4.1　2018年浙江省城乡居民脑卒中报告发病率

单位：10^{-5}

脑卒中诊断	浙江省			城市			农村		
	男性	女性	合计	男性	女性	合计	男性	女性	合计
出血性脑卒中	76.67	53.30	65.06	67.98	44.15	55.96	81.44	58.56	70.18
蛛网膜下腔出血	7.79	8.75	8.27	6.99	7.16	7.08	8.23	9.67	8.94
脑出血	68.88	44.55	56.80	60.99	36.99	48.89	73.21	48.89	61.24
缺血性脑卒中	323.23	264.67	294.15	315.00	243.09	278.74	327.74	277.09	302.81
脑栓塞	17.18	15.04	16.12	17.82	15.11	16.45	16.84	14.99	15.93
脑血栓形成	31.49	25.86	28.70	33.20	25.43	29.28	30.56	26.11	28.37
未分类	274.55	223.77	249.33	263.98	202.55	233.00	280.35	235.99	258.51
分类不明	7.85	7.25	7.55	7.68	6.62	7.14	7.94	7.61	7.78
合计	407.75	325.21	366.76	390.65	293.86	341.84	417.13	343.26	380.76

（二）人群分布

2018年,浙江省男性居民脑卒中报告发病率为407.75/10万,标化发病率为290.92/10万；女性报告发病率为325.21/10万,标化发病率为210.21/10万。男性发病率高于女性。

脑卒中报告发病率随年龄增长而增加,50岁及以上人群发病率增加明显,80岁及以上人群发病率达到3407.97/10万（图3.4.2）。

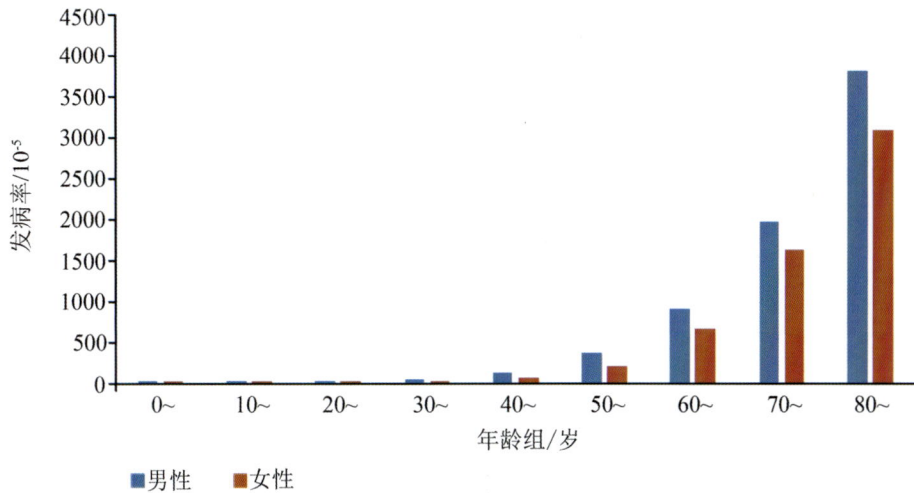

图 3.4.2　2018 年浙江省男性和女性居民脑卒中年龄别发病率

（三）城乡分布

2018年,浙江省城市居民脑卒中报告发病率为341.84/10万,农村为380.76/10万,农村高于城市。

二、主要脑卒中类型

（一）脑出血

2018年,浙江省共报告脑出血27,509例,占所有脑卒中病例的15.49%,报告发病率为56.80/10万。

1. 人群分布

2018年,浙江省男性居民脑出血报告发病率为68.88/10万,女性为44.55/10万,男性发病率高于女性。

脑出血发病率随年龄增长而增加,60岁及以上人群发病率增加明显,80岁及以上人群发病率达478.96/10万。除0～<10岁组外,各年龄组男性居民脑出血发病率均高于女性（图3.4.3）。

2. 城乡分布

2018年,浙江省城市居民脑出血报告发病率为48.89/10万,农村为61.24/10万,城市低于农村。

（二）缺血性脑卒中

2018年,浙江省共报告缺血性脑卒中（脑梗死）142,472例,占所有脑卒中发病数的80.20%,报告发病率为294.15/10万。

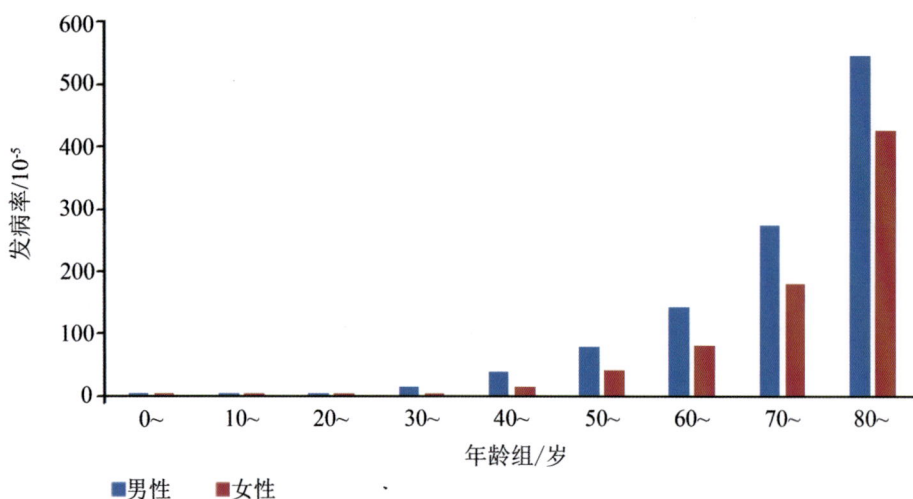

图 3.4.3　2018 年浙江省男性和女性居民脑出血年龄别发病率

1. 人群分布

2018年,浙江省男性居民缺血性脑卒中报告发病率为323.23/10万,女性为264.67/10万,男性发病率高于女性。缺血性脑卒中发病率随年龄增长而增加,50岁及以上人群发病率增加明显,除0～<10岁组外,各年龄组男性报告发病率均高于女性（图3.4.4）。

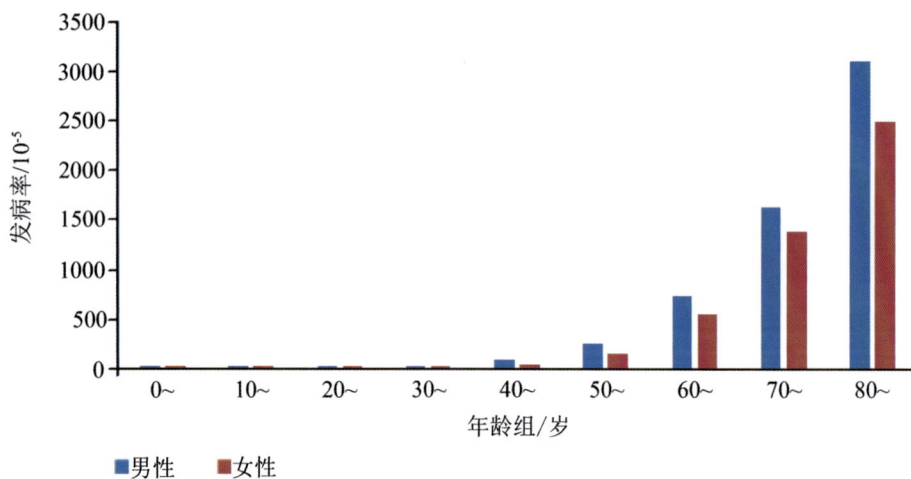

图 3.4.4　2018 年浙江省男性和女性居民缺血性脑卒中年龄别发病率

2. 城乡分布

2018年,浙江省城市居民缺血性脑卒中报告发病率为278.74/10万,农村为302.81/10万,城市低于农村。

Chapter 4

第四章　伤害

第一节　概况

2007—2018年,浙江省医院伤害监测区由9个增加到10个,监测伤害病例数由2007年的44,469例增加至2018年的114,805例,增加158.17%(图4.1.1)。

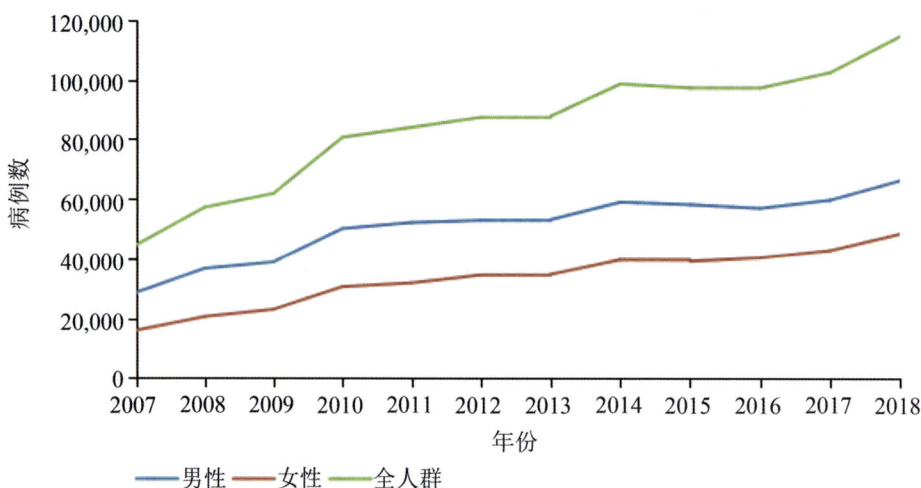

图 4.1.1　2007—2018 年浙江省医院伤害监测病例数变化趋势

第二节　伤害原因构成

2018年,浙江省伤害病例中居前5位的分别为跌/坠落伤(28.92%)、刺割伤(15.61%)、交通伤(15.13%)、钝器伤(14.26%)和动物伤(12.71%),占伤害总病例数的86.63%。

一、城乡伤害原因差异

2018年,浙江省城市与农村伤害病例中前5位伤害原因相同,病例数分别占城市与农村伤害病例数的85.70%和87.09%,但顺位有所差异,农村动物伤高于城市,而刺割伤低于城市(表4.2.1)。

二、不同人群伤害原因差异

2018年,浙江省男性和女性伤害病例前5位伤害原因相同,但顺位有差异,女性跌/坠落伤和动物伤的比例高于男性,钝器伤和刺割伤比例低于男性(表4.2.1)。

76

表 4.2.1　2018 年浙江省医院伤害监测病例受伤原因分地区分性别构成

单位：%

伤害原因	浙江省			城市			农村		
	合计	男性	女性	合计	男性	女性	合计	男性	女性
跌 / 坠落伤	28.92	27.04	31.51	26.76	24.86	29.26	29.95	28.05	32.61
钝器伤	14.26	17.41	9.96	15.81	19.17	11.39	13.53	16.59	9.27
交通伤	15.13	14.22	16.38	14.64	13.30	16.41	15.36	14.65	16.36
刺割伤	15.61	17.08	13.60	22.35	24.42	19.62	12.41	13.66	10.66
动物伤	12.71	11.11	14.90	6.14	5.13	7.47	15.84	13.90	18.54
烧烫伤	1.15	1.09	1.22	1.59	1.44	1.79	0.94	0.93	0.93
中毒	1.18	1.36	0.95	0.69	0.72	0.64	1.42	1.65	1.10
窒息 / 溺水	0.06	0.05	0.05	0.09	0.11	0.05	0.03	0.02	0.04
其他或不详	10.98	10.64	11.43	11.93	10.85	13.37	10.52	10.55	10.49

　　不同年龄组伤害情况：0 ～＜15岁组以跌/坠落伤为主（44.98%），其次为动物伤（19.92%）和钝器伤（8.40%）；15 ～＜45岁组以跌/坠落伤、刺割伤、钝器伤和交通伤为主，分别占该年龄组报告病例数的21.42%、19.39%、17.97%和14.76%；45 ～＜65岁组以跌/坠落伤、交通伤、刺割伤和钝器伤为主，分别占该年龄组报告病例数的24.47%、18.54%、16.51%和15.75%；65岁及以上组人群以跌/坠落伤为主（44.62%），其次为交通伤（15.27%）和动物伤（11.69%）（图4.2.1）。

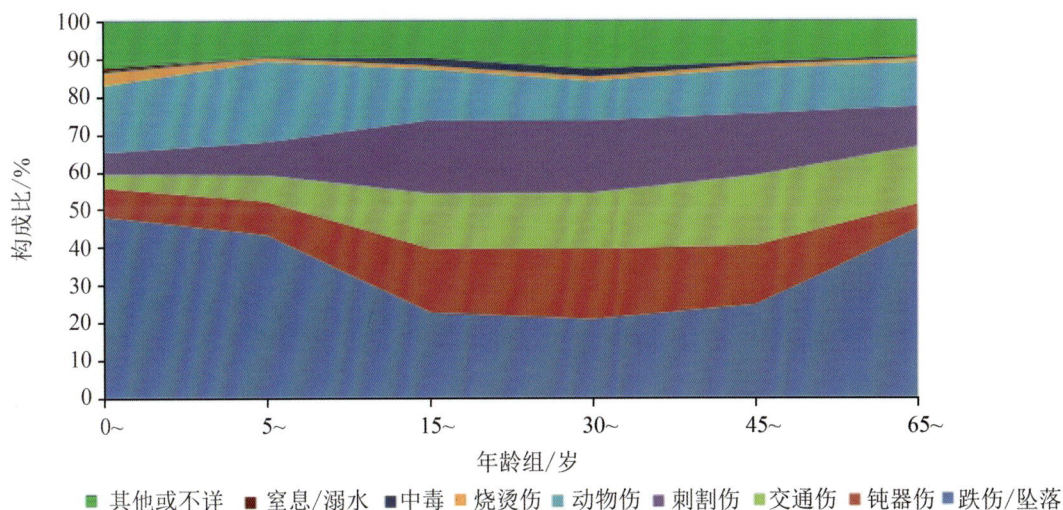

图 4.2.1　2018 年浙江省不同年龄组医院伤害病例受伤原因构成

第三节　伤害分布

一、人群分布

2018年,在浙江省报告的114,805例伤害病例中,男性66,313例,占57.76%; 女性48,492例,占42.24%,男女性别比为1.37 ： 1。

0～<5岁、5～<15岁、15～<30岁、30～<45岁、45～<65岁、65岁及以上年龄组伤害病例数分别占4.57%、7.28%、15.48%、21.11%、35.96%和15.60%。以30～<45岁组及45～<65岁组最多,占全部报告病例总数的56.89%(图4.3.1)。

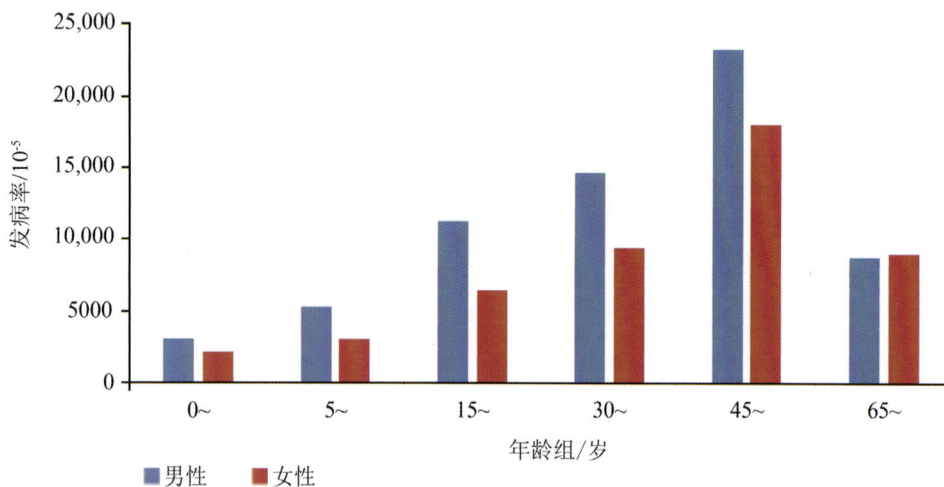

图 4.3.1　2018 年浙江省男性和女性医院伤害病例年龄别发病率

伤害病例按职业分析,居前5位的分别为工人(34.52%)、农/渔业劳动者(25.95%)、学生(7.78%)、学龄前儿童(7.06%)和农民工(6.98%),见表4.3.1。

二、城乡分布

2018年,浙江省城市地区报告伤害病例36,996例,农村地区报告77,809例,农村多于城市。

三、时间分布

从月份分布来看,2018年浙江省伤害病例报告最多的是7月份,最少的是2月份(图4.3.2)。

表 4.3.1　2018 年浙江省医院伤害病例的职业构成

职业	病例数	构成比 /%
工人	39,631	34.52
农 / 渔业劳动者	29,790	25.95
学生	8936	7.78
学龄前儿童	8110	7.06
农民工	8019	6.98
离退休家务	7695	6.70
商业服务类	5083	4.43
个体工商户	2843	2.48
无业或失业	1770	1.54
专业技术人员	1308	1.32
机关、事业单位	1510	1.14
其他	110	0.10
合计	114,805	100.00

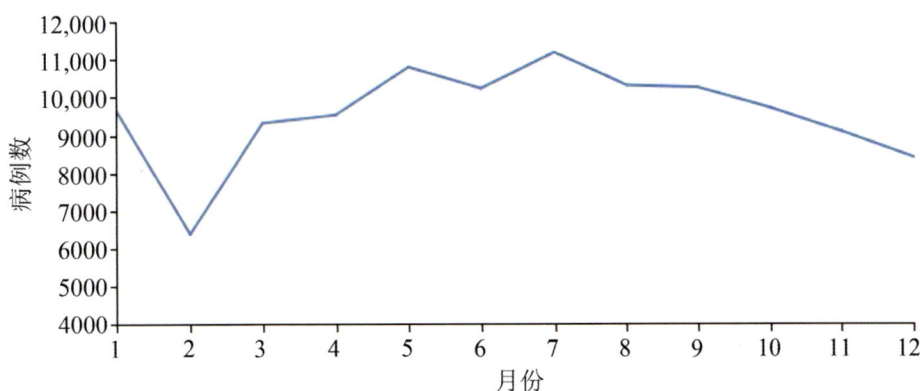

图 4.3.2　2018 年浙江省各月医院伤害病例数

第四节　伤害流行特征

一、伤害发生地点

伤害发生地点以家（包括院子）、工作场所（工厂/工地/农田）和街道/城区为主,分别占42.33%、23.94%和21.87%（图4.4.1）。受伤时活动以空闲、工作和家务为主,分别占47.63%、27.46%和12.54%（图4.4.2）。

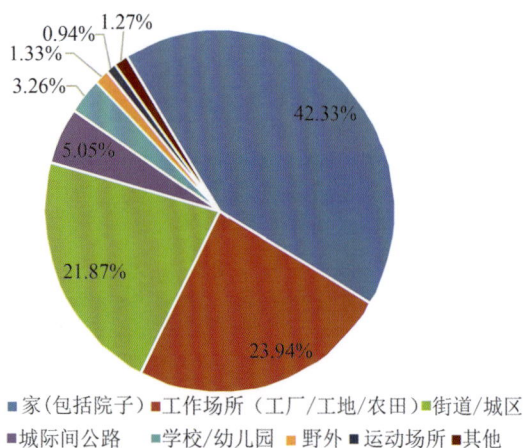

图 4.4.1 2018 年浙江省医院
伤害病例伤害发生地点构成

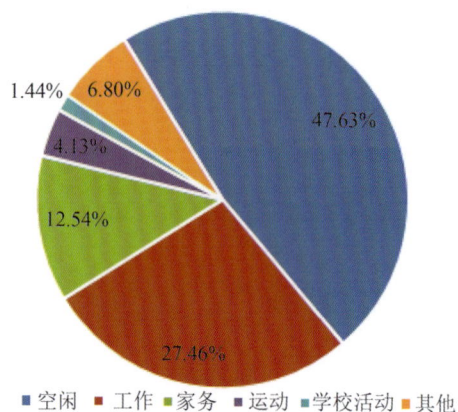

图 4.4.2 2018 年浙江省医院伤害病例
伤害发生时活动类型构成

二、伤害发生部位

不同受伤原因所致受伤部位有所不同。跌/坠落伤、交通伤的主要受伤部位是下肢和头部；钝器伤和刺割伤的主要受伤部位是上肢；动物伤以下肢为主，占50.38%；烧烫伤以上肢为主，占44.34%；中毒以消化道为主，占81.66%（表4.4.1）。

表 4.4.1 2018 年浙江省医院伤害病例不同受伤部位受伤原因构成

单位：%

受伤部位	跌伤／坠落	交通伤	钝器伤	刺割伤	动物伤	烧烫伤	中毒	窒息或溺水
头部	26.65	27.57	37.70	12.22	4.39	18.90	3.00	66.10
上肢	21.84	19.00	30.85	63.77	44.46	44.34	1.08	0.00
下肢	34.20	39.99	19.31	18.02	50.38	32.46	1.08	0.00
躯干	17.06	12.84	11.89	1.00	0.75	3.99	0.39	1.70
呼吸道	0.07	0.13	0.07	3.28	0.00	0.07	3.00	25.42
消化道	0.10	0.20	0.07	1.70	0.01	0.00	81.66	3.39
全身广泛	0.08	0.27	0.11	0.01	0.01	0.24	9.79	3.39

三、伤害意图构成

伤害意图分为非故意、自己故意、他人故意和意图不明，各类意图报告病例分别占报告伤害病例总数的96.94%、0.30%、2.69%和0.07%。其中，城市地区4种伤害意图构成分别为97.28%、0.35%、2.37%和0.01%，农村地区分别为96.78%、0.27%、2.84%和0.10%。

四、伤害结局

就诊病例中,经门诊治疗后回家占90.01%,住院占7.78%,留观占1.49%,转送其他医院占0.55%,死亡占0.07%,结局不详占0.1%。其中,城市地区门诊治疗后回家、住院、留观和死亡比例分别为93.62%、3.67%、2.21%和0.05%,农村地区比例分别为88.30%、9.74%、1.15%和0.08%。

五、伤害严重程度

轻微浅表伤占60.62%,中等程度伤占32.47%,需要快速处理的严重伤害占0.60%,无明显伤害占6.02%,不详0.29%。其中,城市轻微浅表伤、中等程度伤、需要快速处理的严重伤害、无明显伤害和不详的构成分别占49.00%、38.81%、0.49%、11.02%和0.68%,农村地区构成分别为66.16%、29.46%、0.65%、3.62%和0.11%。

Chapter **5**

第五章　　**地方病**

第一节　碘缺乏病

一、碘营养水平

（一）碘盐监测结果

2018年，浙江省在全省11个市共89个县（市、区）开展了碘盐监测，全省没有监测盲点，碘盐监测工作覆盖率和有效监测率均达100.0%。全省共检测居民食用盐样本28,655份，其中碘盐23,951份，合格碘盐22,293份，非碘盐4704份，碘盐覆盖率为83.6%，合格碘盐食用率为77.8%。与2017年碘盐监测结果相比，2018年碘盐覆盖率下降了2个百分点。

在市级水平上，全省有2个市（湖州和衢州）的碘盐覆盖率高于95%，且合格碘盐食用率高于90%（表5.1.1）。

在县级水平上，全省有61个县的居民合格碘盐食用率低于90%；有65个县（73.0%）的居民碘盐覆盖率低于95%。其中，沿海地区碘盐覆盖率低的问题比较严重，乐清、岱山、三门与温岭的碘盐覆盖率低于50%；乐清的碘盐覆盖率最低，为27.3%；岱山、温岭、乐清、定海、三门、象山和平阳的合格碘盐食用率低于50%，乐清的合格碘盐食用率最低，为23.8%。2018年碘盐覆盖率和合格碘盐食用率与2017年相比均有下滑趋势。

表 5.1.1　2018 年浙江省 11 个地市碘盐监测结果

地市	盐样检测份数	非碘盐份数	碘盐份数	合格碘盐份数	碘盐覆盖率 /%	合格碘盐食用率 /%	有效监测率 /%	上报率 /%
杭州	4160	559	3601	3420	86.6	82.2	100.0	100.0
湖州	1640	64	1576	1532	96.1	93.4	100.0	100.0
嘉兴	2523	370	2153	1984	85.3	78.6	100.0	100.0
金华	2818	161	2657	2443	94.3	86.7	100.0	100.0
丽水	2883	138	2745	2568	95.2	89.1	100.0	100.0
宁波	3150	678	2472	2257	78.5	71.7	100.0	100.0
衢州	1902	71	1831	1748	96.3	91.9	100.0	100.0
绍兴	1890	104	1786	1737	94.5	91.9	100.0	100.0
台州	2902	1059	1843	1650	63.5	56.9	100.0	100.0
温州	3521	1090	2431	2187	69.0	62.1	100.0	100.0
舟山	1266	410	856	767	67.6	60.6	100.0	100.0
合计	28,655	4704	23,951	22,293	83.6	77.8	100.0	100.0

（二）8~10周岁儿童尿碘水平

2018年，浙江省共检测全省89个县（市、区）19,144名8～10周岁学生的尿碘，全省尿碘检测中位数为175.01μg/L，尿碘中位数水平适中；尿碘水平在100μg/L以下的比例低于50%，50μg/L以下的比例低于20%，达到国家要求的标准（表5.1.2）。

表 5.1.2　2018年浙江省89个县（市、区）8~10周岁儿童尿碘情况

县（市、区）	检测份数	中位数/（μg/L）	50μg/L以下所占比例/%	100μg/L以下所占比例/%	县（市、区）	检测份数	中位数/（μg/L）	50μg/L以下所占比例/%	100μg/L以下所占比例/%
杭州					湖州				
滨江	208	160.5	3.8	21.2	安吉	219	118.3	6.8	37.9
淳安	210	206.2	6.2	16.2	德清	214	169.5	1.9	11.2
富阳	212	172.2	3.3	20.8	南浔	208	138.6	10.1	35.1
拱墅	210	253.0	0.0	1.9	吴兴	246	181.2	4.1	13.0
建德	211	179.9	6.6	18.5	长兴	210	161.6	4.3	16.2
江干	247	170.0	4.0	19.0	嘉兴				
临安	210	214.6	1.9	12.9	海宁	240	205.0	0.4	7.9
上城	210	183.8	4.3	16.7	海盐	240	192.2	3.3	12.5
桐庐	210	152.0	1.4	18.6	嘉善	240	147.6	13.3	34.2
西湖	210	176.0	3.8	17.6	南湖	240	239.4	0.4	2.9
下城	210	167.0	6.2	17.1	平湖	240	197.0	5.4	16.7
萧山	210	178.7	4.8	17.6	桐乡	240	183.2	2.9	11.7
余杭	210	171.6	6.2	22.9	秀洲	238	175.3	5.0	14.3
绍兴					衢州				
柯桥	210	148.5	8.1	30.0	常山	210	180.5	3.3	20.0
上虞	210	138.6	2.4	24.3	江山	218	244.1	2.3	7.3
嵊州	210	138.3	0.5	9.0	开化	210	211.3	2.9	11.0
新昌	210	170.0	0.5	3.3	柯城	213	251.0	0.0	0.9
越城	209	209.6	5.7	16.3	龙游	210	200.3	5.2	16.7
诸暨	210	182.6	0.0	0.0	衢江	210	151.7	7.6	22.9
舟山					舟山				
岱山	210	145.7	4.3	25.7	普陀	210	153.9	1.9	19.5
定海	210	143.7	5.2	26.7	嵊泗	216	139.4	9.3	32.9
金华					丽水				
东阳	210	328.0	0.5	1.9	缙云	267	157.0	0.0	6.0
金东	198	159.0	4.0	15.7	景宁	210	182.5	2.4	14.8
兰溪	209	227.2	3.8	9.1	莲都	210	202.1	4.8	14.3
磐安	210	188.5	1.0	10.5	龙泉	222	181.3	5.9	18.0
浦江	210	165.0	10.5	28.6	青田	202	225.5	4.5	10.9
武义	210	207.6	0.0	3.8	庆元	209	84.3	31.6	61.2
婺城	210	160.2	12.9	22.4	松阳	210	161.9	6.2	24.3
义乌	210	223.5	1.9	11.0	遂昌	209	204.7	2.4	12.0

县（市、区）	检测份数	中位数/（μg/L）	50μg/L以下所占比例/%	100μg/L以下所占比例/%	县（市、区）	检测份数	中位数/（μg/L）	50μg/L以下所占比例/%	100μg/L以下所占比例/%
永康	210	223.0	1.9	9.5	云和	209	225.8	1.4	8.6
温州					宁波				
苍南	226	123.3	9.3	36.3	北仑	210	187.8	3.3	17.1
洞头	210	105.6	17.1	47.1	慈溪	210	148.0	11.0	30.5
乐清	210	153.0	0.0	22.9	奉化	210	160.5	4.8	21.0
龙湾	210	204.8	5.7	12.9	海曙	210	178.4	3.3	16.2
鹿城	210	214.0	1.4	10.0	江北	210	216.0	4.3	10.5
瓯海	239	209.0	1.7	7.9	宁海	210	206.1	1.9	14.3
平阳	211	173.0	7.1	19.9	象山	210	162.5	7.1	21.0
瑞安	210	163.0	1.9	12.4	鄞州	210	174.5	3.8	18.1
泰顺	206	151.8	10.2	27.7	余姚	210	166.1	1.4	17.6
文成	222	126.5	15.8	36.9	镇海	210	214.7	0.5	6.2
永嘉	210	154.0	11.4	23.3	台州				
台州					三门	210	116.5	13.8	40.0
黄岩	210	168.0	3.8	22.4	天台	210	163.5	3.3	17.6
椒江	231	136.0	3.9	27.7	温岭	208	126.7	1.9	33.7
临海	210	149.0	6.7	24.3	仙居	210	189.5	4.3	19.5
路桥	237	179.0	5.5	19.0	玉环	210	181.6	1.9	10.0

（三）妊娠期妇女尿碘水平

2018年，浙江省共检测全省89个县（市、区）9511名妊娠期妇女的尿碘。全省妊娠期妇女尿碘检测中位数为126.2μg/L，尿碘中位数水平低于WHO/ICCIDD/UNICEF标准（150μg/L）；尿碘水平在150μg/L以下的县区有73个，占82.0%。

二、碘缺乏病病情

2018年，浙江省在30个县（市、区）开展碘缺乏病病情监测，共检查8～10周岁在校学生5939名（超声检查），检出弥漫性甲状腺肿患者169例，检出率为2.8%，总体达到小于5%的碘缺乏病消除国家标准；其中，检出率超过5%的监测县（市、区）有7个（表5.1.3），分别为舟山市岱山县（9.5%）、台州市黄岩区（7.1%）、宁波市慈溪市（6.7%）、温州市龙湾区（5.7%）、绍兴市越城区（5.7%）、丽水市云和县（5.3%）和杭州市西湖区（5.2%）。

三、碘缺乏病健康教育

2018年，浙江省抽取了德清县、文成县、云和县、越城区、宁海县5个县（区）作为健康教育监测点，开展碘缺乏病健康教育工作。

表5.1.3 2018年浙江省30个监测县（市、区）8~10周岁学生碘缺乏病病情监测结果

县（市、区）	调查人数	弥漫性甲状腺肿例数（%）	县（市、区）	调查人数	弥漫性甲状腺肿例数（%）
杭州			绍兴		
滨江	226	4（1.8）	越城	210	12（5.7）
江干	247	4（1.6）	金华		
拱墅	210	3（1.4）	武义	210	3（1.4）
西湖	210	11（5.2）	永康	210	3（1.4）
萧山	210	1（0.5）	磐安	210	0（0.0）
宁波			衢州		
海曙	210	3（1.4）	江山	218	1（0.5）
江北	210	3（1.4）	舟山		
宁海	210	7（3.3）	岱山	210	20（9.5）
慈溪	210	14（6.7）	台州		
嘉兴			天台	210	8（3.8）
嘉善	240	3（1.3）	玉环	210	2（1.0）
南湖	240	3（1.3）	椒江	231	2（0.9）
温州			三门	210	3（1.4）
文成	222	10（4.5）	黄岩	210	15（7.1）
永嘉	210	5（2.4）	丽水		
瑞安	210	2（1.0）	云和	209	11（5.3）
龙湾	210	12（5.7）	龙泉	220	1（0.5）
湖州			缙云	212	6（2.8）
德清	215	1（0.5）			

（一）目标人群地方病防治知识问卷基线调查

抽取16个乡镇中心小学五年级16个班共531名学生进行问卷基线调查，每人回答3个问题，正确答题数之和为1095题，防治知识知晓率为68.74%；抽取16个乡镇的家庭主妇共253名进行问卷基线调查，每人回答3个问题，正确答题数之和为603题，防治知识知晓率为79.45%（表5.1.4）。

（二）开展地方病健康教育活动情况

5个项目县在项目开展期间共计开展科普节目2次，公益广告7次，广播5次；报刊发表科普文章5篇；音像光盘29盘；发放宣传画289张，宣传单1200张，手册200册，折页5589册，丛书51册；有宣传栏的乡45个，刊出34期；张贴悬挂标语31个乡，40个村，共59条；31个乡镇开展宣传咨询活动，共42次；16个乡镇、23个村共培训家庭主妇1366人；16所小学开展健康教育活动，共计1714人参加。

（三）目标人群地方病防治知识问卷效果评价调查

采取健康教育干预措施后，5个县（市、区）16个乡镇小学16个五年级班共528名小学生参加了碘缺乏病健康教育现况调查答卷，正确答题数之和为1509题，地方病防治知识知晓率为95.27%；16个乡镇253名家庭主妇参加碘缺乏病健康教育现况调查答卷，正确答题数之和为720题，地方病防治知识知晓率为94.86%（表5.1.5）。

表 5.1.4　2018 年浙江省碘缺乏病健康教育目标人群基线调查结果

县（市、区）	学生				家庭主妇			
	调查人数	每人应答问题数	正确答题数之和	知晓率/%	调查人数	每人应答问题数	正确答题数之和	知晓率/%
德清	98	3	217	73.81	46	3	113	81.88
文成	106	3	175	55.03	45	3	94	69.63
云和	90	3	201	74.44	45	3	102	75.56
越城	147	3	372	84.35	72	3	188	87.04
宁海	90	3	130	48.15	45	3	106	78.52
合计	531	3	1095	68.74	253	3	603	79.45

表 5.1.5　2018 年浙江省碘缺乏病健康教育目标人群效果评价调查结果

县（市、区）	学生				家庭主妇			
	调查人数	每人应答问题数	正确答题数之和	知晓率/%	调查人数	每人应答问题数	正确答题数之和	知晓率/%
德清	98	3	275	93.54	46	3	131	94.93
文成	106	3	314	98.74	45	3	134	99.26
云和	90	3	259	95.93	45	3	124	91.85
越城	144	3	432	100.00	72	3	211	97.69
宁海	90	3	229	84.81	45	3	120	88.89
合计	528	3	1509	95.27	253	3	720	94.86

第二节　地方性氟中毒

一、改水工程基本情况与外环境水氟含量

2018年，浙江省对全省饮水型地方性氟中毒15个病区县75个病区村进行了调查，病区人口为36,202人。75个病区村进行了改水，改水率为100.00%，改水时间分布在1984—2018年，但还有9个病区村改水工程运转不正常。已改水村检测水样75份，水氟均值为0.26mg/L，标准差为0.22mg/L，分布范围在0.08 ~ 1.30mg/L。水氟含量大于1mg/L的水样1份，占1.33%，分布于义乌市的1个病区村（表5.2.1）。

二、氟斑牙病情

2018年，浙江省在东阳和义乌共6个改水村开展了儿童氟斑牙的病情监测，其中6个村降氟改水工程均正常运转，且水氟含量符合国家标准；共检查8 ~ 12岁儿童137人，检出氟斑牙患儿14例，氟斑牙检出率为10.22%，氟斑牙指数为0.223。其中，可疑病例9例，占全部受检儿童的6.57%；极轻度5例，

表 5.2.1　2018 年浙江省外环境水氟含量监测结果

县 （市、区）	已改水 村数	人口数	水氟均值 /（mg/L）	水氟标准差 /（mg/L）	水氟分布范围 /（mg/L）
余杭	1	151	0.91	0.00	0.91~0.91
嵊州	1	720	0.08	0.00	0.08~0.08
新昌	5	1908	0.17	0.05	0.10~0.23
仙居	12	1528	0.19	0.12	0.10~0.45
临海	2	502	0.55	0.49	0.20~0.90
天台	1	224	0.23	0.00	0.23~0.23
德清	3	364	0.42	0.17	0.27~0.61
东阳	24	11,004	0.21	0.16	0.10~0.89
金东	1	205	0.20	0.00	0.20~0.20
武义	3	1091	0.10	0.00	0.10~0.10
义乌	5	7635	0.52	0.42	0.28~1.30
永康	10	5384	0.23	0.13	0.09~0.56
缙云	3	1742	0.51	0.16	0.35~0.67
龙泉	1	1002	0.50	0.00	0.50~0.50
衢江	3	2742	0.10	0.01	0.09~0.11
合计	75	36,202	0.26	0.22	0.08~1.30

占全部受检儿童的3.65%；轻度6例，占全部受检儿童的4.38%；中度3例，占全部受检儿童的2.19%；未发现重度氟斑牙病例（表5.2.2）。

表 5.2.2　2018 年浙江省地方性氟中毒病区村 8~12 岁儿童氟斑牙患病情况

县 （市、区）	检查 人数	正常 人数	可疑 病例 数（/%）	确诊病例数（/%）					氟斑牙 患病率 /%	氟斑牙 指数
				极轻度 病例	轻度 病例	中度 病例	重度 病例	合计		
东阳	36	30	1（2.78）	2（5.56）	2（5.56）	1（2.78）	0（0.00）	5（13.89）	13.89	0.26
义乌	101	84	8（7.92）	3（2.97）	4（3.96）	2（1.98）	0（0.00）	9（8.91）	8.91	0.21
合计	137	114	9（6.57）	5（3.65）	6（4.38）	3（2.19）	0（0.00）	14（10.21）	10.22	0.22

三、饮水型地方性氟中毒健康教育

（一）目标人群地方病防治知识问卷（基线调查）

2018年，浙江省在余杭区、义乌市、东阳市、德清县、缙云县、苍南县6个病区县开展饮水型地方性氟中毒健康教育项目工作。抽取18个乡镇中心小学五年级18个班615名学生进行目标人群地方病防治知识问卷基线调查，每人回答3个问题，正确答题数之和为1112题，防治知识知晓率为60.27%；抽取18个乡镇的家庭主妇286名进行问卷基线调查，每人回答3个问题，正确答题数之和为553题，防治知识知晓率为64.45%（表5.2.3）。

表 5.2.3　2018 年浙江省地方性氟中毒健康教育目标人群基线调查结果

县（市、区）	学生				家庭主妇			
	调查人数	每人应答问题数	正确答题数之和	知晓率/%	调查人数	每人应答问题数	正确答题数之和	知晓率/%
东阳	115	3	203	58.84	45	3	95	70.37
义乌	115	3	228	66.09	45	3	97	71.85
苍南	102	3	178	58.17	45	3	72	53.33
德清	98	3	186	63.27	46	3	97	70.29
缙云	90	3	137	50.74	45	3	72	53.33
余杭	95	3	180	63.16	60	3	120	66.67
合计	615	3	1112	60.27	286	3	553	64.45

（二）开展地方病健康教育活动情况

6个病区县（市、区）在项目开展期间共计开展科普节目4次，发布公益广告2次，广播12次；报刊发表科普文章1篇；发放宣传单1405张，手册570册，折页7687册，丛书993册；有宣传栏的乡15个，刊出16期；18个乡，28个村张贴悬挂标语共45条；18个乡开展宣传咨询活动共23次；16个乡，26个村共培训家庭主妇587人；18所小学开展健康教育活动，共计3206人参加。

（三）目标人群地方病防治知识问卷（效果评价调查）

采取健康教育干预措施后，6个病区县（市、区）18个乡镇中心小学18个五年级班616名小学生参加了饮水型地方性氟中毒防治健康教育现况调查答卷，正确答题数之和为1755题，地方病防治知识知晓率为94.97%；18个乡镇286名家庭主妇参加了饮水型地方性氟中毒防治健康教育现况调查答卷，正确答题数之和为808题，地方病防治知识知晓率为94.17%（表5.2.4）。

表 5.2.4　2018 年浙江省地方性氟中毒健康教育目标人群效果评价调查结果

县（市、区）	学生				家庭主妇			
	调查人数	每人应答问题数	正确答题数之和	知晓率/%	调查人数	每人应答问题数	正确答题数之和	知晓率/%
东阳	116	3	343	98.56	45	3	135	100.00
义乌	115	3	329	95.36	45	3	129	95.56
苍南	102	3	283	92.48	45	3	124	91.85
德清	98	3	276	93.88	46	3	122	88.41
缙云	90	3	263	97.41	45	3	127	94.07
余杭	95	3	261	91.58	60	3	171	95.00
合计	616	3	1755	94.97	286	3	808	94.17

Chapter **6**

第六章　**食源性疾病**

第一节　食源性疾病病例监测

2018年，浙江省共监测报告食源性疾病50,335例，其中感染性病例48,737例、中毒性病例1598例。

一、人群分布

食源性疾病感染性病例中男性25,202例，女性23,535例，分别占51.71%和48.29%；婴幼儿及青壮年报告病例较多（图6.1.1），主要职业为农民、工人/民工、散居/托幼儿童、学生等（表6.1.1）。

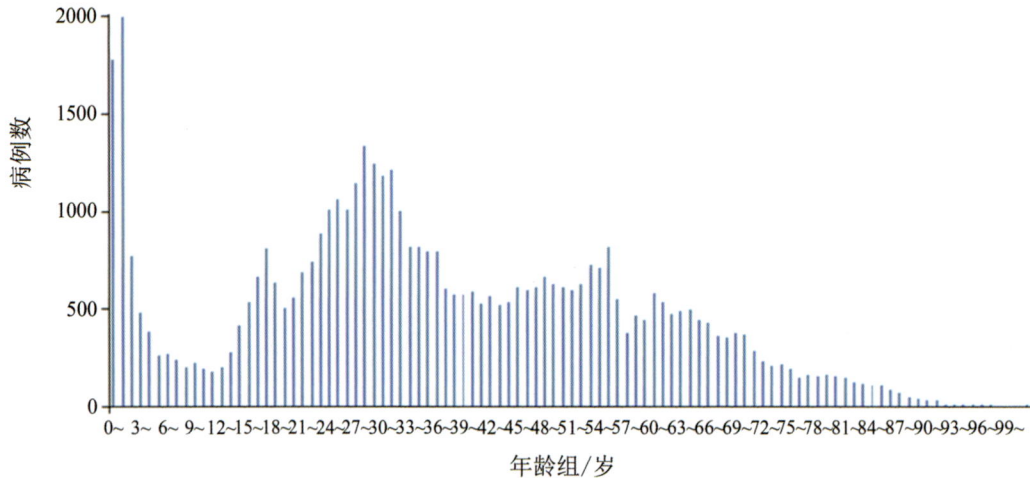

图 6.1.1　2018 年浙江省食源性疾病感染性病例的年龄分布

表 6.1.1　2018 年浙江省食源性疾病感染性病例职业分布

职业	病例数	构成比 /%	职业	病例数	构成比 /%
农民	13,814	28.34	教师	723	1.48
工人 / 民工	7905	16.22	医务人员	370	0.76
散居 / 托幼儿童	6027	12.37	餐饮食品业	199	0.41
学生	4728	9.70	渔民	58	0.12
家务及待业人员	3635	7.46	牧民	8	0.02
干部职员	3483	7.15	其他	2625	5.39
商业服务人员	1966	4.03	不详	1373	2.82
离退休人员	1823	3.74			

二、时间分布

从时间分布来看，2018年1—4月报告病例数较少，从5月份起开始增多，5—10月共报告48,737例，其中在8月份达到最高峰，报告了6317例（图6.1.2）。

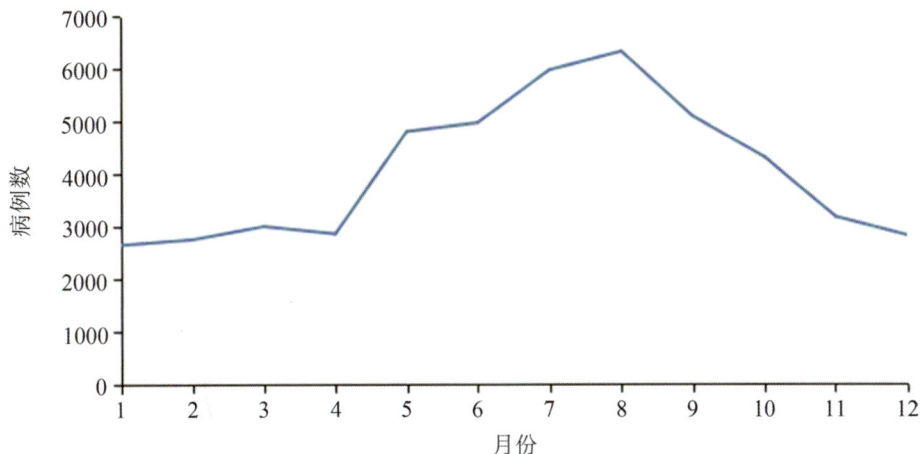

图 6.1.2　2018 年浙江省每月报告食源性疾病感染性病例数

三、地区分布

2018年，浙江省食源性疾病感染性病例报告数量居前3位的地市分别是杭州市、温州市和宁波市，感染性病例报告数量分别为7241、5781和4760例（图6.1.3）。

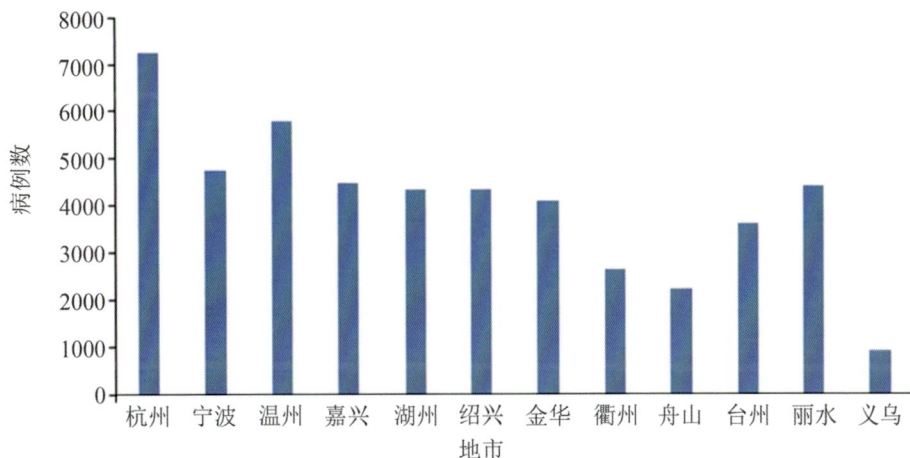

图 6.1.3　2018 年浙江省各地市报告食源性疾病感染性病例数

第二节　食源性疾病事件

一、疑似食源性异常病例/异常健康事件监测

2018年，浙江省无疑似食源性异常健康事件和食源性异常病例上报。

二、食源性疾病事件报告

2018年，浙江省全年上报食源性疾病事件170起，总发病人数为1417例，住院192例，死亡2例。从致病因素看，细菌性因素和毒蘑菇为食源性疾病事件的主要致病因素。其中，细菌性食源性疾病事件报告74起，占报告事件数的43.5%；发病人数891例，占总发病人数的62.9%；住院人数133例，占总住院人数的69.3%；死亡1例（椰毒假单胞菌酵米面亚种米酵菌酸中毒）。主要致病菌为副溶血性弧菌，报告40起，占全部细菌性食源性疾病事件的54.1%；毒蘑菇中毒事件报告39起，发病160例、住院43例、死亡1例。从发生时间来看，食源性疾病事件主要集中发生在5—9月（135起），尤以8月最多，报告事件48起。从发生场所来看，全年事件以餐饮环节报告最多（93起），占54.7%，包括饭店宾馆（38起）、单位（24起）、学校食堂（11起）、食品店（7起）、农村宴席（6起）、送餐（3起）、街头摊点（2起）、快餐店（1起）和流动餐点（1起）等；其次是家庭发生报告了66起，其中32起为毒蘑菇中毒。从食品类别来看，引起中毒的食物类别从高到低前6位依次为毒蘑菇（39起）、不明（36起）、水产品（25起）、混合/多种食品（20起）、肉与肉制品（15起）和果蔬类（10起）等。

Chapter 7

第七章　青少年健康状况

第一节　中小学生健康状况

一、生长发育水平

（一）身高

2018年，浙江省不同年龄段中小学生身高值见表7.1.1。18岁组男生平均身高为172.8cm，女生平均身高为160.5cm，分别较2017年下降0.1cm和0.3cm。10岁及以前，男生平均身高高于女生；11岁男生平均身高低于女生；男生在12岁时开始加速生长，超过女生，而女生身高增长趋缓，男生、女生身高差异逐渐加大，18岁时男生平均身高比女生高12.3cm。

（二）体重

2018年，浙江省不同年龄段中小学生体重值见表7.1.1。18岁男生平均体重为65.6kg，18岁女生平均体重为53.2kg，分别较2017年增加1.0kg和0.7kg。各年龄组男生平均体重均高于女生，且13岁以后男女生体重差距加大，18岁男生平均体重超出女生12.4kg。

表 7.1.1　2018 年浙江省中小学不同年龄段男生和女生平均身高和体重

年龄组 / 岁	身高 /cm		体重 /kg	
	男生	女生	男生	女生
6~	119.7±5.7	118.0±5.1	23.9±4.7	22.1±3.5
7~	123.4±5.9	122.0±6.0	25.5±5.4	23.9±4.5
8~	128.8±6.7	127.3±6.4	28.6±6.7	26.3±5.4
9~	134.3±6.6	133.2±6.8	32.3±7.8	30.0±6.6
10~	140.1±6.8	139.7±7.6	36.4±8.9	34.2±8.1
11~	145.7±7.8	146.8±7.5	41.7±10.8	39.3±9.0
12~	153.9±8.8	153.4±6.8	48.0±12.2	45.3±9.5
13~	160.8±8.8	156.8±6.1	53.5±13.6	48.3±9.6
14~	165.7±8.0	158.9±5.5	57.5±13.4	50.5±9.1
15~	170.5±6.6	160.3±5.4	61.1±12.8	52.0±8.0
16~	172.2±5.9	160.6±5.5	63.5±12.5	53.0±8.5
17~	172.8±5.9	160.9±5.5	64.8±12.0	53.2±7.9
18~	172.8±6.0	160.5±5.4	65.6±12.0	53.2±7.8

（三）脉搏

2018年，浙江省中小学生平均脉搏为84次/min，低于2017年（85次/min）。其中，男生平均脉搏为84次/min，女生为85次/min；小学生（6～<13岁）平均脉搏为86次/min，初中生（13～<16岁）为85次/min，高中生（16～18岁）为82次/min（图7.1.1）。

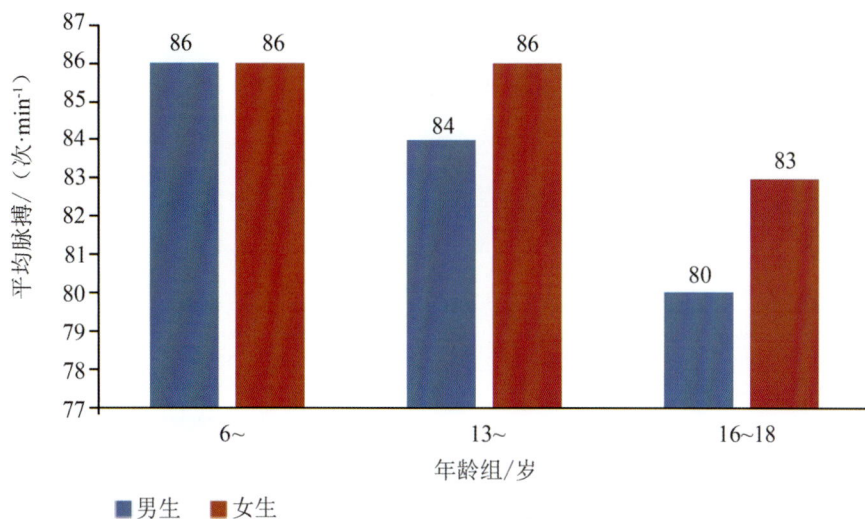

图 7.1.1　2018 年浙江省中小学男生和女生平均脉搏年龄别分布

（四）肺活量

2018年,浙江省中小学生平均肺活量为2591mL,低于2017年的2619mL。其中,男生平均肺活量为2868mL,女生为2312mL；小学生（6～<13岁）平均肺活量为1592mL,初中生（13～<16岁）为2557mL,高中生（16～18岁）为3507mL（图7.1.2）。

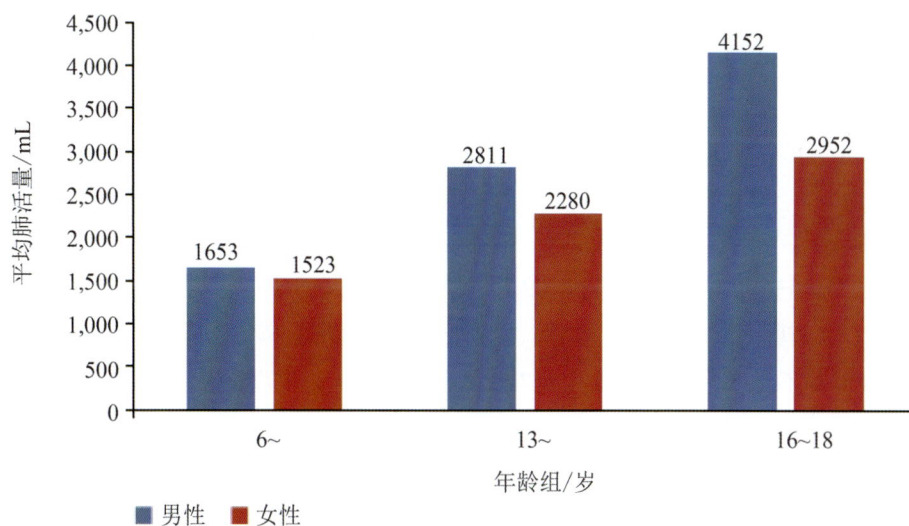

图 7.1.2　2018 年浙江省中小学男生和女生平均肺活量年龄别分布

（五）血压

2018年,浙江省中小学生血压均值为110/67mmHg（1mmHg=0.133kPa）,与2017年一致。其中,男生血压均值为112/68mmHg,女生血压均值为108/67mmHg；小学生（6～<13岁）血压均值为104/65mmHg,初中生（13～<16岁）为111/67mmHg,高中生（16～18岁）为115/69mmHg（图7.1.3）。

(a)

(b)

■男生 ■女生

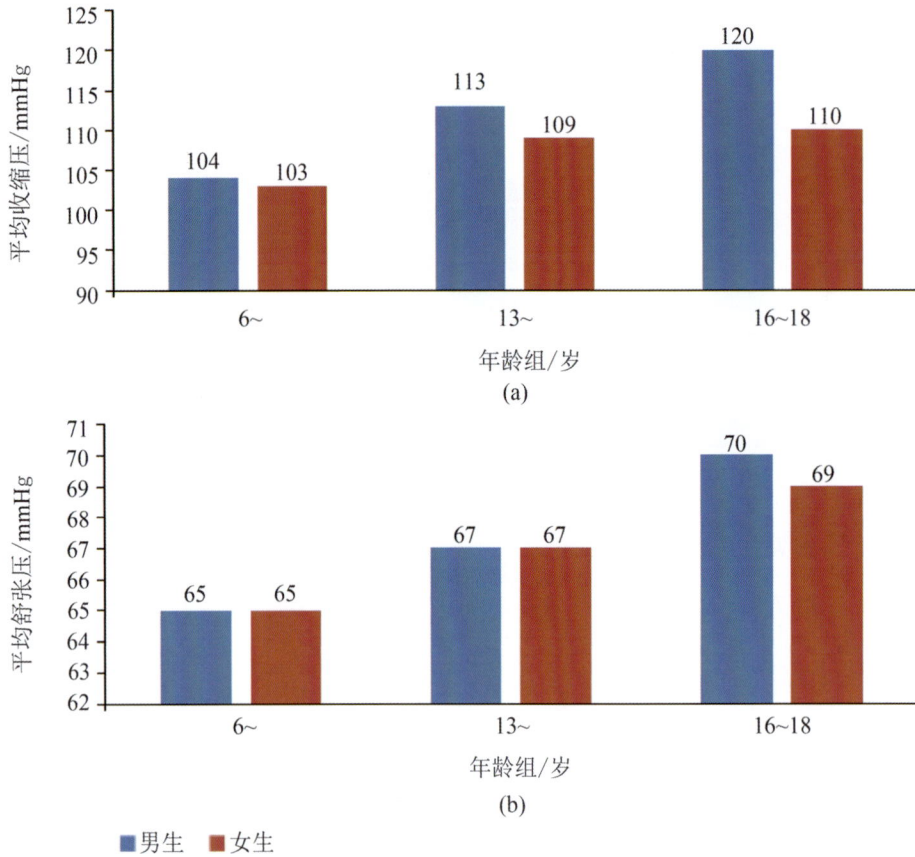

图 7.1.3　2018 年浙江省中小学男生和女生平均收缩压（a）/舒张压（b）年龄别分布

二、营养状况

（一）营养不良

2018年,浙江省中小学生营养不良率为9.7%,低于2017年的11.0%。其中,小学生（6～<13岁）营养不良率为9.7%,初中生（13～<16岁）营养不良率为8.6%,高中生（16～18岁）营养不良率为10.8%；男生营养不良率为11.4%,女生为7.9%,除6～<13岁组男生营养不良率低于女生,其余两组男生营养不良率均高于女生（图7.1.4）

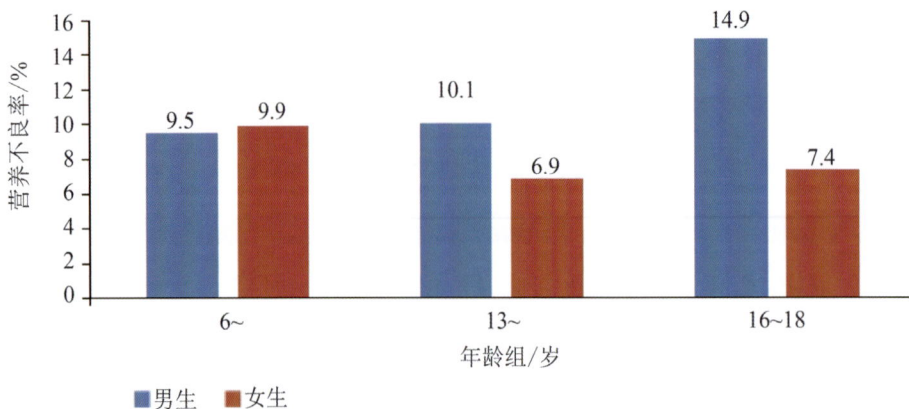

■男生 ■女生

图 7.1.4　2018 年浙江省中小学男生和女生营养不良率年龄别分布

（二）超重和肥胖

2018年，浙江省中小学生超重率为13.9%，高于2017年的12.9%；肥胖率为9.0%，高于2017年的7.0%。其中，男生超重率为17.8%，女生为10.0%；小学生（6～<13岁）超重率为14.6%，初中生（13～<16岁）为14.7%，高中生（16～18岁）为12.5%。男生肥胖率为12.2%，女生为5.7%；小学生（6～<13岁）肥胖率为13.2%，初中生（13～<16岁）为9.1%，高中生（16～18岁）为5.2%（图7.1.5）。

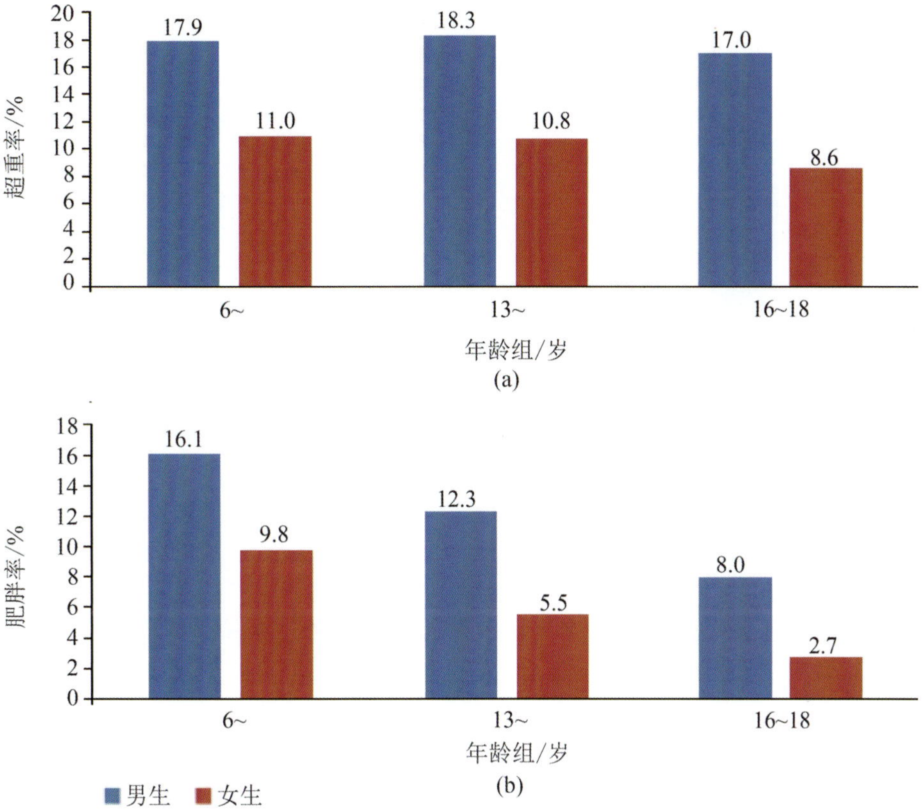

图 7.1.5 2018 年浙江省中小学男生和女生超重率（a）和肥胖率（b）年龄别分布

三、学生常见病

（一）视力低下

2018年，浙江省中小学生视力低下率为73.2%，高于2017年的71.9%。视力低下率随年龄增长上升，高中生视力低下率达到93.5%。各年龄段女生视力低下率均高于男生（图7.1.6）。

（二）沙眼

2018年，浙江省中小学生沙眼检出率为0.13%，低于2017年的0.16%。其中，男生沙眼检出率为0.12%，女生为0.13%；小学生（6～<13岁）沙眼检出率为0.32%，初中生（13～<16岁）为0.01%，高中生（16～18岁）为0.06%（图7.1.7）。

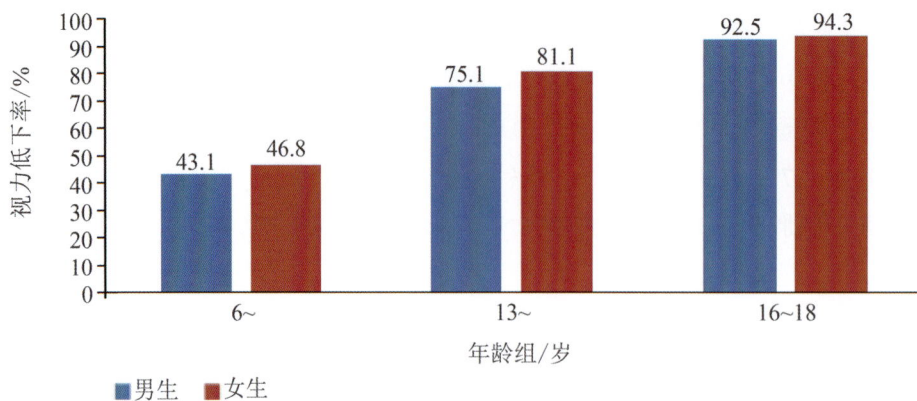

图 7.1.6 2018 年浙江省中小学男生和女生视力低下率年龄别分布

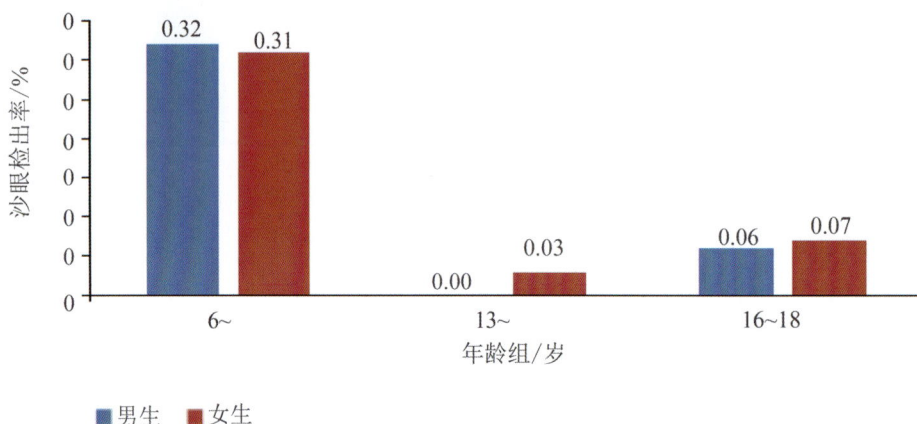

图 7.1.7 2018 年浙江省中小学男生和女生沙眼检出率年龄别分布

（三）恒牙龋齿

2018年,浙江省中小学生恒牙龋患率为17.0%,低于2017年的17.8%。其中,男生恒牙龋患率为15.2%,女生为18.9%;小学生（6～<13岁）恒牙龋患率为19.9%,初中生（13～<16岁）为16.7%,高中生（16～18岁）为14.8%（图7.1.8）。

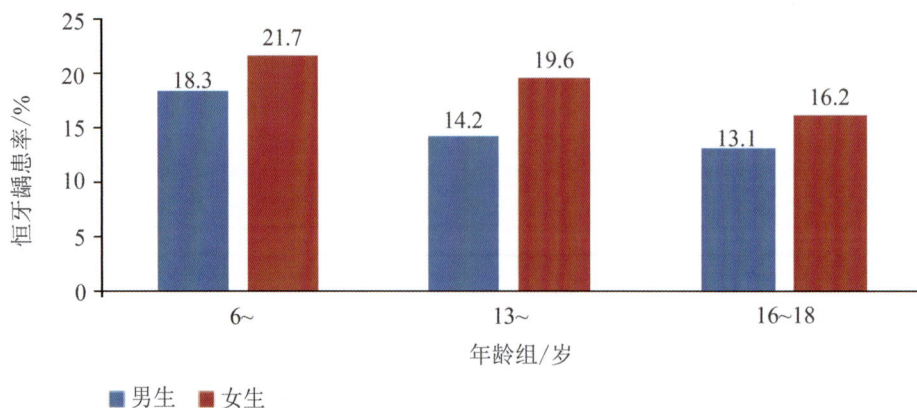

图 7.1.8 2018 年浙江省中小学男生和女生恒牙龋患率年龄别分布

（四）贫血

2018年,浙江中小学生贫血率为9.5%,低于2017年的10.0%。其中,男生贫血率为7.8%,女生为11.2%;小学生（6～<13岁）贫血率为8.0%,初中生（13～<16岁）为6.4%,高中生（16～18岁）为17.2%（图7.1.9）。

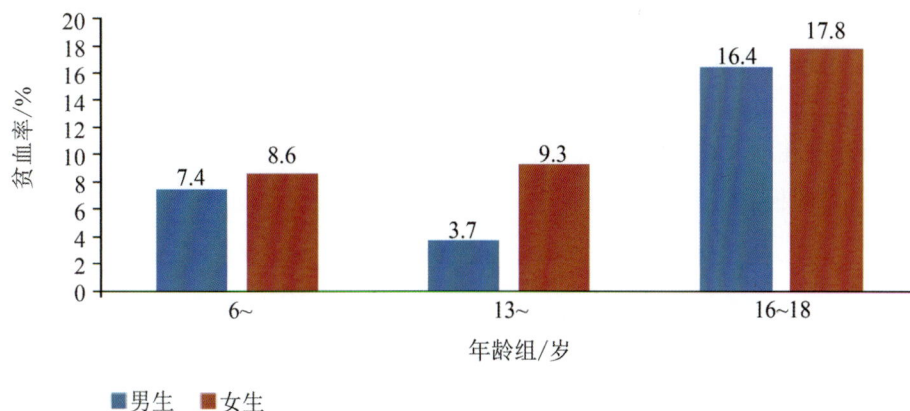

图 7.1.9　2018 年浙江省中小学男生和女生贫血率年龄别分布

（五）肠道蠕虫感染

2018年,浙江省中小学生无肠道蠕虫感染病例报告。

四、学生因病缺课情况

2018年,浙江省中小学生因病缺课率为0.12%,较2017年的0.09%上升。其中,男生因病缺课率为0.13%,女生为0.11%;小学生因病缺课率为0.18%,初中生为0.13%,高中生为0.07%。在因病缺课的病因中,感冒占71.5%,病因不明占8.74%,胃肠道疾病占8.38%（图7.1.10）。

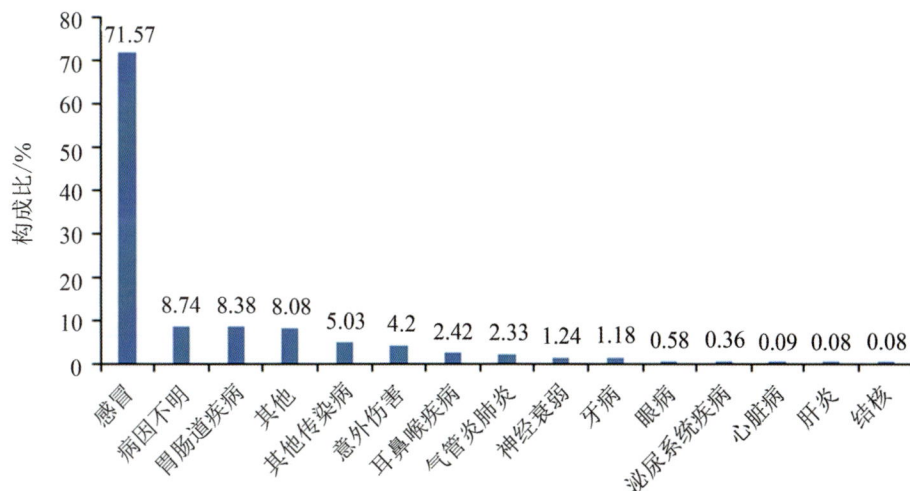

图 7.1.10　2018 年浙江省中小学生不同病因导致因病缺课构成比

第二节　学校健康相关环境因素

一、教学环境监测

2018年,浙江省在11个省级监测点的33所小学开展教学环境监测工作,监测结果见表7.2.1:第一排课桌椅前沿与黑板的距离、课桌符合率、课椅符合率、黑板面平均照度、后墙反射比的合格率均低于50%。

表 7.2.1　2018 年浙江省 11 个监测点教学环境监测情况汇总表

检查指标	监测教室数	合格教室数	合格率 /%
教室人均面积	198	149	75.25
第一排课桌椅前沿与黑板的距离	198	79	39.90
最后一排课桌椅后沿与黑板的距离	198	198	100.00
桌椅			
课桌符合情况	3771*	1095*	29.04
课椅符合情况	3771*	1837*	48.71
黑板			
黑板尺寸	198	164	82.83
悬挂高度	198	140	70.71
黑板反射比	192	119	61.98
采光			
采光系数	198	154	77.78
窗地面积比	198	188	94.95
后墙反射比	198	77	38.89
照明			
课桌面平均照度	198	156	78.79
课桌面照度均匀度	198	141	71.21
黑板面平均照度	198	68	34.34
黑板面照度均匀度	198	146	73.74
噪声	198	125	63.13
空气质量	198	178	89.90

★指课桌椅套数

二、生活饮用水监测

2018年,浙江省对38所学校不同类型生活饮用水进行监测,共采集水样126份,其中小学32份、初中35份、高中59份,按照《生活饮用水水质卫生规范》检测,合格126份,合格率达100.0%。

Chapter **8**

第八章　居民食物消费情况

第一节　谷类及制品

2015—2016年,浙江省居民摄入谷类及制品,食用人群人均日消费量为283g,总人群人均日消费量为281g。

一、年龄分布

各年龄段人群谷物及制品的消费量男性均多于女性,且随着年龄的增长呈现先增加后减少的趋势。食用人群和总人群谷物及制品人均日消费量最多的均为50～59岁年龄段人群,消费量分别为312g和309g。

二、受教育程度分布

不同受教育程度成人谷物及制品消费量男性均多于女性,且随着教育程度的提高有减少的趋势。食用人群和总人群谷物及制品人均日消费量最多的均为小学及以下人群,消费量分别为308g和306g。

三、收入分布

不同收入水平人群谷类及制品消费量男性多于女性,且随着收入增加有减少的趋势。食用人群和总人群谷物及制品人均日消费量最多的均为年收入1万以下人群,消费量分别为342g和339g。

四、职业分布

不同职业人群谷物及制品消费量男性均多于女性。食用人群和总人群谷物及制品人均日消费量最多的均为农、林、牧、渔、水利业人群,消费量分别为333g和330g。

第二节　薯类及制品

2017年,浙江省居民摄入薯类及制品,食用人群人均日消费量为66g,总人群人均日消费量为35g。

一、年龄分布

各年龄段人群薯类及制品的消费量男性与女性差异不大,且随着年龄的增长呈现增加的趋势。食用人群和总人群薯类及制品人均日消费量最多的均为60岁及以上年龄段人群,消费量分别为77g和41g。

二、受教育程度分布

不同受教育程度成人薯类及制品消费量男性与女性差异不大,小学及以下人群消费量略多,食用人群和总人群薯类及制品人均日消费量最多的均为小学及以下人群,消费量分别为78g和41g。

三、收入分布

不同收入水平人群薯类及制品的消费量男性与女性差异不大,且随着收入增加有增加的趋势。食用人群薯类及制品人均日消费量最多的人群为年收入2万~3万人群,消费量为69g;总人群薯类及制品人均日消费量最多的人群为年收入3万及以上人群,消费量为37g。

四、职业分布

不同职业人群薯类及制品的消费量男性与女性差异不大。食用人群和总人群薯类及制品人均日消费量最多的均为商业、服务业人群,消费量分别为76g和42g。

第三节   大豆及制品

2017年,浙江省居民摄入大豆类及制品,食用人群人均日消费量为44g,总人群人均日消费量为31g。

一、年龄分布

各年龄段人群大豆类及制品的消费量男性与女性差异不大,且随着年龄的增长呈现增加的趋势。食用人群和总人群大豆及制品人均日消费量最多的均为50~59岁年龄段人群,消费量分别为48g和34g。

二、受教育程度分布

不同受教育程度成人大豆类及制品的消费量男性与女性差异不大。食用人群大豆及制品人均日消费量为45g,总人群大豆及制品人均日消费量为32g。

三、收入分布

不同收入水平人群大豆类及制品的消费量男性与女性差异不大,且随着人均年收入增加呈现减少的趋势。食用人群和总人群大豆及制品人均日消费量最多的均为人均年收入1万以下人群,消费量分别为48g和37g。

四、职业分布

不同职业人群大豆类及制品的消费量男性与女性差异不大。食用人群大豆及制品人均日消费量最多的为生产运输设备操作人员,消费量为52g;总人群大豆及制品人均日消费量最多的为国家机关人员（国家机关,党群组织,企业、事业单位负责人）,消费量为39g。

第四节　蔬菜类及制品

2017年,浙江省居民摄入蔬菜类及制品,食用人群人均日消费量为267g,总人群人均日消费量为266g。

一、年龄分布

各年龄段人群蔬菜类及制品的消费量男性与女性较为接近,且随着年龄的增长呈现增加的趋势。食用人群和总人群蔬菜类及制品人均日消费量最高的为50～<60岁与60岁及以上年龄段人群,消费量均为290g。

二、受教育程度分布

不同受教育程度成人蔬菜类及制品的消费量男性与女性接近。食用人群和总人群蔬菜类及制品人均日消费量最多的均为大专及以上人群,消费量均为290g。

三、收入分布

不同收入水平人群蔬菜类及制品的消费量男性与女性接近。食用人群和总人群蔬菜类及制品人均日消费量最多的均为人均年收入1万以下人群,消费量分别为282g和281g。

四、职业分布

不同职业人群蔬菜类及制品的消费量男性与女性接近。食用人群和总人群蔬菜类及制品人均日消费量最多的均为国家机关人员,消费量均为312g。

第五节　菌藻类

2017年,浙江省居民摄入菌藻类,食用人群人均日消费量为24g,总人群人均日消费量为13g。

一、年龄分布

各年龄段人群菌藻类的消费量男性与女性接近,且随着年龄的增长呈现先增加后减少的趋势。食用人群和总人群菌藻类人均日消费量最多的均为30 ～ 39岁年龄段人群,消费量分别为27g和15g。

二、受教育程度分布

不同受教育程度成人菌藻类的消费量男性与女性接近,且随着教育程度的提高有增加的趋势。食用人群和总人群菌藻类人均日消费量最多的均为大专及以上人群,消费量分别为23g和18g。

三、收入分布

不同收入水平人群菌藻类的消费量男性与女性接近。食用人群和总人群菌藻类人均日消费量最多的均收入人群不详,消费量分别为26g和15g。

四、职业分布

不同职业人群菌藻类的消费量男性与女性接近。食用人群菌藻类人均日消费量最多的为国家机关人员,消费量为30g;总人群菌藻类人均日消费量最多的为办事人员和有关人员,消费量为19g。

第六节　水果类及制品

2017年,浙江省居民摄入水果类及制品,食用人群人均日消费量为156g,总人群人均日消费量为148g。

一、年龄分布

除3～5岁、6～14岁年龄组以外,各年龄段人群水果类及制品的消费量均呈现女性消费量多于男性的情况,且随着年龄的增长呈现先增加后减少的趋势。食用人群和总人群水果类及制品人均日消费量最多的均为30～39岁年龄段人群,消费量分别为173g和167g。

二、受教育程度分布

不同受教育程度成人水果类及制品的消费量女性均多于男性,且随着教育程度的提高有增加的趋势。食用人群和总人群水果类及制品人均日消费量最多的均为大专及以上人群,消费量分别为173g和169g。

三、收入分布

不同收入水平人群水果类及制品的消费量女性均多于男性。食用人群和总人群水果类及制品人均日消费量最多的均为人均年收入3万及以上人群,消费量分别为169g和162g。

四、职业分布

不同职业人群水果类及制品的消费量基本呈现女性多于男性。食用人群和总人群水果类及制品人均日消费量最多的均为国家机关人员,消费量分别为176g和168g。

第七节　坚果、种子类

2017年,浙江省居民摄入坚果、种子类,食用人群人均日消费量为35g,总人群人均日消费量为17g。

一、年龄分布

各年龄段人群坚果、种子类的消费量男性与女性接近,且随着年龄的增长呈现先增加后减少的趋势。食用人群坚果、种子类人均日消费量最多的为40～49岁年龄段人群,消费量为39g;总人群坚果、种子类人均日消费量最多的为30～39岁年龄段人群,消费量为20g。

二、受教育程度分布

不同受教育程度成人坚果、种子类的消费量男性与女性接近,且随着教育程度的提高有增加的趋势。食用人群和总人群坚果、种子类人均日消费量最多的均为大专及以上人群,消费量分别为43g和23g。

三、收入分布

不同收入水平人群坚果、种子类的消费量男性与女性接近。食用人群和总人群坚果、种子类人均日消费量最多的均为人均年收入1万以下人群,消费量分别为39g和22g。

四、职业分布

不同职业人群坚果、种子类的消费量男性与女性较为接近。食用人群和总人群坚果、种子类人均日消费量最多的均为办事人员和有关人员,消费量分别为48g和28g。

第八节　畜肉类及制品

2015—2016年,浙江省居民摄入畜肉类及制品,食用人群人均日消费量为61g,总人群人均日消费量为56g。

一、年龄分布

各年龄段人群畜肉类及制品的消费量男性均多于女性,且随着年龄的增长呈现先增加后减少的趋势。食用人群畜肉类及制品人均日消费量最多的为40～49岁年龄段人群,消费量为68g;总人群畜肉类及制品人均日消费量最多的为15～17岁年龄段人群,消费量为63g。

二、受教育程度分布

不同受教育程度成人畜肉类及制品的消费量男性均高于女性。小学及以下教育程度人群消费量略低于教育程度较高的人群,初中及以上教育程度的人群消费量较为接近。食用人群和总人群畜肉类及制品人均日消费量最多的均为初中人群,消费量分别为67g和62g。

三、收入分布

不同收入水平人群畜肉类及制品的消费量男性均高于女性,且随着人均年收入的增加无明显变化。食用人群和总人群畜肉类及制品人均日消费量最多的均为人均年收入1万~2万人群,消费量分别为66g和59g。

四、职业分布

不同职业人群畜肉类及制品的消费量男性均多于女性。食用人群和总人群畜肉类及制品人均日消费量最多的均为国家机关人员,消费量分别为70g和68g。

第九节　禽肉及制品

2015—2016年,浙江省居民摄入禽肉类及制品,食用人群人均日消费量为36g,总人群人均日消费量为15g。

一、年龄分布

各年龄段人群禽肉类及制品的消费量男性多于女性,且随着年龄的增长呈现先增加后减少的趋势。食用人群和总人群禽肉类及制品人均日消费量最多的均为15~17岁年龄段人群,消费量分别为43g和21g。

二、受教育程度分布

不同受教育程度成人禽肉类及制品的消费量男性均多于女性。食用人群人均日消费量在各教育程度人群中差异不明显,但人均日消费量随着教育程度的提高呈增加的趋势。总人群禽肉类及制品人均日消费量最多的为大专及以上人群,消费量为19g。

三、收入分布

不同收入水平人群禽肉类及制品的消费量男性均多于女性。食用人群人均日消费量在各人均年收入人群中差异不明显,但总人群人均日消费量随着人均年收入的增加呈增加的趋势,总人群禽肉类及制品人均日消费量最多的均为人均年收入3万及以上人群,消费量为18g。

四、职业分布

不同职业人群禽肉类及其制品的消费量男性均多于女性。食用人群禽肉类及制品人均日消费量最多的为商业、服务业人群,消费量为39g;总人群禽肉类及制品人均日消费量最多的为国家机关人员,消费量为19g。

第十节　乳类及制品

2015—2016年,浙江省居民摄入乳类及制品,食用人群人均日消费量为139g,总人群人均日消费量为17g。

一、年龄分布

各年龄组乳类及制品的消费量在40岁以下呈现出男性多于女性,40岁及以上人群呈现出女性多于男性的趋势,且人均消费量随着年龄的增长逐渐减少。食用人群和总人群乳类及制品人均日消费量最多的均为3 ～ 5岁年龄段人群,消费量分别为176mL和76mL。

二、受教育程度分布

不同受教育程度成人乳类及制品的消费量女性多于男性,且随着教育程度的提高有增加趋势。食用人群和总人群乳类及制品人均日消费量最多的均为大专及以上人群,消费量分别为122mL和20mL。

三、收入分布

不同收入水平人群乳类及制品食用人群人均日消费量男性多于女性,而总人群人均日消费量则女性多于男性。食用人群乳类及制品人均日消费量最多的为人均年收入1万～ 2万人群,消费量为151mL;总人群乳类及制品人均日消费量最多的为人均年收入3万以上人群,消费量为21mL。

四、职业分布

除学龄前儿童和在校学生外,其他职业人群乳类及制品女性人均消费量均多于男性。食用人群和总人群乳类及制品人均日消费量最多的均为学龄前儿童,消费量分别为185mL和79mL。

第十一节　蛋类及制品

2017年,浙江省居民摄入蛋类及制品,食用人群人均日消费量为40g,总人群人均日消费量为32g。

一、年龄分布

各年龄段人群蛋类及制品的消费量男性略多于女性。食用人群各个年龄段的人均日消费量为39～42g。总人群蛋类及制品人均日消费量最多的为6～14岁年龄段人群,消费量为36g。

二、受教育程度分布

不同受教育程度成人蛋类及制品的消费量男性略多于女性,且随着教育程度的提高有逐渐增加的趋势。食用人群和总人群蛋类及制品人均日消费量最多的均为大专及以上人群,消费量分别为44g和36g。

三、收入分布

不同收入水平蛋类及制品的消费量男性略多于女性,且随着收入的提高有增加的趋势。食用人群蛋类及制品人均日消费量最多的为人均年收入3万及以上与和年收入状况不明人群,消费量均为42g。总人群蛋类及制品人均日消费量最多的为人均年收入状况不明人群,消费量为36g。

四、职业分布

不同职业人群蛋类及制品的消费量男性略高于女性。食用人群和总人群蛋类及制品人均日消费量最多的均为离退休人员,消费量分别为44g和37g。

第十二节　水产品及制品

2015—2016年,浙江省居民摄入水产品及制品,食用人群人均日消费量为63g,总人群人均日消费量为50g。

一、年龄分布

各年龄段人群水产品及制品的消费量男性均多于女性,且随着年龄的增长呈现先增加后减少的趋势。食用人群和总人群水产品及制品人均日消费量最多的均为30～39岁年龄段人群,消费量分别为71g和60g。

二、受教育程度分布

不同受教育程度成人水产品及制品的消费量男性多于女性,且随着教育程度的提高有增加的趋势。食用人群和总人群水产品及制品人均日消费量最多的均为大专及以上人群,消费量分别为79g和72g。

三、收入分布

不同收入水平人群中水产品及制品的消费量男性多于女性,且随着收入的提高有增加的趋势。食用人群和总人群水产品及制品人均日消费量最多的均为人均年收入3万及以上人群,消费量分别为75g和67g。

四、职业分布

不同职业人群水产品及制品的消费量男女高低各有不同。食用人群和总人群水产品及制品人均日消费量最多的均为办事人员,消费量分别为89g和86g。

第十三节　饮料类

2015—2016年,浙江省居民摄入饮料类,食用人群人均日消费量为148mL,总人群人均日消费量为64mL。

一、年龄分布

各年龄段人群饮料类的消费量男性均多于女性,且随着年龄的增长呈现先增加后减少的趋势。食用人群和总人群饮料类人均日消费量最多的均为15～17岁年龄段人群,消费量分别为252mL和127mL。

二、受教育程度分布

不同受教育程度人群饮料类的消费量男性均多于女性,且随着教育程度的提高有增加的趋势。食用人群和总人群饮料类人均日消费量最多的均为大专及以上人群,消费量分别为158mL和78mL。

三、收入分布

不同收入水平人群饮料类的消费量男性均多于女性。食用人群人均日消费量随着收入的提高呈现减少的趋势,而总人群人均日消费量随着收入的提高无明显变化。食用人群饮料类人均日消费量最多的为人均年收入1万～2万人群,消费量为160mL。

四、职业分布

不同职业人群饮料类的消费量男性均多于女性。食用人群和总人群饮料类人均日消费量最多的均为在校学生,消费量分别为206mL和104mL。

第十四节　饮料酒

2015—2016年,浙江省居民摄入饮料酒,食用人群人均日消费量为31g,总人群人均日消费量为7g。

一、年龄分布

各年龄段人群饮料酒的消费量男性均多于女性,且随着年龄的增长呈现增加的趋势。食用人群饮料酒人均日消费量最多的为≥60岁年龄段人群,消费量为37g;总人群饮料酒人均日消费量最多的为≥50岁年龄段人群,消费量为12g。

二、受教育程度分布

不同受教育程度人群饮料酒的消费量男性均多于女性,且随着教育程度的提高有减少的趋势。食用人群和总人群饮料酒人均日消费量最多的均为小学及以下人群,消费量分别为36g和11g。

三、收入分布

不同收入水平人群饮料酒的消费量男性均多于女性,且随着收入的提高有先增加后减少的趋势。食用人群和总人群饮料酒人均日消费量最多的均为人均年收入2万～3万的人群,消费量分别为35g和9g。

四、职业分布

不同职业人群饮料酒的消费量男性均多于女性。食用人群和总人群饮料酒人均日消费量最多的均为农、林、牧、渔、水利业人群,消费量分别为41g和16g。

第十五节　饮用水

2015—2016年,浙江省居民摄入饮用水,食用人群人均日消费量为1101mL,总人群人均日消费量为1063mL。

一、年龄分布

各年龄段人群饮用水的消费量男性均多于女性,且随着年龄的增长呈现先增加后减少的趋势。食用人群和总人群饮用水人均日消费量最多的均为40～49岁年龄段人群,消费量分别为1230mL和1187mL。

二、受教育程度分布

不同受教育程度人群饮用水的消费量男性均多于女性。食用人群和总人群饮用水人均日消费量最多的均为初中人群,消费量分别为1234mL和1196mL。

三、收入分布

不同收入水平人群饮用水的消费量男性均多于女性。食用人群和总人群人均日消费量随着收入的升高呈现减少的趋势。食用人群饮用水人均日消费量最多的为人均年收入1万～2万人群,消费量为1141mL,总人群饮用水人均日消费量为1011～1092mL。

四、职业分布

不同职业人群饮用水的消费量男性均多于女性。食用人群和总人群饮用水人均日消费量最多的均为农、林、牧、渔、水利业人群,消费量分别为1312mL和1259mL。

Chapter 9

第九章　公共卫生服务

第一节　疫苗接种

目前,纳入浙江省儿童常规免疫规划的疫苗包括卡介苗、口服脊髓灰质炎减毒活疫苗和脊髓灰质炎灭活疫苗(脊髓灰质炎疫苗)、无细胞百日咳–白喉–破伤风联合疫苗(百白破疫苗)、麻疹–风疹联合疫苗(麻风疫苗)、重组乙型肝炎疫苗(乙型肝炎疫苗)、A群脑膜炎球菌多糖疫苗(A群流脑疫苗)、流行性乙型脑炎减毒活疫苗(乙脑疫苗)、甲型肝炎减毒活疫苗、麻疹–流行性腮腺炎–风疹联合减毒活疫苗(麻腮风疫苗)、吸附白喉–破伤风联合疫苗(白破疫苗)、A＋C群脑膜炎球菌多糖疫苗(A＋C群流脑疫苗)。

2018年,浙江省所有年龄组儿童卡介苗、脊髓灰质炎疫苗(3剂次)、百白破疫苗(3剂次)、麻风疫苗、乙型肝炎疫苗(3剂次)、A群流脑疫苗(2剂次)、乙脑疫苗和甲型肝炎减毒活疫苗基础免疫报告接种剂次分别为592,473、2,095,066、2,173,689、765,696、1,988,495、1,507,767、785,843和831,565。2018年度所有年龄组儿童上述8种疫苗基础免疫报告接种率均超过99.00%,其中卡介苗报告接种率为99.75%、脊髓灰质炎疫苗(3剂次)为99.67%、百白破疫苗(3剂次)为99.64%、麻风疫苗为99.71%、乙型肝炎疫苗(3剂次)为99.78%(首针及时接种率为98.03%)、A群流脑疫苗(2剂次)为99.55%、乙脑疫苗为99.59%、甲型肝炎减毒活疫苗为99.55%(附表9.1.1、9.1.2)。

2018年度浙江省脊髓灰质炎疫苗、百白破疫苗、麻腮风疫苗、白破疫苗、A＋C群流脑疫苗1和2针、乙脑疫苗加强免疫报告接种剂次依次为658,811、803,382、828,782、697,172、676,437、659,997和784,582,接种率依次为99.40%、99.51%、99.63%、99.29%、99.44%、99.34%和99.42%(附表9.1.3、9.1.4)。

2018年,浙江省招生的托幼机构11,865家,小学5728家,全部开展了接种证查验工作。新入托或转学儿童745,909人,实际查验人数为745,909人,查验率为100.0%,需要补种人数为120,549人,已全程补种109,783人,全程补种率为91.1%。新入学或转学儿童545,244人,实际查验人数为545,244人,查验率为100.0%,需要补种人数为146,751人,已全程补种134,493人,全程补种率为91.6%。

第二节　居民健康档案

截至2018年底,浙江省报告累计建立城乡居民电子健康档案4618.85万人份,电子健康档案建档率为87.44%。其中,规范化电子健康档案建档4190.36万人份,规范化电子健康档案建档率为90.45%;报告有动态使用记录的电子健康档案3006.67万人份,电子健康档案动态使用率为64.90%(表9.2.1)。

表 9.2.1　2018 年度浙江省各地级市居民健康档案建立情况一览表

地市	电子健康档案建档数	电子健康档案建档率 /%	电子健康档案合格数	电子健康档案合格率 /%	档案中有动态记录的档案数	健康档案使用率 /%
杭州	8,013,284	86.15	7,054,121	87.96	5,464,448	68.14
宁波	6,691,382	84.97	6,288,273	93.92	4,580,629	68.42
温州	6,473,413	85.57	5,940,685	90.44	3,990,735	60.76
嘉兴	3,638,070	83.38	3,328,675	91.50	2,501,408	68.76
湖州	2,487,887	93.64	2,306,563	92.29	1,838,810	73.57
绍兴	3,920,546	87.86	3,599,699	91.54	2,539,283	64.57
金华	4,484,323	91.40	3,994,786	88.88	2,820,405	62.75
衢州	2,206,922	85.58	2,002,712	90.72	1,345,953	60.97
舟山	866,342	88.01	792,949	91.51	584,850	67.49
台州	5,555,698	92.21	4,921,044	88.58	3,365,259	60.57
丽水	1,850,590	87.85	1,674,066	90.33	1,034,980	55.85
合计	46,188,457	87.44	41,903,573	90.45	30,066,760	64.90

第三节　重点人群管理

一、老年人群

截至2018年底,浙江省共报告为667.06万名65岁及以上老年人建立了居民电子健康档案,并对471.74万名老年人进行专项管理,65岁及以上老年人健康管理率为68.56%。共有389.47万名65岁及以上常住居民接受过中医药健康管理服务,65岁及以上老年人中医药健康管理率为56.61%(表9.3.1)。

二、0~6岁儿童

2018年,浙江省累计报告活产新生儿45.10万人,其中接受访视服务的新生儿数为44.19万,新生儿访视率为97.99%;全省报告6周岁以下儿童318.96万人,接受健康管理309.95万人,健康管理率为97.17%;报告接受系统管理305.94万人,儿童系统管理率为95.92%(表9.3.2)。

三、孕产妇

2018年,浙江省报告孕产妇早孕建册数43.39万,早孕建册率为96.22%,其中系统管理孕产妇42.98万人,孕产妇系统管理率为95.31%。接受产后访视服务的人数为43.93万,产后访视率为97.41%(表9.3.3)。

表 9.3.1　2018 年度浙江省各地市 65 岁及以上老年人健康管理情况一览表

地市	管理人数	管理率 /%	电子健康档案 建档数	电子健康档案 建档率 /%	中医药健康管理率 /%
杭州	757,687	68.18	1,044,958	94.03	61.84
宁波	585,585	70.83	799,017	96.65	60.96
温州	604,467	72.96	814,594	98.32	56.60
嘉兴	423,857	68.73	604,190	97.97	53.30
湖州	300,880	67.71	437,122	98.37	56.75
绍兴	526,640	71.61	708,387	96.33	55.56
金华	469,919	67.00	689,358	98.29	50.77
衢州	240,352	66.75	350,343	97.30	57.30
舟山	107,937	66.98	156,399	97.05	49.17
台州	506,465	62.99	783,561	97.46	55.65
丽水	193,597	66.60	282,658	97.24	53.68
合计	4,717,386	68.56	6,670,587	96.95	56.61

表 9.3.2　2018 年度浙江省各地市 0~6 岁儿童健康管理情况一览表

地市	活产新生儿数	新生儿 访视率 /%	儿童数	健康管理数	健康管理率 /%	系统管理 人数	系统管理率 /%
杭州	111,151	96.52	620,820	607,737	97.89	596,969	96.16
宁波	45,288	98.58	349,014	339,483	97.27	336,035	96.28
温州	68,770	97.84	542,157	522,763	96.42	513,976	94.80
嘉兴	28,018	98.72	217,570	214,845	98.75	210,625	96.81
湖州	21,253	97.74	154,912	150,250	96.99	148,198	95.67
绍兴	31,341	97.97	223,657	212,765	95.13	210,977	94.33
金华	47,492	99.06	332,941	327,563	98.38	325,633	97.81
衢州	18,974	97.89	157,008	150,121	95.61	147,400	93.88
舟山	5223	99.39	39,265	38,964	99.23	38,297	97.53
台州	50,689	99.19	390,148	376,959	96.62	374,739	96.05
丽水	22,765	98.63	162,117	158,041	97.49	156,523	96.55
合计	450,964	97.99	3,189,609	3,099,491	97.17	3,059,372	95.92

四、慢性病患者及高危人群

（一）高血压社区管理

2018年，浙江省共有1452个基层卫生服务机构开展了高血压患者随访管理工作，并且按照规范要求进行分级管理，分级管理机构覆盖率达100%，高血压高危人群管理机构覆盖率达99.79%。

2018年，浙江省报告社区登记高血压患者550.16万例，高血压患者报告发现率为10.54%，健康管理率为44.09%；高血压规范管理患者数335.90万例，规范管理率为65.88%，规范管理率较高的有绍

表 9.3.3　2018 年度浙江省各地市孕产妇健康管理情况一览表

地市	活产新生儿数	早孕建册人数	早孕建册率/%	产后访视人数	产后访视率/%	孕产妇系统管理人数	孕产妇系统管理率/%
杭州	111,151	107,159	96.41	106,952	96.22	104,738	94.23
宁波	45,288	43,313	95.64	44,392	98.02	43,148	95.27
温州	68,770	65,829	95.72	66,876	97.25	65,283	94.93
嘉兴	28,018	26,568	94.82	27,539	98.29	26,304	93.88
湖州	21,253	20,678	97.29	20,688	97.34	20,533	96.61
绍兴	31,341	29,692	94.74	30,631	97.73	29,525	94.21
金华	47,492	46,605	98.13	46,719	98.37	46,534	97.98
衢州	18,974	18,304	96.47	18,587	97.96	18,105	95.42
舟山	5223	4872	93.28	5122	98.07	4859	93.03
台州	50,689	48,754	96.18	49,474	97.60	48,856	96.38
丽水	22,765	22,139	97.25	22,297	97.94	21,945	96.40
合计	450,964	433,913	96.22	439,277	97.41	429,830	95.31

兴市（69.27%）、嘉兴市（69.24%）、舟山市（68.47%）、湖州市（67.29%）、金华市（66.48%），其中杭州市最低（63.23%）；血压控制患者数315.18万，血压控制率为61.82%，血压控制率较高的有绍兴市（67.46%）、衢州市（64.22%）、嘉兴市（63.92%）、杭州市（63.06%）、金华市（62.43%），其中丽水市最低（55.85%）（表9.3.4）。

表 9.3.4　2018 年度浙江省各地市社区高血压患者发现、管理与控制情况

地市	高血压患者数	发现率/%	健康管理率/%	规范管理数	规范管理率/%	血压控制患者数	血压控制率/%
杭州	801,219	9.00	40.55	505,465	63.23	504,093	63.06
宁波	846,124	10.80	46.75	525,268	64.72	495,659	61.08
温州	797,220	10.55	43.37	474,996	65.40	451,418	62.15
嘉兴	532,195	12.23	48.76	325,562	69.24	300,538	63.92
湖州	311,493	11.75	50.49	199,621	67.29	179,451	60.49
绍兴	552,870	12.37	47.94	328,962	69.27	320,365	67.46
金华	401,377	9.80	42.24	254,885	66.48	239,381	62.43
衢州	200,670	8.36	35.71	128,954	67.91	121,946	64.22
舟山	110,558	11.27	44.66	66,480	68.47	60,420	62.23
台州	645,456	10.82	43.41	373,650	65.12	323,319	56.35
丽水	197,178	9.10	38.27	116,769	63.57	102,586	55.85
义乌	105,284	12.87	50.44	58,377	63.83	52,579	57.49
合计	5,501,644	10.54	44.09	3,358,989	65.88	3,151,755	61.82

参照《浙江省公共卫生任务书（三）》，义乌市慢性病患者及高危人群社区健康管理质量标准与11个地级市相同，遂与11个地级市并列。

2018年，浙江省报告社区高血压管理患者数509.83万，其中一级管理患者数75.10万，二级管理

299.96万,三级管理134.76万,一级、二级、三级管理占比分别为14.73%、58.84%、26.43%。各地市社区高血压患者分级管理情况见表9.3.5。

表 9.3.5　2018 年度浙江省各地市社区高血压分级管理构成情况

地市	管理患者数	一级管理数	二级管理数	三级管理数	一级管理百分比 /%	二级管理百分比 /%	三级管理百分比 /%
杭州	799,356	119,695	457,430	222,231	14.97	57.22	27.80
宁波	811,548	100,030	488,215	223,303	12.33	60.16	27.52
温州	726,298	127,843	396,532	201,923	17.60	54.60	27.80
嘉兴	470,201	69,496	282,231	118,474	14.78	60.02	25.20
湖州	296,676	33,946	195,435	67,295	11.44	65.87	22.68
绍兴	474,870	54,907	273,146	146,817	11.56	57.52	30.92
金华	383,412	62,880	225,731	94,801	16.40	58.87	24.73
衢州	189,897	25,685	127,213	36,999	13.53	66.99	19.48
舟山	97,097	16,243	56,881	23,973	16.73	58.58	24.69
台州	573,764	99,590	324,836	149,338	17.36	56.61	26.03
丽水	183,695	26,844	120,004	36,847	14.61	65.33	20.06
义乌	91,453	13,875	51,969	25,609	15.17	56.83	28.00
合计	5,098,267	751,034	2,999,623	1,347,610	14.73	58.84	26.43

2018年,浙江省报告社区登记高血压高危人数共计106.78万,社区高血压高危人群报告发现率为2.05%。报告发现率较高的有义乌市(4.19%)、丽水市(4.14%)、台州市(2.98%)、金华市(2.76%)、绍兴市(2.31%),其中宁波市最低(1.19%)。高血压高危人群管理数共计97.38万,社区高血压高危人群管理率为2.27%,管理率较高的有丽水市(4.41%)、台州市(3.33%)、义乌市(3.30%)、金华市(3.00%)、绍兴市(2.69%),其中宁波市最低(1.37%),见表9.3.6。高血压高危人群规范管理数69.54万,高危人群规范管理率为71.41%,规范管理率较高的有衢州市(85.58%)、金华市(80.83%)、嘉兴市(78.82%)、绍兴市(77.74%)、宁波市(77.47%),较低的是舟山市(47.10%),见表9.3.6。

(二)糖尿病社区管理工作情况

2018年,浙江省共有1430个基层卫生服务机构开展糖尿病患者分级随访管理工作,糖尿病分级管理机构覆盖率为98.48%,糖尿病高危人群管理机构覆盖率为99.45%。

2018年,浙江省报告社区登记糖尿病患者数共计153.69万,全省社区糖尿病患者报告发现率为2.94%,全省报告社区管理糖尿病患者数为139.27万,健康管理率为43.63%,健康管理率较高的有义乌市(53.30%)、温州市(50.56%)、宁波市(48.68%)、嘉兴市(45.17%)、台州市(45.02%),其中衢州市最低(31.61%);全省报告社区规范管理糖尿病患者数共计91.26万,规范管理率为65.53%,规范管理率较高的有嘉兴市(69.25%)、衢州市(68.35%)、绍兴市(67.86%)、舟山市(67.26%)、湖州市(66.78%),其中义乌市最低(61.91%),见表9.3.7。糖尿病患者空腹血糖控制患者数为79.87万,空腹血糖控制率为57.35%,空腹血糖控制率较高的有衢州市(63.88%)、嘉兴市(59.76%)、温州市(59.58%)、杭州市(58.71%)、宁波市(58.36%),其中丽水市最低(51.96%),见表9.3.7。

表 9.3.6　2018 年度浙江省各地市社区高血压高危人群管理情况

地市	高危人数	发现率 /%	管理人数	管理率 /%	规范管理数	规范管理率 /%
杭州	117,035	1.32	112,555	1.54	67,623	60.08
宁波	93,383	1.19	87,885	1.37	68,082	77.47
温州	158,312	2.09	135,483	2.18	95,105	70.20
嘉兴	74,400	1.71	69,954	1.96	55,141	78.82
湖州	37,578	1.42	36,889	1.69	24,364	66.05
绍兴	103,328	2.31	98,999	2.69	76,962	77.74
金华	113,219	2.76	100,885	3.00	81,549	80.83
衢州	51,743	2.16	51,188	2.60	43,807	85.58
舟山	16,934	1.73	16,090	2.00	7579	47.10
台州	177,784	2.98	163,113	3.33	109,599	67.19
丽水	89,747	4.14	78,578	4.41	50,752	64.59
义乌	34,315	4.19	22,197	3.30	14,839	66.85
合计	1,067,778	2.05	973,816	2.27	695,402	71.41

参照《浙江省公共卫生任务书（三）》，义乌市慢性病患者及高危人群社区健康管理质量标准与11个地级市相同，遂与11个地级市并列。

表 9.3.7　2018 年度浙江省各地市社区糖尿病患者发现、管理与控制情况

地市	糖尿病患者数	发现率 /%	健康管理率 /%	规范管理患者数	规范管理率 /%	血糖控制患者数	血糖控制率 /%
杭州	210,999	2.37	38.71	132,105	62.71	123,664	58.71
宁波	244,351	3.12	48.68	151,694	65.02	136,147	58.36
温州	255,514	3.38	50.56	153,480	65.66	139,263	59.58
嘉兴	146,625	3.37	45.17	83,263	69.25	71,845	59.76
湖州	70,884	2.67	40.98	44,382	66.78	35,605	53.57
绍兴	151,558	3.39	44.85	83,222	67.86	70,120	57.18
金华	102,981	2.51	38.30	62,024	64.63	54,920	57.23
衢州	49,137	2.05	31.61	31,721	68.35	29,647	63.88
舟山	33,315	3.40	42.89	17,311	67.26	13,843	53.79
台州	187,805	3.15	45.02	107,192	65.26	85,395	51.99
丽水	50,461	2.33	35.21	29,699	63.67	24,235	51.96
义乌	33,225	4.06	53.30	16,516	61.91	13,984	52.42
合计	1,536,855	2.94	43.63	912,609	65.53	798,668	57.35

参照《浙江省公共卫生任务书（三）》，义乌市慢性病患者及高危人群社区健康管理质量标准与11个地级市相同，遂与11个地级市并列。

2018年，浙江省报告社区糖尿病管理患者数139.27万，其中常规管理患者数77.47万，强化管理患者数61.80万。各地市社区糖尿病患者管理情况见表9.3.8。

表 9.3.8　2018 年度浙江省各地市糖尿病分级管理情况

地市	管理患者数	常规管理患者数	强化管理患者数	常规管理百分比 /%	强化管理百分比 /%
杭州	210,652	167,069	43,583	79.31	20.69
宁波	233,297	139,604	93,693	59.84	40.16
温州	233,754	109,969	123,785	47.04	52.96
嘉兴	120,227	79,411	40,816	66.05	33.95
湖州	66,462	22,090	44,372	33.24	66.76
绍兴	122,635	46,691	75,944	38.07	61.93
金华	95,961	50,327	45,634	52.45	47.55
衢州	46,409	24,830	21,579	53.50	46.50
舟山	25,736	23,392	2344	90.89	9.11
台州	164,246	76,953	87,293	46.85	53.15
丽水	46,645	20,912	25,733	44.83	55.17
义乌	26,677	13,429	13,248	50.34	49.66
合计	1,392,701	774,677	618,024	55.62	44.38

　　参照《浙江省公共卫生任务书（三）》，义乌市慢性病患者及高危人群社区健康管理质量标准与 11 个地级市相同，遂与 11 个地级市并列。

　　2018 年，浙江省报告社区登记糖尿病高危人数共计95.35万，发现率为1.83%，发现率较高的有丽水市（4.09%）、义乌市（3.99%）、台州市（2.53%）、温州市（2.06%）、绍兴市（2.00%），其中宁波市（1.13%）最低；其中，高危人群管理人数共计86.58万，管理率为2.40%，管理率较高的有丽水市（4.97%）、义乌市（4.08%）、台州市（3.33%）、绍兴市（2.73%）、金华市（2.59%），其中宁波市最低（1.53%），见表9.3.9。糖尿病高危人群规范管理数为60.92万，规范管理率为70.36%，规范管理率较高的有衢州市（83.25%）、金华市（81.46%）、宁波市（78.00%）、嘉兴市（77.86%）、绍兴市（77.19%），其中舟山市最低（50.93%），见表9.3.9。

第四节　健康宣传

一、媒体宣传

　　2018 年，浙江省省级健康教育机构举办了包括"结核病防治宣传日""预防接种日""世界无烟日""世界艾滋病日"等卫生宣传日健康教育活动，全年共举办各类宣传活动10次，分发各类宣传资料2万多份，受益人数达一万余人。全省市级机构开展健康教育活动次数为430次，县（市、区）级为4800次。

表 9.3.9　2018 年度浙江省各地市社区糖尿病高危人群管理情况

地市	年末登记人数	发现率/%	管理人数	管理率/%	规范管理人数	规范管理率/%
杭州	118,341	1.33	114,211	1.86	67,544	59.14
宁波	88,418	1.13	83,224	1.53	64,917	78.00
温州	155,362	2.06	130,037	2.49	92,637	71.24
嘉兴	64,443	1.48	61,610	2.05	47,967	77.86
湖州	33,785	1.27	33,527	1.83	21,312	63.57
绍兴	89,530	2.00	84,447	2.73	65,185	77.19
金华	78,559	1.92	73,456	2.59	59,840	81.46
衢州	39,204	1.63	37,839	2.28	31,500	83.25
舟山	13,447	1.37	12,328	1.82	6279	50.93
台州	151,170	2.53	137,613	3.33	92,497	67.22
丽水	88,590	4.09	74,454	4.97	44,068	59.19
义乌	32,678	3.99	23,091	4.08	15,480	67.04
合计	953,527	1.83	865,837	2.40	609,226	70.36

参照《浙江省公共卫生任务书（三）》,义乌市慢性病患者及高危人群社区健康管理质量标准与11个地级市相同,遂与11个地级市并列。

浙江健康教育微信公众号关注人数达142,000人，2018年共发布微信387条,利用微信平台开展科普大赛、科学健身主题宣传活动、职业病防治宣传周有奖问答等活动4次。浙江健康教育馆网站进行升级改版，2018年累计上传各类信息600多条。2018年浙江省各级健康教育机构媒体合作情况详见表9.4.1。

表 9.4.1　2018 年浙江省各级健康教育机构媒体合作情况

健康教育机构	主办网站数	与电视台合办栏目数	合办栏目全年播出时长/小时	与广播电台合办栏目数	合办栏目全年播出时长/小时	与报刊合办栏目数	刊登信息次数	媒体沟通与培训次数
省级	1.00	0	0	0	0	0	0	10.00
市级								
总数	14.00	17.00	773.00	11.00	656.00	20.00	913.00	146.00
均数	1.27	1.55	70.27	1.00	59.64	1.82	83.00	13.27
县（市、区）级								
总数	35.00	57.00	2130.00	33.00	1480.00	62.00	2144.00	319.00
均数	0.38	0.62	23.15	0.36	16.09	0.67	23.30	3.47
合计	50.00	74.00	2903.00	44.00	2136.00	82.00	3057.00	475.00

市数量为11,县（市、区）数量为92。

二、健康材料制作

2018年,浙江省发放各类健康教育印刷资料及实物共2979种1558.1万份;播放各类音像资料437种17,364次;发送手机短信33.69万条,覆盖人数761.83万(表9.4.2)。

表 9.4.2　2018 年浙江省各级健康教育机构传播材料开发制作情况

健康教育机构	传单 / 折页		小册子 / 书籍		宣传画	
	种数	份数	种数	份数	种数	份数
省级	0	0	4.00	200,000.00	20.00	120,000.00
市级						
总数	225.00	1,864,008.00	32.00	96,928.00	162.00	179,441.00
均数	20.45	169,455.27	2.91	8811.64	14.73	16,312.82
县(市、区)级						
总数	1102.00	9,802,169.00	179.00	826,805.00	714.00	991,958.00
均数	11.98	106,545.32	1.95	8987.01	7.76	10,782.15
合计	1327.00	11,666,177.00	215.00	1,123,733.00	896.00	1,291,399.00

健康教育机构	音像制品		实物		手机短信	
	种数	份数	种数	份数	条数	覆盖人次
省级	21.00	100.00	0	0	0	0
市级						
总数	22.00	647.00	126.00	165,497.00	679.00	787,354.00
均数	2.00	58.82	11.45	15,045.18	61.73	71,577.64
县(市、区)级						
总数	394.00	16,617.00	415.00	1,334,291.00	336,179.00	6,830,950.00
均数	4.28	180.62	4.51	14,503.16	3654.12	74,249.46
合计	437.00	17,364.00	541.00	1,499,788.00	336,858.00	7,618,304.00

市数量为11,县(市、区)数量为92。

三、健康讲座

2018年,全省组织开展健康中国行——健康科普专家巡讲活动。省级讲师团深入机关、社区、企事业单位、学校等开展健康科普巡讲活动,内容包括传染病防治、慢病防治、健康生活方式、中医保健等方面,共开展讲座100场,分发宣传资料1万余份,直接受益人群1万余人次。

第五节 烟草控制

一、居民吸烟情况

2018年,浙江省15～69岁居民的现在吸烟率为21.92%,较2017年（23.61%）略有下降。

（一）性别和年龄分布

2018年,浙江省男性居民的现在吸烟率为43.47%,较2017年（45.22%）下降了1.75个百分点。女性居民现在吸烟率为0.30%,较2017年（1.04%）下降了0.74个百分点。各年龄段男性居民现在吸烟率均高于女性居民,男性45～<65岁年龄组现在吸烟率最高,为51.91%,女性65岁及以上组现在吸烟率最高,为0.44%（图9.5.1）。

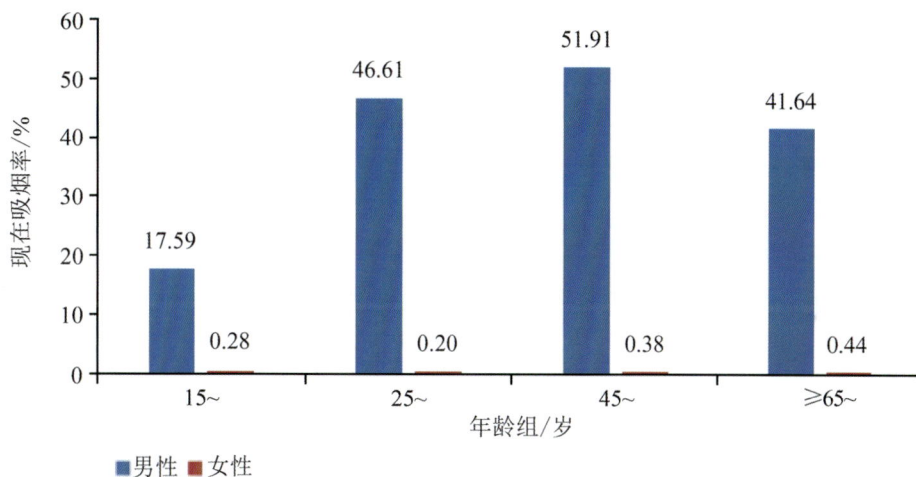

图 9.5.1 2018 年浙江省 15~69 岁居民分年龄、性别的现在吸烟率

（二）学历分布

2018年,浙江省15～69岁居民学历为初中人群的现在吸烟率最高,为27.75%;学历为大学及以上人群的现在吸烟率最低,为15.18%;小学及以下、高中学历人群的现在吸烟率均为21.29%。

（三）城乡分布

2018年,浙江省15～69岁城市居民的现在吸烟率为21.99%,较2017年（22.75%）下降了0.76个百分点;农村居民的现在吸烟率为21.42%,较2017年（25.02%）下降了3.6个百分点。农村居民的现在吸烟率略低于城市居民。

二、控烟健康教育

2018年5月28日,浙江省筹办以"烟草与心脏病"为主题的第31个世界无烟日宣传活动。浙江省人民医院心内科主任医师届百鸣开展了以"烟草危害心脏"为主题的讲座,为现场约50名社区听众讲授了烟草的危害。杭州师范大学医学院"关爱健康"社团约80名大学生志愿者们在现场为群众发放资料、开展宣传。除了无烟日当天的宣传活动,浙江省还下发世界无烟日活动工具包、核心信息,制作无烟生活宣传栏及海报电子版发放全省,并在无烟日前后一周通过大众媒体、单位自有平台等加强控烟核心信息及科普知识宣传。

2018年完成"我要告诉你,因为我爱你——携手灭烟,拥抱晴天"无烟环境倡导活动的项目总结工作。总结整理汇总了活动效果评价、媒体报道总结监测、数据库以及各地资料,并上报中国健康教育中心。全省11个地市共开展"携手灭烟,拥抱晴天"展板巡展活动130余场,受益群众达2万余人;发放多种健康教育宣传资料,其中小册子17,000余份,宣传单16,000余份;共进行了29场媒体宣传报道。每场活动干预后开展现场拦截调查以评估干预效果,共完成3515份,结果显示57.7%的观看者对展板内容印象"非常深刻",33.43%的观看者对展板"较深刻"。为推广该项目工作,浙江省设计了项目总结材料的印刷本,共印发500册发放至全省。

三、无烟医疗卫生机构暗访

2018年,浙江省卫生健康系统无烟暗访评估共调查全省11个地市的医疗卫生健康单位271家(包括42家卫生健康行政部门、109家医疗机构、84家公共卫生机构、29家社区卫生服务中心、7家计生服务机构)。

无烟医疗卫生健康机构暗访按照国家卫生健康委员会(原卫生部)印发的《无烟医疗卫生机构评估标准评分表》确定禁烟标识、控烟宣传材料、室外吸烟区等8个暗访指标,其中卫生健康行政部门、公共卫生机构和计生机构(因无戒烟门诊考核)指标满分为53分,医疗机构指标满分为55分。

1.总体结果

2018年,浙江省医疗卫生健康单位暗访调查综合评估得分为44.07分。不同类别机构得分从高到低依次是公共卫生机构、计生机构、县级及以上医疗机构、卫生健康行政部门和基层医疗卫生机构,得分分别为47.19分、45.66分、43.39分、42.57分和41.03分;不同行政区划排名依次是县(市、区)级、地市级、省级和基层,得分分别为44.10分、44.08分、43.89分和41.03分(表9.5.1)。

2.历年无烟暗访结果比较

无烟医疗卫生健康机构暗访评估工作自2011年起开展。暗访评估总体得分进行纵向比较发现,2011—2014年暗访评估综合得分呈递增趋势;2015—2018年由于机构调整等原因以致得分略有波动,但总体仍呈上升趋势(表9.5.2)。

表 9.5.1　2018 年浙江省不同等级、不同类别无烟卫生健康机构暗访综合评分

单位：分

暗访机构类别	综合评分	省级	市级	县（市、区）级	基层
卫生健康行政部门	42.57	39.09	40.38	43.81	—
公共卫生机构	47.19	42.34	47.60	47.46	—
医疗机构	42.90	44.60	44.81	42.38	—
县级及以上医疗机构	43.39	44.60	44.81	42.38	—
基层医疗卫生机构	41.03	—	—	—	41.03
计生机构	45.66	46.70	39.43	—	—
合计	44.07	43.89	44.08	44.10	41.03

所有分值均按55分标化；"—"无相关资料。

表 9.5.2　2011—2018 年浙江省无烟卫生健康机构无烟暗访综合评分

单位：分

年份	综合得分	卫生健康行政部门	公共卫生机构	医疗机构			计生机构
				合计	县级及以上医疗机构	基层医疗卫生机构	
2011	26.91	30.07	31.31	22.81	—	—	—
2012	32.21	39.30	40.76	36.66	—	—	—
2013	33.76	33.55	35.03	33.04	—	—	—
2014	47.59	48.49	50.22	46.01	46.25	44.33	48.10
2015	43.45	45.27	47.44	41.77	42.03	40.55	43.79
2016	48.28	48.21	50.30	47.17	48.02	45.52	48.72
2017	43.92	43.91	46.55	42.69	42.96	42.00	48.36
2018	44.07	42.57	47.19	42.90	43.39	41.03	45.66

所有分值均按55分标化；"—"无相关资料。

3. 各地暗访综合评分排名

2018年,浙江省各地医疗卫生健康单位暗访综合评分中,排名前三位的分别为丽水、绍兴、湖州,排名后三位的分别为金华、杭州、舟山（图9.5.2）。其中,卫生健康行政部门排名前三位的分别为丽水、台州、嘉兴,排名后三位的分别为湖州、杭州、舟山;公共卫生机构排名前三位的分别为绍兴、丽水、台州,排名后三位的分别为湖州、宁波、舟山;县级及以上医疗机构排名前三位的分别为丽水、湖州、绍兴,排名后三位的分别为杭州、舟山、台州;基层医疗卫生机构排名前三位的分别为湖州、嘉兴、绍兴,排名后三位的分别为杭州、丽水、金华。

4. 各指标得分情况

无烟医疗卫生健康机构暗访总共8个指标,其中,入口禁烟提示平均得分为4.42分,计生机构得分最高（4.71分）,卫生健康行政部门得分最低（4.31分）;禁烟标识平均得分为7.70分,公共卫生机构得分最高（8.31分）,计生机构得分最低（4.29分）;室内禁烟平均得分为19.48分,计生机构得

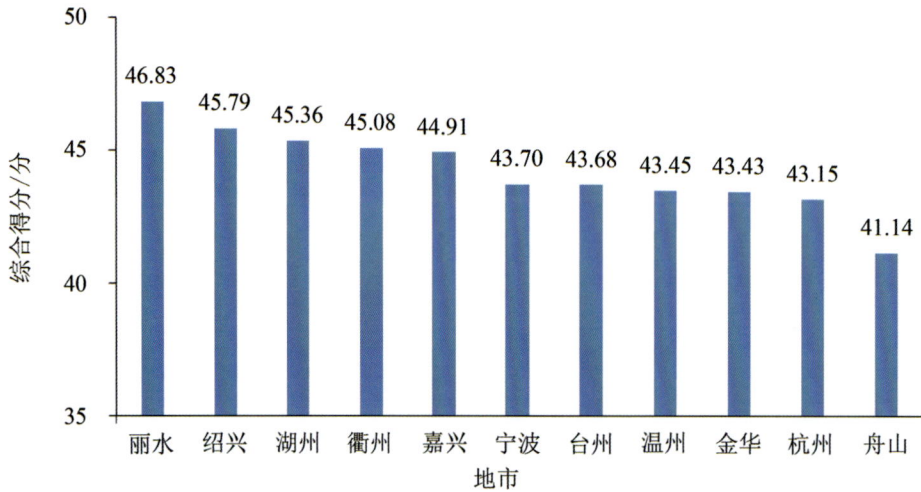

图 9.5.2　2018 年浙江省各地市无烟卫生健康机构暗访综合评分

最高（20.86分），基层医疗卫生机构最低（17.97分）；设置室外吸烟区平均得分为1.33分，计生机构得分最高（3.43分），卫生健康行政部门最低（0.67分）；控烟宣传资料平均得分为1.31分，计生机构得分最高（1.71分），卫生健康行政部门得分最低（0.57分）；劝阻吸烟平均得分为3.97分，县级及以上医疗机构、基层医疗卫生机构、计生机构得分并列最高（4.00分），卫生健康行政部门最低（3.90分）；不出售烟草制品平均得分为4.74分，卫生健康行政部门、公共卫生机构和计生机构均为5.00分，县级及以上医疗机构最低（4.41分）；设置戒烟门诊或戒烟医生平均得分为0.59分，县级及以上医疗机构得分最高（0.83分），基层医疗卫生机构最低（0.07分）。详见表9.5.3。

表 9.5.3　2018 年浙江省不同类别无烟卫生健康机构各指标暗访评分

单位：分

无烟卫生健康机构指标	综合评分	卫生健康行政部门	公共卫生机构	县级及以上医疗机构	基层医疗卫生机构	计生机构
入口禁烟提示（共5分）	4.42	4.31	4.54	4.44	4.38	4.71
禁烟标识（共10分）	7.70	6.38	8.31	7.94	7.93	4.29
室内禁烟（共21分）	19.48	20.19	20.77	18.61	17.97	20.86
设置室外吸烟区（共4分）	1.33	0.67	1.38	1.68	0.76	3.43
控烟宣传资料（共4分）	1.31	0.57	1.52	1.49	1.45	1.71
劝阻吸烟（共4分）	3.97	3.90	3.95	4.00	4.00	4.00
不出售烟草制品（共5分）	4.74	5.00	5.00	4.41	4.48	5.00
设置戒烟门诊或戒烟医生（共2分）	0.59	—	—	0.83	0.07	—
合计	44.07	42.57	47.19	43.39	41.03	45.66

所有分值均按55分标化；"—"无相关资料。

四、戒烟服务

从2018年3月起,浙江省启动第四轮中央补助地方戒烟门诊建设项目,金华、绍兴和义乌各确定一家医院进行戒烟门诊建设试点,并组织试点医院5人次参加中国疾病预防控制中心控烟办举办的全国戒烟门诊及戒烟干预技能培训和全国各地戒烟门诊进行交流学习。通过在线指导和现场工作指导相结合的方式,对各项目医院的戒烟门诊进行技术指导,2018年戒烟门诊试点医院共上报首诊登记病例294例,一周随访病例200例,一月随访病例165例,3个月随访病例23例。完成全省12家国家级戒烟门诊的评估工作,评估结果中,丽水市中心医院总分最高(94分),湖州市中心医院和金华市中心医院并列第二(80分)。

Chapter 10

第十章　健康素养

第一节　总体情况

2018年,浙江省具备健康素养的居民比例为26.63%,较2017年(23.03%)提高了3.61个百分点。

一、性别和年龄分布

2018年,浙江省男性居民具备健康素养的比例为26.92%,较2017年(22.54%)提高了4.38个百分点;女性居民具备健康素养的比例为26.36%,较2017年(23.55%)提高了2.81个百分点。男性居民具备健康素养的比例略高于女性。

2018年,浙江省25～<30岁年龄组居民具备健康素养的比例最高,为43.85%;65～69岁年龄组居民具备健康素养的比例最低,为7.94%(图10.1.1)。

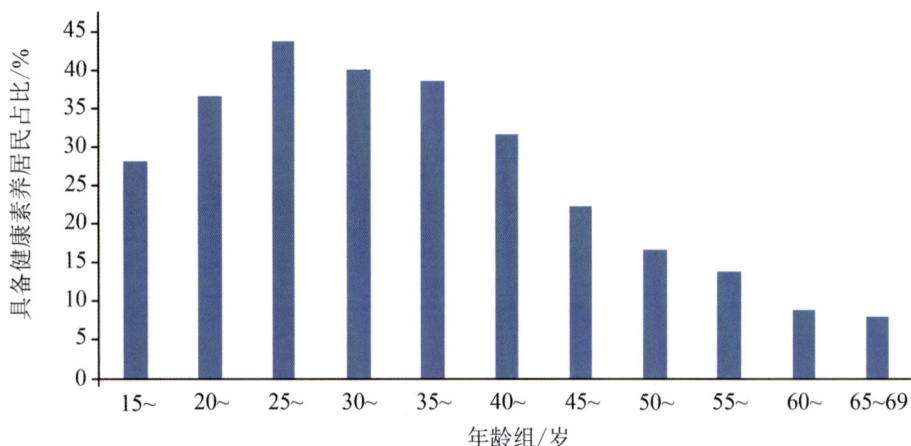

图 10.1.1　2018 年浙江省 15~69 岁居民分年龄组健康素养占比

二、学历构成

2018年,浙江省大专/本科及以上居民具备健康素养的比例最高,为57.08%,不识字/少识字者健康素养水平最低,为4.00%。健康素养水平随着学历升高而提升(图10.1.2)。

三、城乡分布

2018年,浙江省城市居民具备健康素养的比例为28.35%,较2017年(25.33%)提高了3.02个百分点;农村居民具备健康素养的比例为25.53%,较2017年(21.52%)提高了4.01个百分点。城市居民具备健康素养的比例略高于农村居民。

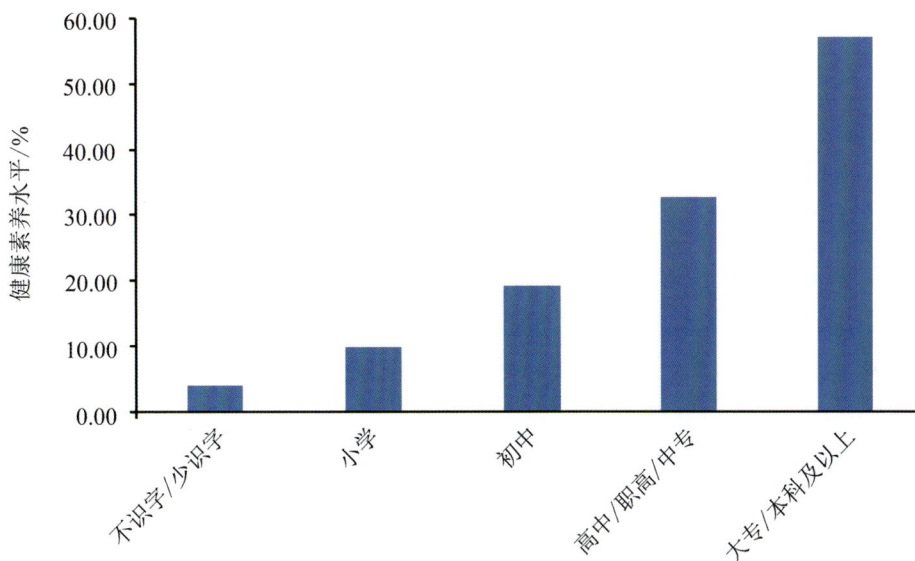

图 10.1.2　2018 年浙江省不同学历人群健康素养水平

第二节　三方面健康素养

　　健康素养包括三个方面：基本健康知识和理念、健康生活方式与行为、健康基本技能。2018年，浙江省居民具备三方面健康素养的比例从高到低依次为基本健康知识和理念（42.11%）、健康基本技能（28.43%）、健康生活方式与行为（26.53%）。与2017年相比，居民健康基本技能素养提高幅度最大，基本健康知识和理念、健康生活方式与行为也均略有提高（图10.2.1、附表10.2.1）。

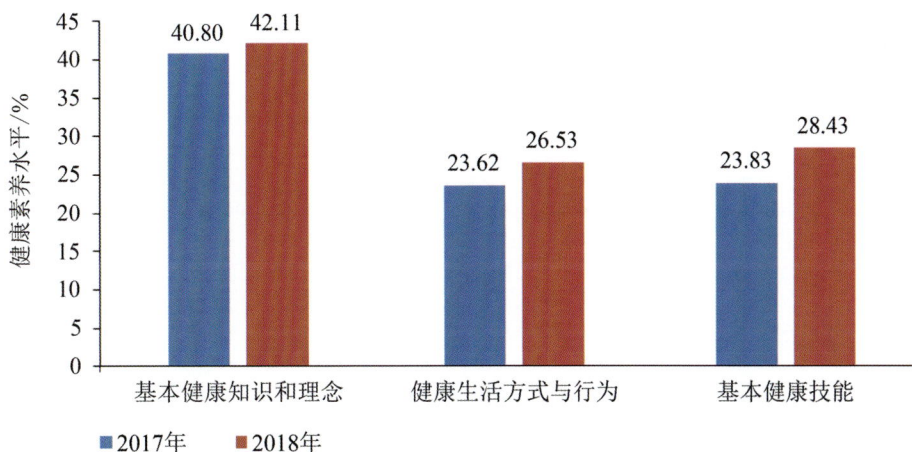

图 10.2.1　2017 和 2018 年浙江省居民三方面健康素养水平

第三节 六类健康问题素养

六类健康问题素养包括科学健康观、传染病防治、慢性病防治、安全与急救、基本医疗和健康信息。2018年,浙江省居民具备六类健康素养的比例由高到低分别为:安全与急救（63.44%）、科学健康观（55.89%）、健康信息（37.95%）、慢性病防治（33.28%）、传染病防治（24.21%）和基本医疗（23.44%）。与2017年相比,2018年六类健康素养均提高,其中基本医疗素养提高幅度最大,安全与急救由于每年均为最高,因而提高幅度最小（图10.3.1、附表10.2.1）。

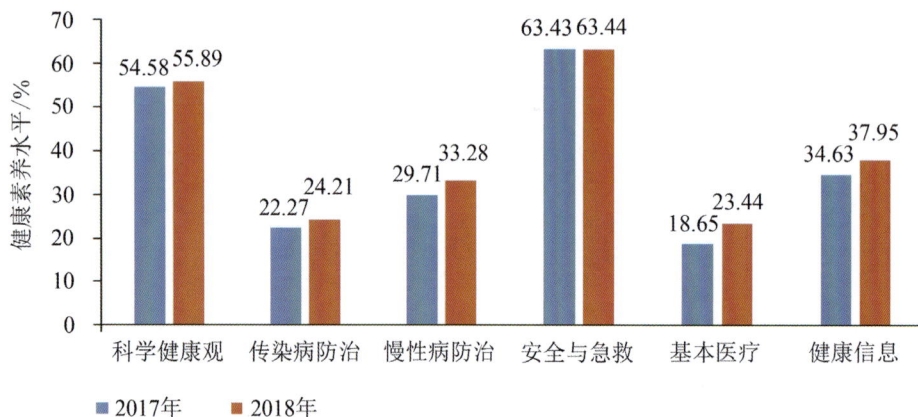

图 10.3.1 2017 和 2018 年浙江省居民六类健康问题素养水平

Chapter 11

第十一章　健康环境状况

第一节　空气质量

2018年,浙江省6个监测点空气中可吸入颗粒物(PM$_{10}$)年平均浓度值为51.74μg/m³,达到国家标准,细颗粒物(PM$_{2.5}$)年平均浓度值为30.84μg/m³,达到国家标准。二氧化硫(SO$_2$)年平均浓度值为8.15μg/m³,达到国家标准;二氧化氮(NO$_2$)年平均浓度值为28.11μg/m³,达到国家标准;一氧化碳(CO)24h平均浓度值为0.72mg/m³,达到国家标准;臭氧(O$_3$)日最大8h滑动平均浓度值为92.99μg/m³,达到国家标准。各监测点详细数据见表11.1.1。

表 11.1.1　2018 年浙江省 6 个监测点空气污染物浓度

监测点	PM$_{2.5}$/(μg/m³)	PM$_{10}$/(μg/m³)	SO$_2$/(μg/m³)	NO$_2$/(μg/m³)	CO/(mg/m³)	O$_3$/(μg/m³)
杭州	38.45	65.95	9.61	40.55	0.89	98.93
金华	34.20	54.03	10.55	35.00	0.71	94.75
丽水	27.77	45.70	6.82	23.01	0.64	87.76
宁波	32.10	52.13	9.15	29.46	0.71	96.46
台州	29.23	53.07	6.02	23.07	0.62	93.61
舟山	23.31	39.58	6.73	17.55	0.73	86.41
平均	30.84	51.74	8.15	28.11	0.72	92.99

第二节　饮用水质量

一、饮用水基本情况

2018年,浙江省89个县(市、区)城区共有市政水厂124家,自建水厂44家,二次供水单位2817个,覆盖人口2079万。全省农村集中式供水水厂12,844个,覆盖人口为2973.54万,人口比例达94.71%;分散式供水点14.83万个,覆盖人口为166.10万人,覆盖总人口的5.29%。从水源来看,水厂中以地表水为水源的水厂占84.75%,以地下水为水源的水厂占15.25%;从覆盖人口看,以水库为水源水的覆盖人口比例最高,为53.03%。

二、饮用水卫生

2018年,浙江省水质卫生监测的城市供水总水样合格率为98.04%。农村集中式供水总水样合格率为84.18%,分散式供水总水样合格率为19.38%。城市合格饮用水人口覆盖率为98.77%,农村为96.68%。全年城市末梢水水样合格率为98.73%。超标以余氯、浑浊度、总大肠菌群、菌落总数为主(表11.2.1)。

2018年,浙江省二次供水水箱出水共检测样品316份,其中312份合格,合格率为98.7%。

表 11.2.1 2018 年浙江省枯、丰水期出厂水和管网水超标指标合格率

单位：%

检测指标	城市			农村	
	出厂水	二次供水	末梢水	出厂水	末梢水
游离余氯	97.39	100.00	99.85	80.76	93.29
浑浊度	98.70	99.37	99.33	95.79	97.37
酸碱度值	100.00	100.00	99.55	98.39	99.07
臭和味	100.00	100.00	100.00	99.88	99.92
肉眼可见物	100.00	100.00	99.70	96.95	98.09
耗氧量	99.57	100.00	100.00	99.94	99.97
菌落总数	100.00	99.68	99.70	96.77	97.72
总大肠菌群	100.00	100.00	99.70	83.35	90.08
铁	100.00	99.68	99.70	99.88	99.61
铝	100.00	100.00	100.00	99.60	99.58
锰	100.00	100.00	100.00	99.42	99.76
氟	100.00	100.00	100.00	99.94	99.97
铅	100.00	100.00	100.00	100.00	99.97
三氯甲烷	100.00	100.00	100.00	99.83	99.83
硝酸盐	100.00	100.00	100.00	99.94	99.97

检测指标和评判标准依据《GB 5749—2006 生活饮用水卫生标准》。检测合格率均为100.00%的指标未列出。

第三节 食品污染物

一、化学污染物和有害因素

对已经制定限量标准的食品中的化学污染物及有害因素超标情况进行统计，2018年浙江省监测样品中超标样品共862份,样品超标率为3.86%（862/22,335）。超标食品以海蟹、即食海蜇、谷物及其制品、韭菜、水果及其制品等为主,主要为镉、含铝添加剂、二氧化硫等含量超标（表11.3.1）。

二、微生物及其致病因子

2018年,全省18家监测单位共采集4516件食品,检测菌落总数、大肠菌群、大肠埃希菌计数、大肠埃希菌抗菌药物敏感性实验,以及霉菌、单核细胞增生李斯特菌、弯曲菌、克罗诺杆菌属、致泻大肠埃希菌、金黄色葡萄球菌、沙门菌、创伤弧菌、河弧菌、副溶血性弧菌（包括毒力基因）、霍乱弧菌、

表 11.3.1　2018 年浙江省监测食品中主要超标化合物超标情况

食品种类	样品份数	主要污染物	检出率 /%	超标率 /%
即食海蜇	196	含铝添加剂	100.00	35.71
谷物及其制品	1558	含铝添加剂	83.31	11.00
花生	91	黄曲霉毒素 B_1	23.08	7.69
大米	543	镉	94.29	9.39
淀粉及制品	444	含铝添加剂	94.82	3.64
鸡蛋	98	金刚烷胺	0.00	—
蜂蜜	59	甲硝唑	0.00	—
海蟹（全蟹）	150	镉	97.33	64.00
梭子蟹（黄与膏）	269	镉	100.00	84.01
梭子蟹（胸肌）	269	镉	99.26	5.58
梭子蟹（腿肌）	269	镉	97.77	3.35
蔬菜	1486	毒死蜱	3.84	1.44
韭菜	99	农药残留	53.54	22.45
香菜	99	农药残留	82.83	9.89
青菜	400	农药残留	34.25	5.00
鸡肉	124	多西环素	22.58	0.00
鸡蛋	98	多西环素	8.25	8.25
鸡蛋	98	恩诺沙星	7.22	7.22
淡水鱼	297	恩诺沙星	48.15	9.09
淡水虾	77	恩诺沙星	25.97	9.09
牛肉、牛肝	63	克伦特罗	9.52	—
馒头、豆沙包	509	甜蜜素	7.47	—
烤鱼片	497	亚硝酸盐	43.86	4.43
水果及其制品	85	二氧化硫	96.47	11.76
蔬菜及其制品	404	二氧化硫	88.86	11.39
贻贝	281	麻痹性贝类毒素	1.78	0.00

"—"表示禁用或无限量标准。

蜡样芽孢杆菌、诺如病毒、甲型肝炎病毒、寄生虫、肠杆菌科、生孢梭菌、小肠结肠炎耶尔森菌等指标，检出主要食源性病原体见表11.3.2。

三、放射性物质

2018年，浙江省对秦山核电站周围、三门核电站周围和对照点（杭州市、舟山市）的63个食品开展放射性核素监测，其中秦山核电站周围白塔山海岛采集的海苔样品检出微量人工放射性核素I^{131}，为（0.178±0.096）Bq/kg鲜重，在排除医疗和工业等来源外，基本判定其来源于秦山核电站的液态排放物中微量的放射性污染物。另有15个样品检出Cs^{137}核素，来源于历史事件污染，经过多年衰变

续表

表 11.3.2　2018 年浙江省 18 家监测单位 4516 件食品样本中微生物检测结果

食品种类	采样份数	食源性致病菌 总检出率 /%	检出率最高的致病菌
特殊医学用途的婴儿配方食品	20	15.00	克罗诺杆菌
婴幼儿配方食品	184	0.54	克罗诺杆菌
特殊医学用途配方食品	20	0.00	—
婴幼儿谷类辅助食品	185	13.51	克罗诺杆菌
生禽肉	257	36.96	弯曲菌
熟肉制品	793	9.33	金黄色葡萄球菌
生食鱼类	174	29.89	副溶血性弧菌
动物性海水产品（活、鲜、冰鲜等）	120	52.20	副溶血性弧菌
螺（活、鲜、冰鲜等）	181	45.30	副溶血性弧菌
双壳贝类（海产品和淡水产品）	246	0.00	—
动物性淡水产品（活、鲜、冰鲜等）	120	45.83	副溶血性弧菌
甲鱼（活）	100	44.00	副溶血性弧菌
蛙（活）	97	60.82	副溶血性弧菌
鲜蛋（不包括鸡蛋）蛋内容物	243	0.00	—
鲜蛋（不包括鸡蛋）蛋壳	243	4.53	沙门菌
中式糕点	276	2.54	金黄色葡萄球菌
冰淇淋、雪糕、冰棍等	262	1.91	金黄色葡萄球菌
坚果 / 籽类的酱	140	0.00	—
酱及酱制品	141	0.00	—
淡水鱼养殖、销售和餐饮环节监测	144	0.00	—
鲜、活海鱼（未经冷冻）	240	58.57	异尖线虫
乳制品加工过程监测	236	0.85	金黄色葡萄球菌
外卖配送餐	347	15.85	蜡样芽孢杆菌

"—"表示无相关资料。

和迁移,其在生物链中的比活度已经大大下降。未检出 Cs^{134}、Ag^{110m}、Co^{58}、Co^{60} 等与核电站运行相关的人工核素,且核电站周围与对照点比较,食品中 U^{238}、Th^{232}、Ra^{226}、Cs^{137}、Sr^{90} 等的含量无显著差异。

综合来看,2018 年浙江省食品中放射性污染总体水平与历年基本一致。各食品中检出的放射性核素的水平虽未显著提升,对人群也不构成健康风险,但监测结果提示放射性微量污染风险仍存在,须长期监测。

第四节 公共场所卫生

一、室内空气质量

2018年,在浙江省各类公共场所中,住宿场所室内空气质量主要问题是甲醛、噪声、$PM_{2.5}$,合格率分别为91.40%、24.08%、87.43%;美容美发场所空气质量主要问题为甲醛和氨,合格率均为93.41%(表11.4.1、表11.4.2)。

表 11.4.1 2018 年浙江省住宿场所空气质量监测结果

监测项目	样本份数	合格份数	合格率 /%
噪声	407	98	24.08
苯	367	353	96.19
甲苯	367	358	97.55
二甲苯	367	363	98.91
甲醛	407	372	91.40
一氧化碳	371	351	94.61
二氧化碳	406	393	96.80
菌落总数	396	371	93.69
PM_{10}	374	352	94.12
$PM_{2.5}$	374	327	87.43

表 11.4.2 2018 年浙江省美容美发场所空气质量监测结果

监测项目	样本份数	合格份数	合格率 /%
PM_{10}	85	85	100.00
$PM_{2.5}$	85	83	97.65
甲醛	91	85	93.41
氨	91	85	93.41
苯	91	87	95.60
甲苯	91	91	100.00
二甲苯	91	91	100.00

二、游泳池水质

2018年,在浙江省公共场所中,游泳池水质主要问题是氧化还原电位和游离性余氯,合格率为4.24%和53.45%(表11.4.3)。

表 11.4.3　2018 年浙江省游泳池水质监测结果

监测项目	监测样本份数	合格份数	合格率 /%
浑浊度	124	124	100.00
酸碱度值	124	89	71.77
尿素	124	111	89.52
消毒剂余量	146	89	60.96
氧化还原电位	118	5	4.24
菌落总数	67	57	85.07
大肠菌群	118	111	94.07
耐热大肠菌群	118	114	96.61
游离性余氯	58	31	53.45

三、公共用品、用具

2018年,在浙江省公共场所中,住宿场所公共用品、用具检测共计3109件,微生物指标合格情况见表11.4.4。

表 11.4.4　2018 年浙江省各类公共用品和用具微生物指标监测结果

监测项目	漱口杯			茶具		
	样品份数	合格份数	合格率 /%	样品份数	合格份数	合格率 /%
菌落总数	538	472	87.73	546	480	87.91
大肠菌群	538	538	100.00	546	546	100.00
金黄色葡萄球菌	538	538	100.00	546	546	100.00

监测项目	毛巾			床单		
	样品份数	合格份数	合格率 /%	样品份数	合格份数	合格率 /%
菌落总数	1006	948	94.23	1019	999	98.04
大肠菌群	1006	1006	100.00	1019	1019	100.00
金黄色葡萄球菌	1006	1006	100.00	1019	1019	100.00

第五节　病媒生物密度

一、蚊密度

2018年,浙江省采用诱蚊灯法进行蚊类监测,共布放诱蚊灯11,424盏,捕蚊128,844只,全省平均密度为11.28只/(灯·夜)。全省以淡色(致倦)库蚊为主要优势种,占总捕获数的57.17%,其次为三带喙库蚊(32.95%)、中华按蚊(5.77%)、骚扰阿蚊(2.24%)、白纹伊蚊(1.73%)和其他(0.13%)。

2018年蚊密度最高地市为嘉兴,平均密度为30.33只/(灯·夜),其次为湖州、义乌和台州,密度分别为29.01只/(灯·夜)、28.60只/(灯·夜)和26.73只/(灯·夜),杭州密度最低,为0.87只/(灯·夜)(表11.5.1)。蚊虫密度6—7月均较高,峰值出现在7月(图11.5.1)。在各个生境的监测结果中,牲畜棚/养殖场的密度最高,为42.35只/(灯·夜),其他生境密度均低于10只/(灯·夜)。

表 11.5.1   2018 年浙江省各监测点蚊密度及构成

监测点	布灯数	捕获雌蚊只数	密度/每灯每夜只数	捕获雌蚊构成					
				淡色(致倦)库蚊	三带喙库蚊	白纹伊蚊	中华按蚊	骚扰阿蚊	其他
杭州	1726	1505	0.87	1220	35	180	23	47	0
宁波	2176	18,432	8.47	12,430	5034	317	222	395	34
衢州	720	1215	1.69	881	43	129	113	48	1
义乌	160	4576	28.60	3151	1104	248	22	50	1
嘉兴	640	19,408	30.33	17,521	374	141	328	1032	12
湖州	490	14,215	29.01	12,928	363	25	501	303	95
金华	640	12,013	18.77	4814	5906	138	997	146	12
丽水	800	10,797	13.50	1200	7775	33	1407	382	0
绍兴	1720	18,508	10.76	12,350	5225	483	447	3	0
台州	800	21,381	26.73	2794	15,133	237	2849	366	2
温州	1152	5559	4.83	3179	1465	289	530	80	16
舟山	400	1235	3.09	1193	1	4	0	37	0
合计	11,424	128,844	11.28	73,661	42,458	2224	7439	2889	173

考虑到义乌市国际交流频繁,为登革热等虫媒传染病的输入提供了便利条件,遂将其作为一个单独的病媒生物监测点,与11个地级市并列。

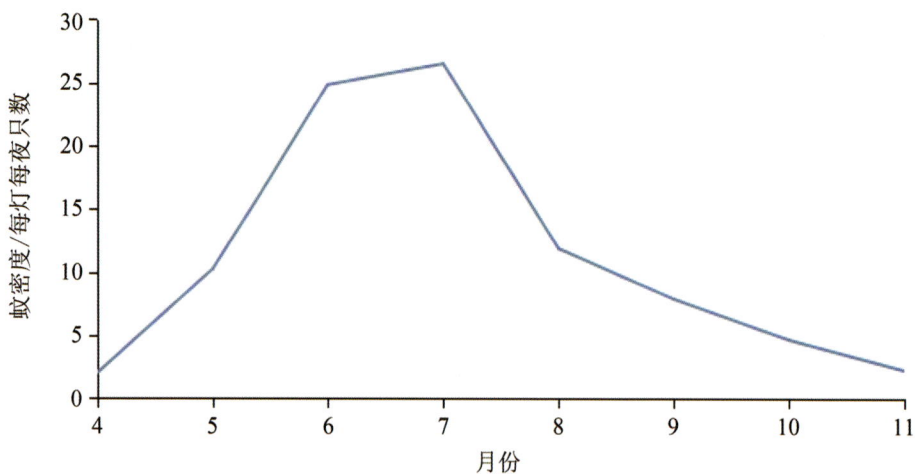

图 11.5.1   2018 年浙江省 4–11 月蚊密度分布

二、蝇密度

2018年4—11月，全省共布笼6723只，捕获蝇17,345只，捕获率为2.58只/笼，较2017年（3.43只/笼）减少；主要优势种群为家蝇，占总捕获量的32.68%，其次为麻蝇科（21.92%），其余蝇种占比均在10%以下，与我省历年数据基本一致。在全省各地市中，蝇密度最高的为义乌，蝇密度4.72只/笼，其次为金华和台州，蝇密度为4.64只/笼和3.93只/笼，蝇密度最低的为衢州、宁波和杭州，蝇密度分别为1.51只/笼、1.59只/笼和1.60只/笼（表11.5.2）。与2017年相比，金华（2017年1.90只/笼）、丽水（2017年2.98只/笼）和义乌（2017年3.50只/笼）略有升高，其余地市（杭州、宁波、温州、嘉兴、绍兴、湖州、衢州、台州、舟山）均存在不同程度的降低。季节分布来看，浙江省蝇密度一般从4月起逐月升高，5、6月份达到密度高峰，与2017年季节分布基本一致（图11.5.2）。在不同生境中，餐饮外环境蝇密度最高，为3.45只/笼，其次为居民区和农贸市场，蝇密度均为2.32只/笼，绿化带蝇密度最低，为2.23只/笼。

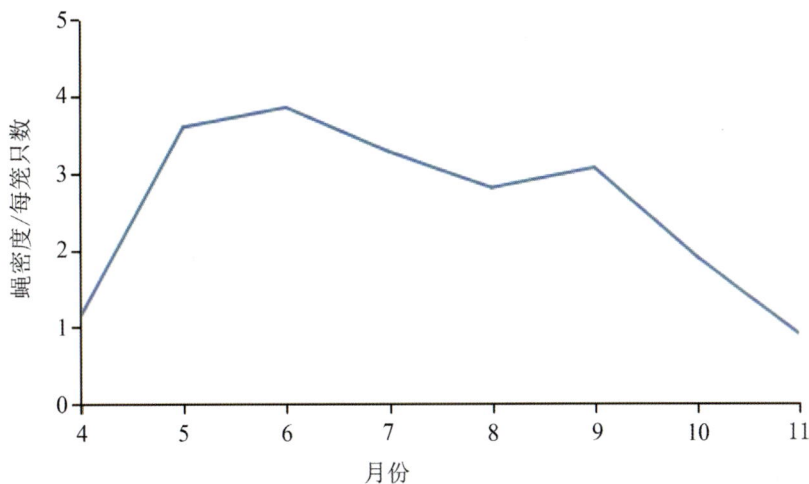

图 11.5.2　2018 年浙江省 4–11 月蝇密度分布

三、蜚蠊密度

2018年全省布放有效粘蟑纸73,929张，共捕获蜚蠊32,501只，蜚蠊密度为0.44只/张，较2017年（0.47只/张）略有降低。其中，德国小蠊为浙江省优势种群，共捕获30,753只，占捕获总数的94.62%，其次为美洲大蠊和黑胸大蠊，分别捕获925只和786只，分别占捕获总数的2.85%和2.42%，其余蠊种捕获率均不足1%。德国小蠊的比重较2017年（92.18%）略有升高。各地市比较，蟑螂密度最高的为义乌市，为0.93只/张，其次为温州和台州，密度分别为0.74只/张和0.71只/张。密度最低的为湖州，仅为0.14只/张（表11.5.3）。与2017年相比，除了杭州（2017年0.41只/张）、嘉兴（2017年0.28只/张）、丽水（2017年0.26只/张）和舟山（2017年0.09只/张）蟑螂密度略有上升，其余各地市（宁波、衢州、义乌、湖州、金华、绍兴、台州、温州）均有不同程度降低。从季节分布来看，2018年1—11月，蟑螂密度不断升高，11月份达到密度高峰，与2017年相同（图11.5.3）。不同生境蟑螂密度比较，最高的为农贸市场，为1.25只/张，其次为餐饮和超市，蟑螂密度分别为0.62只/张和0.42只/张，医院蟑螂密度最低，为0.05只/张。

表 11.5.2　2018 年浙江省各监测点蝇密度及构成

监测点	笼数	捕获只数	捕获率 /每笼只数	捕获蝇构成					
				家蝇	铜绿蝇	丝光绿蝇	大头金蝇	麻蝇科	其他
杭州	1028	1646	1.60	462	258	218	144	404	160
宁波	885	1410	1.59	604	24	158	169	213	242
衢州	384	578	1.51	209	37	33	122	116	61
义乌	64	302	4.72	21	52	89	10	95	35
嘉兴	448	1268	2.83	571	55	91	84	340	127
湖州	320	574	1.79	209	52	37	13	187	76
金华	512	2378	4.64	431	367	103	24	625	828
丽水	576	1888	3.28	1109	157	64	35	275	248
绍兴	849	2796	3.29	1065	75	312	497	482	365
台州	576	2266	3.93	276	314	97	85	614	880
温州	752	1437	1.91	513	88	95	131	213	397
舟山	329	802	2.44	199	3	123	121	238	118
合计	6723	17,345	2.58	5669	1482	1420	1435	3802	3537

考虑到义乌市国际交流频繁,为登革热等虫媒传染病的输入提供了便利条件,遂将其作为一个单独的病媒生物监测点,与 11 个地级市并列。

表 11.5.3　2018 年浙江省各监测点蜚蠊密度及构成

监测点	有效粘蟑纸数	捕获只数	密度 /每张只数	捕获蜚蠊构成						
				德国小蠊	美洲大蠊	澳洲大蠊	黑胸大蠊	褐斑大蠊	日本大蠊	其他
杭州	11,806	6657	0.56	6557	56	0	44	0	0	0
宁波	7811	1452	0.19	1365	55	0	23	0	0	9
衢州	4280	751	0.18	695	8	5	42	1	0	0
义乌	720	667	0.93	652	4	0	11	0	0	0
嘉兴	5131	1996	0.39	1820	19	0	156	0	1	0
湖州	3489	505	0.14	465	27	0	13	0	0	0
金华	5780	1646	0.28	1433	90	9	104	9	1	0
丽水	6480	3834	0.59	3820	4	0	10	0	0	0
绍兴	9198	3998	0.43	3333	378	0	287	0	0	0
台州	6658	4722	0.71	4585	99	0	37	1	0	0
温州	7173	5292	0.74	5074	180	1	37	0	0	0
舟山	5403	981	0.18	954	5	0	22	0	0	0
合计	73,929	32,501	0.44	30,753	925	15	786	11	2	9

考虑到义乌市国际交流频繁,为登革热等虫媒传染病的输入提供了便利条件,遂将其作为一个单独的病媒生物监测点,与 11 个地级市并列。

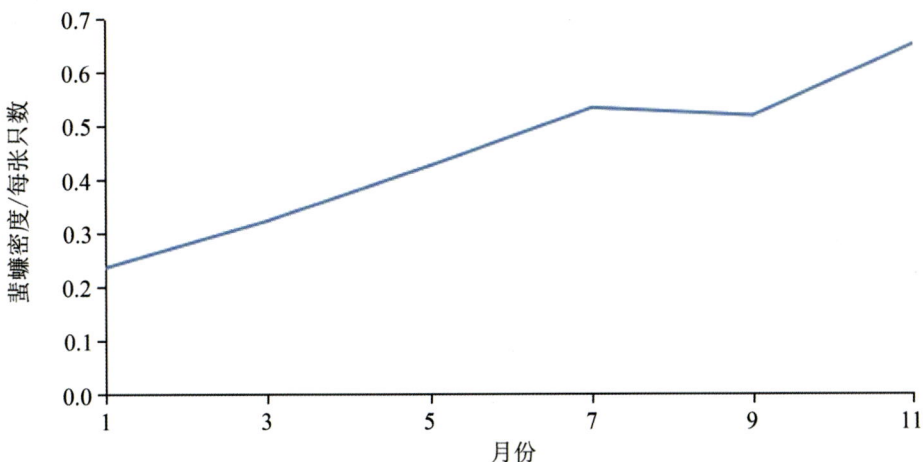

图 11.5.3　2018 年浙江省 1–11 月蜚蠊密度分布

四、鼠密度

2018年，浙江省采用夹夜法进行鼠类监测，共回收有效夹230,225只，共捕鼠999只，平均鼠密度为0.43只/百夹，较2017年（0.55只/百夹）减少。全省优势鼠种为褐家鼠，占总捕获量的46.05%，其次为小家鼠和黄胸鼠，分别占17.52%和16.02%。2018年鼠夹法平均密度最高的为义乌，密度为2.47只/百夹；其次为衢州和温州，密度分别为2.04只/百夹和1.25只/百夹；鼠密度最低的为湖州，密度为0.11只/百夹（表11.5.4）。从季节性分布来看，浙江省全年均有鼠类活动，活动高峰期为7—9月（图11.5.4）。农村居民区的鼠密度为0.57只/百夹，城镇居民区鼠密度为0.33只/百夹。

表 11.5.4　2018 年浙江省各监测点鼠密度及构成（鼠夹法）

监测点	有效夹数	捕获只数	密度/每百夹只数	捕获鼠构成						
				褐家鼠只数	黄胸鼠只数	小家鼠只数	黑线姬鼠只数	黄毛鼠只数	臭鼩鼱只数	其他只数
杭州	42,887	62	0.14	21	5	23	0	1	9	3
宁波	39,539	69	0.17	50	0	16	0	1	0	2
温州	13,001	163	1.25	81	30	22	3	2	25	0
绍兴	29,717	248	0.83	171	12	62	2	0	1	0
湖州	12,291	14	0.11	4	1	6	0	0	3	0
金华	28,671	106	0.37	31	51	13	0	6	5	0
丽水	32,763	115	0.35	23	28	6	35	2	21	0
衢州	4226	86	2.04	21	27	17	9	6	6	0
台州	13,652	70	0.51	18	3	4	5	0	35	5
舟山	11,820	25	0.21	19	0	6	0	0	0	0
义乌	1658	41	2.47	21	3	0	8	0	6	3
合计	230,225	999	0.43	460	160	175	62	18	111	13

考虑到义乌市国际交流频繁，为登革热等虫媒传染病的输入提供了便利条件，遂将其作为一个单独的病媒生物监测点，与11个地级市并列。

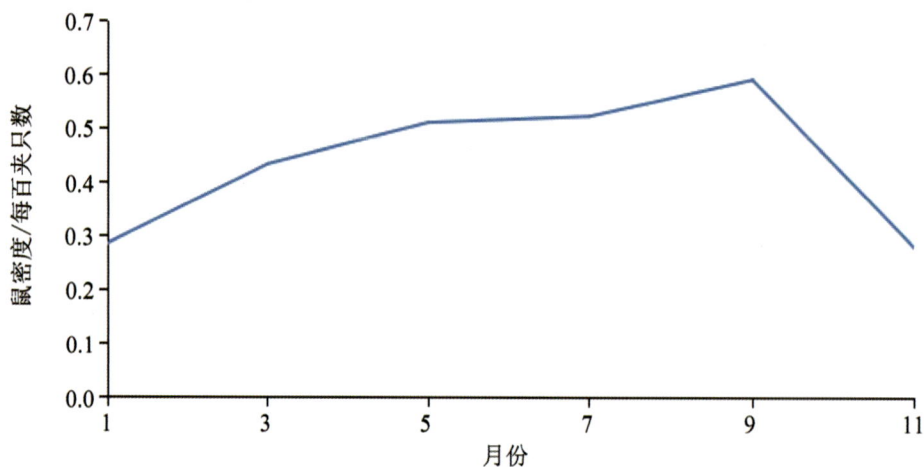

图 11.5.4　2018 年浙江省 1–11 月鼠密度

第六节　农村环境卫生

一、改水改厕

2018年浙江省农村环境卫生监测显示,调查的21个县420个农村中农村卫生厕所普及率达到95.40%(表11.6.1)。

二、污水处理

2018年浙江省农村环境卫生监测显示,21个调查县共有污水处理厂71个,建成时间为1997—2017年;处理工艺一级、二级和三级处理的占比分别为29.58%,39.44%和30.99%。调查处理厂平均处理污水能力为3.17万吨/天,实际处理污水2.91万吨/天;处理厂个数最多的是天台和诸暨,各有8个处理厂。

三、生活垃圾处理

2018年浙江省农村环境卫生监测显示,21个调查县共有垃圾处理厂29个,填埋处理的有12个,焚烧处理14个,再利用3个。调查处理厂设计平均处理垃圾能力为507.59吨/天,实际处理垃圾413.89吨/天。处理厂个数最多的是诸暨市,有4个垃圾处理厂;其次为海宁市,有3个垃圾处理厂。

表 11.6.1　2018 年浙江省农村环境卫生监测调查县厕所类型汇总

| 县（市，区） | 卫生厕所数 | | | | | | | | 非卫生厕所数 | 无厕所数 | 公厕数 | 卫生厕所普及率 /% |
	双坑交替	三格式	双瓮数	粪尿分集数	完整下水道	沼气池式	其他类型	合计				
桐庐县	1	10,420	200	50	0	100	280	11,051	528	119	47	94.47
淳安县	0	5655	0	0	270	30	363	6318	0	14	55	99.78
象山县	0	6390	0	0	0	0	0	6390	31	27	65	99.10
余姚市	0	15,227	830	0	1011	0	0	17,068	0	0	167	100.00
永嘉县	0	9424	97	0	30	0	0	9551	595	280	39	91.61
苍南县	0	6460	0	0	49	0	0	6509	35	108	30	97.85
海宁市	0	16,075	0	0	0	0	0	16,075	0	0	57	100.00
桐乡市	81	9884	0	105	5057	0	175	15,302	55	0	65	99.64
安吉县	0	7225	694	0	1986	0	73	9978	742	2	61	93.06
诸暨市	0	12,245	0	0	4545	0	174	16,964	173	2	60	98.98
嵊州市	0	8946	183	0	84	0	213	9426	752	326	119	89.74
武义县	0	4410	0	0	123	0	0	4533	68	983	73	81.18
兰溪市	0	10,073	290	0	692	0	0	11,055	358	472	79	93.02
开化县	0	8794	84	0	25	9	0	8912	342	112	81	95.15
江山市	0	11,803	0	0	0	744	0	12,547	351	122	73	96.37
定海区	0	10,403	2682	0	5806	0	0	18,891	228	0	54	98.81
玉环县	0	6927	0	0	0	0	0	6927	20	7	91	99.61
天台县	0	4381	0	0	0	0	0	4381	360	30	43	91.83
缙云县	0	10,455	0	0	400	0	569	11,415	983	468	73	88.73
松阳县	0	144	0	0	2504	87	621	3356	908	56	54	77.69
景宁自治县	0	3495	0	0	0	0	0	3495	476	0	40	88.01
合计	82	179,666	4230	155	22,582	970	2468	210,144	7005	3128	1426	95.40

四、土壤污染状况

2018年，浙江省共采集土壤样本420份，对样本进行蛔虫卵检测结果表明，样本中有27份检出蛔虫卵，检出率为6.43%，其中4份有活卵。

420份土壤重金属含量检测结果，铅的平均含量为37.45mg/kg，中位数为30.50mg/kg；镉的平均含量为1.81mg/kg，中位数为0.20mg/kg；铬的平均含量为47.08mg/kg，中位数为38.20mg/kg。从调查县铅浓度平均值来看，除诸暨市外其余20个调查县均低于农用地土壤铅污染风险筛选值。镉含量的监测结果，安吉、淳安、苍南、桐庐、桐乡以及诸暨共6个监测点不合格，其中诸暨20个调查村均不达标，最高含量达65.7mg/kg，是农用地土壤镉污染风险筛选值的219倍。铬浓度监测结果，天台县高于风险筛选值，合格率为25%；定海、武义、象山、玉环和诸暨也有不同数量的监测村铬浓度超标。

第七节 职业危害

一、职业健康体检

2018年,浙江省职业健康体检人数为2,652,785人次,检出疑似职业病944人次,检出率为3.6/万人次;检出禁忌证27,370人次,检出率为1.23/万人次,调离6829人次。

各行业中岗前体检人次数居前三位的分别是制造业、批发和零售业,电力、热力、燃气及水生产和供应业,体检人数占总人数的93.29%。疑似职业病检出率前4位的行业依次为:公共管理、社会保障和社会组织（6.34‰）,采矿业（3.76‰）,建筑业（1.02‰）和农、林、牧、渔业（0.77‰）,详见表11.7.1。

表 11.7.1 2018 年浙江省各行业职业健康体检情况

行业	企业总数	实际体检人数	疑似职业病例数	疑似职业病检出率/‰	禁忌证人数	禁忌证检出率/‰	调离人数
农、林、牧、渔业	41	2605	2	0.77	18	6.91	6
采矿业	343	22,607	85	3.76	356	15.75	82
制造业	24,635	2,343,350	755	0.32	24,542	10.47	6144
电力、热力、燃气及水生产和供应业	296	53,839	1	0.02	175	3.25	80
建筑业	349	23,516	24	1.02	595	25.30	92
批发和零售业	1400	77,670	44	0.57	410	5.28	138
交通运输、仓储和邮政业	278	33,881	10	0.30	419	12.37	162
住宿和餐饮业	4	17	0	0.00	0	0.00	0
信息传输、软件和信息技术服务业	24	1185	0	0.00	23	19.41	1
金融业	1	8	0	0.00	0	0.00	0
房地产业	18	1503	1	0.67	12	7.98	2
租赁和商务服务业	198	38,525	9	0.23	520	13.50	67
科学研究和技术服务业	168	13,445	0	0.00	94	6.99	22
水利、环境和公共设施管理业	69	12,527	1	0.08	75	5.99	6
居民服务、修理和其他服务业	1287	26,907	10	0.37	129	4.79	26
教育	2	68	0	0.00	0	0.00	0
卫生和社会工作	31	483	0	0.00	0	0.00	0
文化、体育和娱乐业	8	338	0	0.00	1	2.96	0
公共管理、社会保障和社会组织	4	311	2	6.43	1	3.22	1
合计	29,156	2,652,785	944	0.36	27,370	10.32	6829

二、新发职业病

（一）尘肺

1.总体情况

2018年，浙江省共报告新发尘肺病309例，其中，壹期211例，贰期53例，叁期45例。

2.病种分布

2018年，浙江省报告尘肺病例以矽肺（183例）、煤工尘肺（55例）、石棉尘肺（26例）、电焊工尘肺（18例）为主（图11.7.1）。

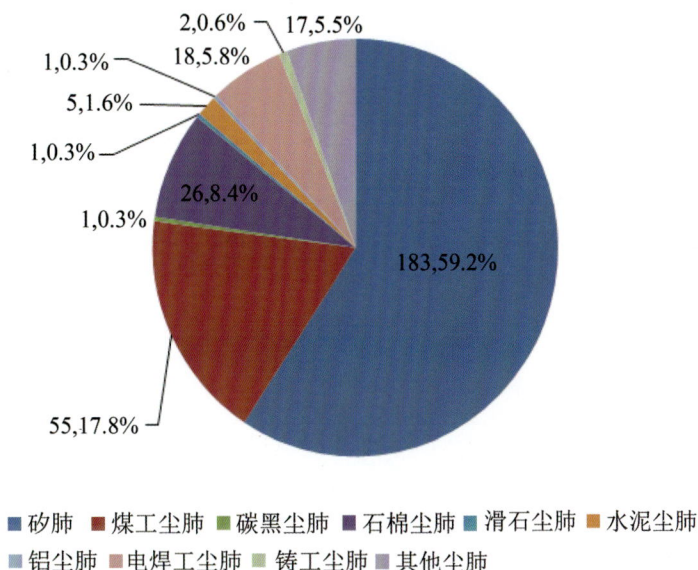

图 11.7.1　2018 年浙江省新发尘肺病例的病种构成

3.地区分布

2018年，浙江省报告尘肺病例数居前3位的地区为湖州市、金华市和宁波市，这3个地区尘肺病发病共计155例，占全省总发病数的50.16%（图11.7.2）。

4.行业分布

新发尘肺患者主要分布于制造业，采矿业，公共管理、社会保障和社会组织，新发尘肺患者数分别为165例、97例和25例，占新发尘肺病例总数的92.88%（图11.7.3）。

5.人群分布

新发尘肺患者以男性为主，占91.91%；实际接尘工龄≥30年和10～＜20年工龄组患者位居前二位，分别占总发病数的60.84%和16.18%（图11.7.4、图11.7.5）。

（二）其他职业病（不含尘肺病）

1.总体情况

2018年，浙江省报告各类职业病176例，慢性职业中毒、职业性耳鼻喉口腔疾病、物理因素所致职业病为主要职业病种。

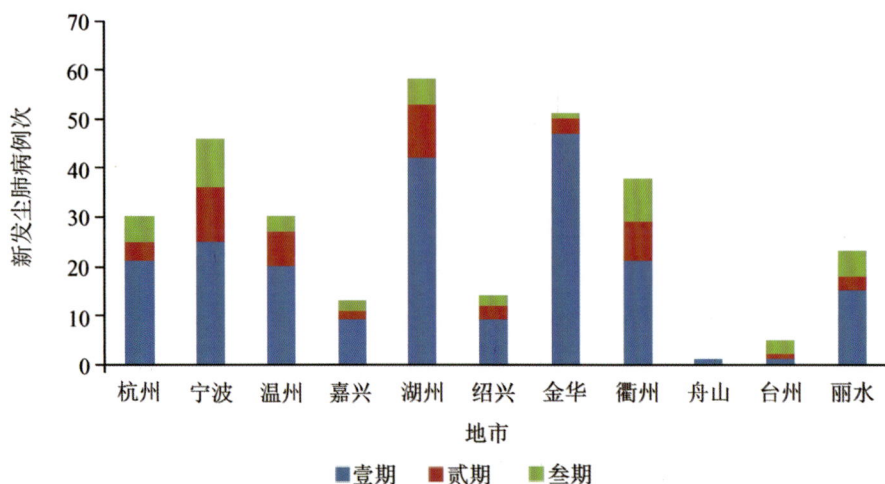

图 11.7.2　2018 年浙江省各地市新发尘肺病例分期分布

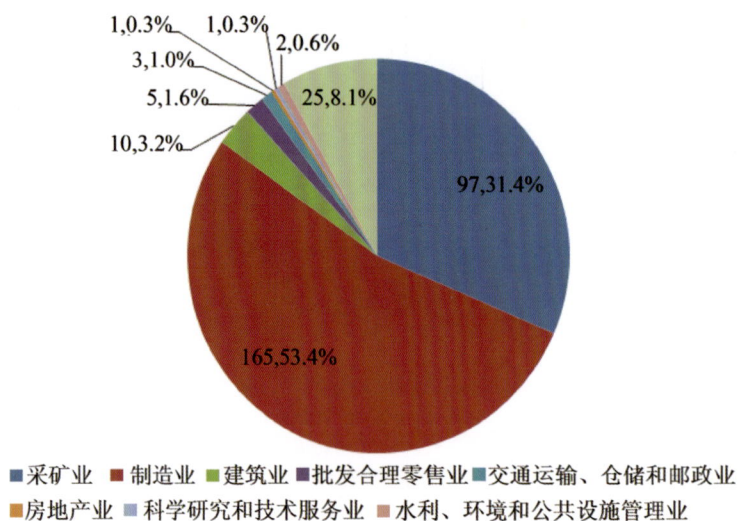

图 11.7.3　2018 年浙江省新发尘肺病例的行业构成

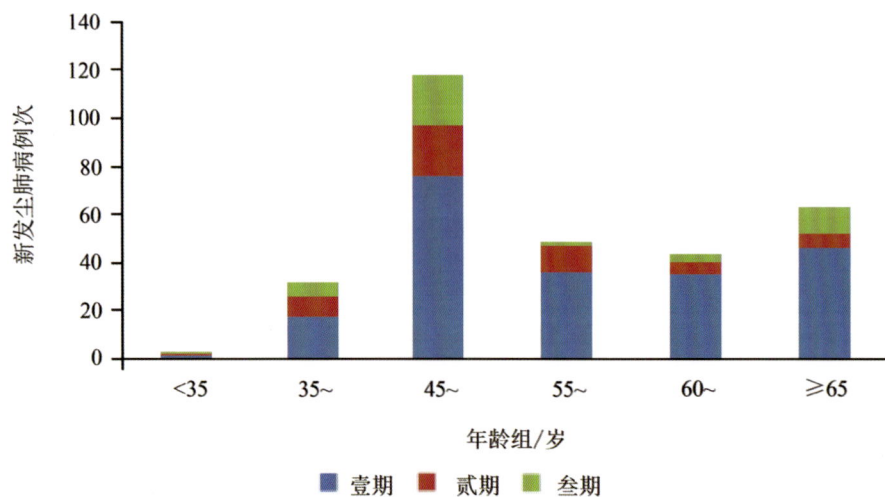

图 11.7.4　2018 年浙江省不同年龄组新发尘肺病情况

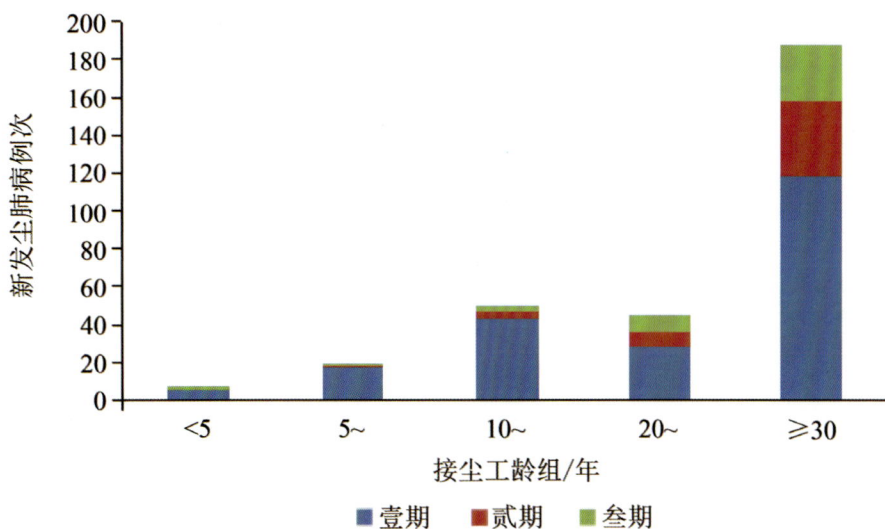

图 11.7.5　2018 年浙江省不同接尘工龄组新发尘肺情况

2. 地区分布

嘉兴市、宁波市和温州市新发职业病人数位居前3位,占总发病数的60.80%(表11.7.2)。

表 11.7.2　2018 年浙江省各地市职业病发病情况

单位:例次

地市	急性中毒	慢性职业中毒	物理因素所致职业病	职业性传染病	职业性皮肤病	职业性眼病	职业性耳鼻喉口腔疾病	职业性肿瘤	其他呼吸系统疾病	其他职业病	合计
杭州	3	5	7	0	0	0	13	0	0	0	28
宁波	1	10	1	0	1	0	19	3	0	0	35
温州	0	25	0	0	0	0	5	0	1	0	31
嘉兴	1	22	1	0	0	0	17	0	0	0	41
湖州	2	1	2	0	2	1	2	0	0	0	10
绍兴	2	0	1	0	0	1	1	0	0	0	5
金华	1	1	0	0	0	0	0	0	0	0	2
衢州	5	0	1	0	2	0	0	0	0	0	8
舟山	0	0	0	0	0	0	2	0	0	0	2
台州	2	2	2	0	1	0	1	0	0	0	8
丽水	0	1	0	0	0	0	5	0	0	0	6
合计	17	67	15	0	6	2	65	3	1	0	176

3. 行业分布

2018年,浙江省新发职业病主要分布于制造行业,职业病主要来源于制造业中的专用设备制造业和化学原料和化学制品制造业(表11.7.3)。

153

表 11.7.3　2018 年浙江省不同行业新发职业病情况

单位：例次

行业	急性中毒	慢性职业中毒	物理因素所致职业病	职业性传染病	职业性皮肤病	职业性眼病	职业性耳鼻喉口腔疾病	职业性肿瘤	其他呼吸系统疾病	其他职业病	合计
采矿业	0	23	0	0	0	0	1	0	0	0	24
制造业	14	41	9	0	6	2	55	3	1	0	131
电力、热力、燃气及水生产和供应业	2	0	0	0	0	0	0	0	0	0	2
建筑业	0	0	1	0	0	0	3	0	0	0	4
批发和零售业	0	2	1	0	0	0	1	0	0	0	4
交通运输、仓储和邮政业	1	1	0	0	0	0	0	0	0	0	2
租赁和商务服务业	0	0	2	0	0	0	3	0	0	0	5
水利、环境和公共设施管理业	0	0	0	0	0	0	1	0	0	0	1
居民服务、修理和其他服务业	0	0	1	0	0	0	0	0	0	0	1
公共管理、社会保障和社会组织	0	0	1	0	0	0	1	0	0	0	2
合计	17	67	15	0	6	2	65	3	1	0	176

三、农药中毒

2012—2018 年,浙江省报告农药中毒发病情况见图 11.7.6。2018 年,浙江省报告农药中毒病例 3831 例,死亡 157 人,病死率为 4.10%。其中,生产性农药中毒 387 例,死亡 1 例,病死率为 0.26%；非生产性中毒 3444 例,死亡 156 例,病死率为 4.53%。

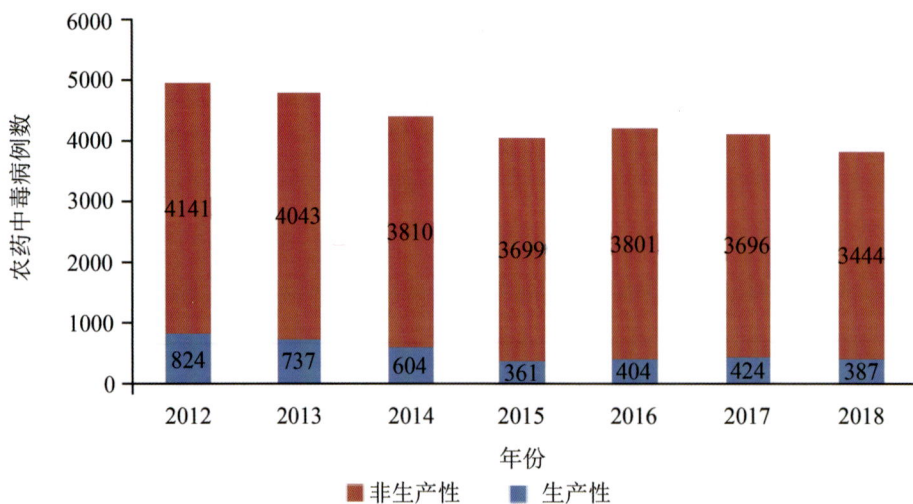

图 11.7.6　2012—2018 年浙江省生产性和非生产性农药中毒病例分布

第八节　放射危害

一、医用辐射防护监测

（一）医疗卫生机构医用辐射防护监测项目

1. 2018年浙江省放射诊疗机构基本情况

2018年，浙江省共有放射诊疗机构3017家，其中口腔诊所806家，省级及以上医疗机构24家，市级医疗机构109家，县级及以下医疗机构2884家。2018年度浙江省开展医疗放射诊疗活动医疗卫生机构按类别分为X射线影像诊断、介入放射学、核医学和放射治疗四大类，见表11.8.1。目前仍在使用的荧光屏透视机45台。截至2018年12月10日，浙江省共对871家放射诊疗机构开展放射诊疗基本情况调查，占全省放射诊疗机构总数（除口腔诊所）的39.4%，满足国家方案要求的1/3，同时2017年和2018年累计报告的放射诊疗机构数也满足国家方案要求的2/3。

表 11.8.1　2018 年浙江省各级别机构放射诊疗项目分布

单位：家

级别	X射线影像诊断	介入放射学	核医学	放射治疗	合计
省级及以上	24	18	8	9	24
市级	109	43	13	20	109
县级及以下	2884	88	10	25	2884
合计	3017	149	31	54	3017

2. 放射诊疗设备及场所放射防护监测

根据浙江省医疗机构组成类型和放射诊疗项目开展情况及分布特点，依照《浙江省医疗卫生机构医用辐射防护监测实施方案》，选取85家医疗机构作为监测点医院，其中三级医疗机构26家，二级医疗机构28家，一级医疗机构31家。根据方案抽样要求，在85家监测医院中共抽取放射诊疗设备458台，各地市放射诊疗设备抽取分布情况见表11.8.2。

采集85家监测医院458台放射诊疗设备的性能数据共6951条，其中3554条显示合格，3009条显示不具备检测条件，302条显示建立基线值，33条显示检测不合格，53条未作任何评价。初检不合格设备12台，设备不合格率为2.62%；12台设备均未进行复检。机房放射防护点位4072个，其中641个点位不具有检测条件，其余各检测点位均符合标准规定。

3. 各监测设备不合格情况汇总

2018年，全省共监测设备458台，其中12台设备检测不合格，合格率为97.4%；其中检测不合格DR设备4台（合格率为97.6%），头部γ刀1台（合格率为50.0%），SPECT设备5台（合格率为72.2%），DSA设备2台（合格率为93.8%），其余设备的合格率均为100.0%。

表 11.8.2 浙江省各地市放射诊疗监测设备分布

单位：台

地市	DR	CR	CT	影像增强器透视设备	PET/CT	SPECT	医用直线加速器	头部 γ 刀	后装机	乳腺机	屏片 X 射线摄影设备	X 射线透视机	DSA	合计
杭州	52	1	33	23	3	7	13	2	2	14	0	0	17	167
宁波	9	0	10	9	0	1	2	0	1	2	0	0	0	34
温州	14	0	8	0	0	0	0	0	0	2	0	0	2	26
台州	9	0	5	3	0	0	0	0	0	1	0	0	1	19
绍兴	11	1	5	6	0	0	0	0	0	3	0	0	0	26
湖州	13	0	10	9	0	0	0	0	0	3	0	0	3	38
嘉兴	15	0	7	9	0	0	0	0	0	4	0	0	0	35
金华	13	0	4	4	1	1	1	0	1	1	1	0	5	32
衢州	12	0	9	16	0	0	1	0	0	1	1	0	2	42
舟山	8	0	4	2	0	0	1	0	0	1	0	0	2	18
丽水	12	1	7	1	0	0	0	0	0	0	0	0	0	21
合计	168	3	102	82	4	9	18	2	4	32	2	0	32	458

DR：数字X线摄像机；CR：计算机X线摄影；CT：计算机体层摄影；PET/CT：正电子发射断层显像/计算机体层成像；SPECT：单光子发射计算机断层成像；DSA：数字减影血管造影.

4. 各设备监测指标不合格情况汇总

2018年全省共收集各类设备监测指标项6951条，其中33条为不合格项。不合格项主要集中在11个指标，其中极限空间分辨力、低对比细节检测、固有非均匀性不合格数最多。具体不合格指标及其分布情况见表11.8.3。

表 11.8.3 2018 年浙江省设备监测指标不合格情况汇总表

监测指标	监测数	不合格数	不合格率 /%
DSA 对比灵敏度	32	1	3.13
极限空间分辨力	264	6	2.27
低对比细节检测	620	7	1.13
暗噪声（像素值）	276	1	0.36
探测器剂量指示（像素值）	266	1	0.37
AEC 管电压变化一致性（空气比释动能）	397	1	0.25
残影	133	1	0.75
透视受检者入射体表空气比释动能率典型值	113	1	0.86
固有非均匀性	16	10	62.50
固有空间微分线性	16	3	18.60
半影区宽度	1	1	100.00
合计	2134	33	1.55

DSA：数字减影血管造影；AEC：自动曝光控制.

5.放射治疗设备放射防护监测

2018年,浙江省对11家放疗机构的24台放射治疗设备及设备相关工作场所进行性能防护监测,除1台头部γ刀设备性能检测不合格外,其余23台放疗设备的性能检测均合格。24个放疗设备相关工作场所放射防护监测均合格。

6.核医学设备放射防护监测

2018年,全省共上报13台核医学设备及其工作场所的监测数据,其中5台SPECT设备性能检测不合格,不合格指标主要集中在固有非均匀性和固有空间微分线性。

7.放疗设备输出剂量核查

在浙江省肿瘤医院选取一台电子直线加速器开展放疗设备输出剂量核查工作。电子直线加速器均设定能量为2.070,输出剂量为1.997,偏差为-3.5,符合相关规定要求。

8.放射诊断患者的剂量调查

在杭州、宁波、温州、湖州和金华5地开展放射诊断患者的剂量调查工作。共收集到855例DR患者剂量信息和791例CT患者剂量信息。调查数据基本反映了浙江省DR、CT扫描检查中受检者剂量,受检者剂量与其他国家和地区的出版物中给出的诊断参考水平互有高低,提示应根据我国国民体质特征,建立适合我国国民的DR、CT检查中受检者诊断参考水平,推动DR、CT检查的医疗照射防护最优化。

(二)职业性放射性疾病监测与健康风险评估项目

1.各地市放射诊疗机构分布情况

2018年,浙江省共有放射诊疗机构2211家,从图11.8.1可知,放射诊疗机构主要分布在杭州和宁波两地,分别占全省总数的34.6%和19.4%;其他地市的放射诊疗机构分布数量相对较少,放射诊疗资源集中性明显。

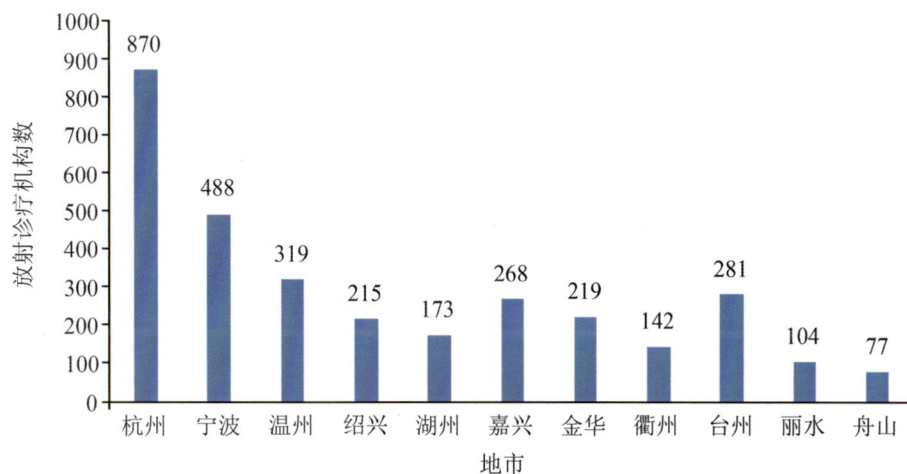

图 11.8.1 2018 年浙江省各地市放射诊疗机构数

2.各地市个人剂量监测率情况汇总

2018年,浙江省各地市诊疗机构放射工作人员的个人剂量监测率总体较高。除台州、湖州、舟山的监测率相对较低外（70%、82%、87%），其他地市的监测率均在96%以上；全省诊疗机构总的放射工作人员个人剂量监测率为94%，表明我省放射工作人员自我防护意识较强，用人单位对工作人员的辐射防护重视（图11.8.2）。

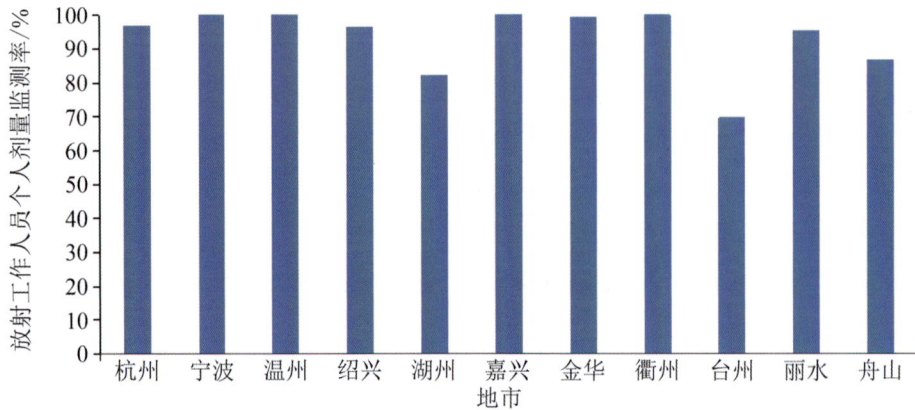

图 11.8.2　2018 年浙江省各地市放射工作人员个人剂量监测率

3. 各地市职业健康检查率情况汇总

2018年，浙江省诊疗机构放射工作人员职业健康检查人数为15,099人，占总人数的85%，除温州、湖州和衢州的体检率相对较低外（职业健康体检每两年开展一次，因此体检人数的波动明显），其他地市的体检率均在80%以上，各地市职业健康体检情况见图11.8.3。

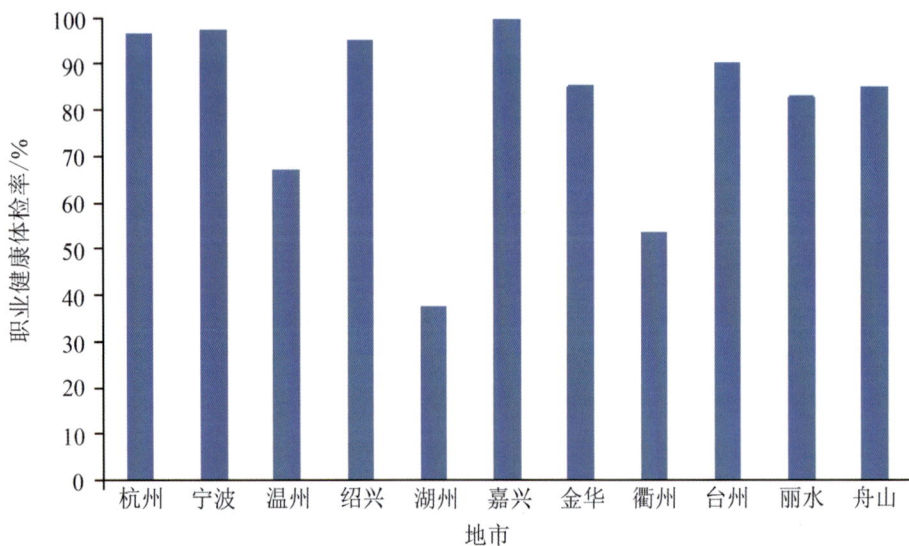

图 11.8.3　2018 年浙江省各地市放射工作人员职业健康体检率

4. 各地市职业健康体检机构分布情况

2018年，浙江省共有职业健康体检机构20家，较2017年增加2家，体检机构区域分布较均衡。20家具有体检资质的机构分别为浙江大学医学院附属第一医院、杭州市职业病防治院、宁波市镇海区炼化医院、宁波市第一医院、宁波明州医院、温州市人民医院、湖州市中心医院、湖州市第一人民医院、嘉兴市第一医院、嘉兴市第二医院、绍兴市人民医院、舟山医院、金华市职业病防治所、金华市中心医院、衢州市人民医院、衢州市衢化医院、台州医院、丽水市中心医院、丽水市人民医院和海盐县人民医院。

5. 监测医院职业健康管理信息调查结果

2018年，全省共收集85家监测医院的职业健康管理信息。85家监测医院共有放射工作人员3593人，开展个人剂量监测人数3590人，个人剂量监测率达99.92%。浙江省疾病预防控制中心在开展个人剂量监测工作时发现个人剂量超过5mSv的有16人，其中超过20mSv的有3人。对超剂量人员进行大剂量原因调查，结果显示，大剂量的结果均是因为剂量计遗落机房、未摘除剂量计进行X射线诊断等非正常工作原因造成。职业健康应检人数2971人，实际检查2964人，检查率99.76%；均未出现疑似放射患者。85家监测医院中从事介入放射学的放射工作人员共有550名，开展双剂量监测337人，占61.27%。为进一步掌握近台操作放射工作人员眼晶状体的吸收剂量，综合考虑眼晶状体对射线的敏感性和医务人员健康的重要性，2018年，浙江省选取浙江大学医学院附属第一医院和浙江省肿瘤医院作为眼晶状体剂量监测的试点医院，共对31位介入放射工作人员进行了眼晶状体剂量监测，监测结果为0.008 ～ 2.062mSv/季度。

6. 职业健康检查信息及体检报告调查结果

2018年，全省共有23,705名放射工作人员参加职业健康体检，外周血淋巴细胞染色体畸变分析21,761人次，其中染色体畸变异常人数为105人，异常比例为0.48%（表11.8.4）。

7. 诊断与鉴定机构调查结果

从3家职业病诊断与鉴定机构（浙江大学医学院附属第一医院、杭州市职业病防治院和丽水市中心医院）提供的数据来看，2014—2018年全省共有4例诊断病例，其中放射诊断学1例、工业应用1例和国防活动2例。2018年度无职业性放射性新增病例。

二、核电站周围环境媒介物辐射水平

2018年，浙江省对秦山核电站、三门核电站周围监测点及对照监测点（杭州、舟山）进行空气、水、食品及环境γ外照射累积剂量测定，共检测样品453件，包括水样111份、食品15份、沉降灰12份、环境γ外照射累积剂量元件315个，累计获得可用数据518个。

（一）大气沉降灰放射性核素

2018年，在杭州监测点（1个）、秦山核电站周围监测点（2个）开展的大气沉降灰放射性核素监测未发现异常情况（表11.8.5、表11.8.6）。

（二）水样监测

2018年，浙江省对总α、总β、放射性核素Sr^{90}、Cs^{137}进行测定分析。水样监测结果发现杭州、秦山核电站和三门核电站监测点Sr^{90}和Cs^{137}放射性都趋于毫贝可每升水平，与2017年相比未发现有异常的变化，总α、总β未发现超标（表11.8.7 ～表11.8.12）。

表 11.8.4　2018 浙江省职业健康检查信息汇总表

体检机构	体检单位数	医院数	实际体检人次	进行外周血淋巴细胞染色体畸变分析人次	体检异常人次	异常率/%
浙江大学医学院附属第一医院	755	453	4373	4373	28	0.64
杭州市职业病防治院	607	497	3074	2254	33	1.07
浙江省湖州市第一人民医院	3	1	138	138	0	0.00
湖州市中心医院	31	28	117	117	3	2.56
海盐县人民医院	79	7	3062	3062	0	0.00
嘉兴市第二医院	178	61	711	711	0	0.00
嘉兴市第一医院	243	237	761	761	0	0.00
金华市职业病防治所	113	113	412	354	0	0.00
金华市中心医院	1	1	84	84	0	0.00
丽水市中心医院	50	47	155	155	1	0.65
丽水市人民医院	6	5	191	191	1	0.52
宁波明州医院	8	4	1030	0	0	0.00
宁波市镇海区炼化医院	20	9	355	355	4	1.13
宁波市第一医院	758	417	2375	2375	0	0.00
衢州市人民医院	55	46	362	362	1	0.28
浙江衢化医院	45	35	141	141	0	0.00
绍兴市人民医院	145	143	1006	1006	22	2.19
台州医院	215	163	2202	2193	0	0.00
温州市人民医院	401	1	2723	2696	13	0.48
舟山医院	77	52	433	433	0	0.00
合计	3790	2320	23,705	21761	106	0.48

表 11.8.5　2018 年各季度杭州地区大气沉降灰中放射性核素检测结果

单位：Bq/m^2

核素	第一季度	第二季度	第三季度	第四季度
Sr^{90}	0.686	0.727	2.456	1.536
Cs^{137}	0.180	0.183	0.447	0.290

表 11.8.6　2018 年各季度秦山核电站周围环境大气沉降灰中放射性核素检测结果

单位：Bq/m^2

核素	第一季度		第二季度		第三季度		第四季度	
	东	西	东	西	东	西	东	西
Sr^{90}	1.029	1.031	1.035	1.027	1.761	1.756	1.041	1.053
Cs^{137}	0.206	0.271	0.518	0.135	0.166	0.678	0.689	0.380

表 11.8.7　2018 年杭州对照点环境水样中 Sr^{90} 和 Cs^{137} 测定结果

单位：10^{-3}Bq/L

样品名	采样时间	Sr^{90}	Cs^{137}
西湖水	上半年	6.314	1.105
	下半年	7.269	1.369
自来水	上半年	5.854	5.789
	下半年	6.291	1.213
钱江水	上半年	6.987	1.381
	下半年	11.50	2.068

表 11.8.8　2018 年杭州对照点环境水样中总 α 和总 β 测定结果

单位：Bq/L

样品名	采样时间	总 α	总 β
西湖水	上半年	<0.016	0.110
	下半年	0.019	0.088
钱江水	上半年	<0.016	0.095
	下半年	0.017	0.110
自来水	上半年	<0.016	0.097
	下半年	<0.016	0.087
湘湖水	上半年	0.021	0.190
	下半年	<0.016	0.110
南星水厂	上半年	<0.016	0.065
	下半年	<0.016	0.100
赤山埠供水分公司	上半年	<0.016	0.060
	下半年	<0.016	0.088
清泰水厂	上半年	<0.016	0.100
	下半年	<0.016	0.098
祥符水厂	上半年	<0.016	0.040
	下半年	0.032	0.130
萧山供水有限公司南片水厂	上半年	0.025	0.080
	下半年	0.025	0.025
闻堰自来水厂	上半年	0.025	0.100
	下半年	0.025	0.100
江东水厂	上半年	0.025	0.120
	下半年	0.025	0.100
九溪水厂	全年	<0.016	0.097

表 11.8.9　2018 年秦山核电站周围环境水样中 Sr^{90} 和 Cs^{137} 测定结果

单位：$10^{-3}Bq/L$

样品名	采样时间	Sr^{90}	Cs^{137}
水源水	上半年	9.346	4.965
	下半年	9.447	2.233
出厂水	上半年	8.248	1.804
	下半年	7.543	3.024
末梢水	上半年	5.915	1.318
	下半年	5.707	1.489

表 11.8.10　2018 年秦山核电站周围环境水样中总 α 和总 β 测定结果

单位：Bq/L

样品名	采样时间	总 α	总 β
天仙制水有限公司水源水	上半年	0.022	0.320
	下半年	<0.016	0.190
天仙制水有限公司出厂水	上半年	<0.016	0.260
	下半年	<0.016	0.180
西塘桥街道永宁社区居委会末梢水	上半年	0.021	0.190
	下半年	<0.016	0.160
中和酒家末梢水	上半年	0.021	0.210
	下半年	<0.016	0.170
秦山街道社区卫生服务中心末梢水	上半年	0.017	0.240
	下半年	0.017	0.088
中核二厂出厂水	上半年	<0.016	0.220
	下半年	<0.016	0.170
南北湖水源水	上半年	<0.016	0.110
	下半年	0.019	0.160
紫金山村村委末梢水	上半年	0.040	0.250
	下半年	<0.016	0.170
海盐县疾病预防控制中心末梢水	上半年	<0.016	<0.028
	下半年	<0.016	0.130
海盐县三地自来水有限公司水源水	上半年	<0.016	0.300
	下半年	<0.016	0.160
海盐县三地自来水有限公司出厂水	上半年	<0.016	0.230
	下半年	<0.016	0.140

表 11.8.11　2018 年三门核电站周围环境水样中 Sr^{90} 和 Cs^{137} 测定结果

单位：10^{-3}Bq/L

样品名	采样时间	Sr^{90}	Cs^{137}
水库水	上半年	8.137	1.095
	下半年	9.829	0.189
井水	上半年	7.926	0.958
	下半年	7.823	4.029
出厂水	上半年	7.556	1.625
	下半年	7.743	1.820
末梢水	上半年	8.306	3.061
	下半年	5.486	1.659

表 11.8.12　2018 年三门核电站周围环境水样中总 α 和总 β 测定结果

单位：Bq/L

样品名	采样时间	总 α	总 β
六敖三岔水库水	上半年	<0.016	0.050
	下半年	<0.016	0.053
罗岙水库水	上半年	<0.016	0.028
	下半年	<0.016	0.035
大冲井水	上半年	<0.016	0.053
	下半年	<0.016	0.062
横渡溪水	上半年	<0.016	0.042
	下半年	<0.016	0.053
健跳水厂出厂水	上半年	<0.016	0.032
	下半年	<0.016	0.025
健跳水厂末梢水	上半年	<0.016	0.040
	下半年	<0.016	0.030
三门水务公司出厂水	上半年	<0.016	0.036
	下半年	<0.016	0.053
三门县卫生大楼末梢水	上半年	<0.016	0.035
	下半年	<0.016	0.041
红岩坑水厂水源水	上半年	<0.016	0.056
	下半年	<0.016	0.079
三门水务公司水源水	上半年	<0.016	0.033
	下半年	<0.016	0.039
健跳镇毛张村末梢水	上半年	<0.016	<0.028
	下半年	<0.016	0.030
浬浦水厂出厂水	上半年	<0.016	0.032
	下半年	<0.016	0.058

（三）食品监测

对照监测点（杭州、舟山地区）有大米、毛毛菜、牛奶、河鲫鱼、舟山带鱼、舟山海带6种；秦山核电站监测点有大米、包心菜、鲻鱼、河鲫鱼4种；三门核电站监测点有大米、包心菜、河鲫鱼、鲻鱼4种。按当地居民生活习惯进行清洗整理，然后烘干经前处理后测定Sr^{90}，监测结果未发现异常（表11.8.13）。

表 11.8.13　2018 年秦山核电站、三门核电站和对照监测点食品放射性核素 Sr^{90} 检测结果

单位：$Bq \cdot kg^{-1} \cdot L^{-1}$

样品名	Sr^{90}	样品名	Sr^{90}	样品名	Sr^{90}
对照监测点（杭州、舟山）		秦山核电站监测点		三门核电站监测点	
鲜奶（上半年）	0.137	大米	0.066	大米	0.049
鲜奶（下半年）	0.163	包心菜	0.262	包心菜	0.213
大米	0.029	河鲫鱼	1.046	河鲫鱼	0.692
毛毛菜	0.187	鲻鱼	0.858	鲻鱼	0.652
舟山带鱼	0.194				
舟山海带	0.067				
河鲫鱼	0.411				

（四）外环境TLD元件

2018年，浙江省对分布在秦山核电站周围的26个监测点和三门核电站周围的30个监测点的TLD元件进行及时的布放和回收监测，分别对第一、二、三、四季度TLD元件进行采集、布点和分析测定，监测结果见表11.8.14。

表 11.8.14　2018 年秦山核电站、三门核电站周围环境 γ 累积剂量监测结果

单位：mSv

监测点	第一季度	第二季度	第三季度	第四季度	合计
秦山核电周围	0.211	0.122	0.167	0.103	0.603
三门核电周围	0.090	0.064	0.090	0.216	0.460

Chapter 12

第十二章　指标说明

一、人口基本情况

（一）常住人口

1.常住人口数

（1）定义和计算方法

常住人口是指全年在该地累计居住超过6个月者。

年度常住人口数＝（年初人口数＋年末人口数）÷2

（2）数据来源

由中国疾病预防控制中心统一从国家统计局获得的常住人口资料。

2.抚养比

（1）定义和计算方法

总抚养比：总体人口中非劳动年龄人口数与劳动年龄人口数之比，用百分比表示。非劳动年龄人口指少年儿童人口（0～<15岁）和老年人口（65岁及以上），劳动年龄人口指15～<65岁人口。该指标反映每100名劳动年龄人口要负担多少名非劳动年龄人口。

少儿抚养比：少年儿童人口数与劳动年龄人口数之比，用百分比表示。该指标反映每100名劳动年龄人口要负担多少名少年儿童。

老年抚养比：老年人口数与劳动年龄人口数之比，用百分比表示。该指标反映每100名劳动年龄人口要负担多少名老年人。

（2）数据来源

中国疾病预防控制信息系统中的基本信息系统。

（二）户籍人口

1.户籍人口数

（1）定义和计算方法

户籍人口：浙江省本省户籍的人口。

年度户籍人口数＝（年初人口数＋年末人口数）÷2

（2）数据来源

由浙江省各基层疾病预防控制中心上报人口报表。

2.粗出生率

（1）定义和计算方法

指某年某地区出生人数（活产数）与同期平均人口数之比。

粗出生率（‰）＝（出生人数÷同期平均人口数）×1000‰

（2）数据来源

由浙江省各基层疾病预防控制中心上报人口报表。

3.出生性别比

指某年某地区男性出生人数（活产数）与女性出生人数（活产数）之比。

出生性别比＝男性出生人数/女性出生人数

4. 死亡数

（1）定义和计算方法

按照报告死亡个案的"死亡日期"统计，即统计"死亡日期"在当年1月1日至12月31日的死亡个案数。

（2）数据来源

浙江省慢性病监测信息管理系统。

5. 粗死亡率

（1）定义和计算方法

指某年某地区的死亡人数与同期平均人口数之比。

粗死亡率（‰）=（死亡人数÷同期平均人口数）×1000‰

（2）数据来源

浙江省慢性病监测信息管理系统。人口资料采用浙江省各基层疾病预防控制中心上报的户籍人口资料。

6. 标化死亡率

（1）定义和计算方法

指按中国2010年标准人口年龄构成（表12.1）计算的死亡率。

标化死亡率=Σ（各年龄组死亡率×标准人口的相应年龄组的比重）

表 12.1　2010 年中国标准人口年龄构成

年龄组 / 岁	人口数	构成比 /%	年龄组 / 岁	人口数	构成比 /%
0~	13,814,161	0.01	45~	105,811,899	0.08
1~	61,859,647	0.05	50~	78,936,414	0.06
5~	70,965,292	0.05	55~	81,509,713	0.06
10~	74,886,034	0.06	60~	58,820,012	0.04
15~	99,832,077	0.07	65~	41,213,084	0.03
20~	127,462,868	0.10	70~	33,052,450	0.02
25~	101,227,255	0.08	75~	23,901,354	0.02
30~	97,423,899	0.07	80~	13,399,403	0.01
35~	118,332,523	0.09	85~	7,627,526	0.01
40~	124,996,066	0.09			

（2）数据来源

浙江省慢性病监测信息管理系统。

7. 死因顺位

（1）定义和计算方法

采用国际疾病分类（ICD10）进行死因分类（以疾病监测系统大类为准），根据某年某地区各类死因构成比由高到低排列。

相关疾病ICD10编码范围：恶性肿瘤为C00～C97，心脏病为I05～I09、I11、I20～I27、

I30～I52,脑血管病为I60～I69,损伤和中毒为V01～Y89,传染病和寄生虫病为A00～A99、B00～B94、B99。

（2）数据来源

浙江省慢性病监测信息管理系统。

8.人口自然增长率

指某年某地区的人口自然增加数（出生人数与死亡人数之差）与同期平均人口数之比。

人口自然增长率＝粗出生率－粗死亡率

9.平均期望寿命

指0岁时的期望寿命。表示各年龄组死亡率保持现有水平不变的情况下,同时出生的一代人一生可存活的年数。期望寿命计算采用蒋庆琅简略寿命表法。

二、传染病

（一）总体情况

1.报告发病数、报告死亡数

（1）定义和计算方法

按照报告病例个案的"发病日期""死亡日期"统计,即分别统计"发病日期""死亡日期"在当年1月1日至12月31日的病例。

统计规则:仅统计"临床诊断病例""确诊病例";统计病例为"已审核卡","未审核卡"不纳入统计;按病例"现住址"统计,现住址按照2017年底最新维护更新的地区编码统计。

（2）数据来源

传染病信息报告管理系统。

2.报告发病率、报告死亡率

（1）定义和计算方法

在上述报告发病数、报告死亡数的基础上,用报告发病数、报告死亡数除以同期平均人口数,再乘以10万,分别得到报告发病率（/10万）和报告死亡率（/10万）。

各年龄组报告发病率（/10万）和报告死亡率（/10万）为年龄组内报告发病数和报告死亡数除以年龄组内平均人口数,再乘以10万。

（2）数据来源

传染病信息报告管理系统。人口资料采用由中国疾病预防控制中心统一从国家统计局获得的常住人口资料。

3.标化发病率、标化死亡率

（1）定义和计算方法

按中国2010年标准人口年龄构成计算的报告发病率。

标化发病率＝Σ（各年龄组发病率×标准人口的相应年龄组的比重）

标化死亡率＝Σ（各年龄组死亡率×标准人口的相应年龄组的比重）

（2）数据来源

传染病信息报告管理系统。

4.报告发病数、报告死亡数的上升/下降百分比

（1）定义和计算方法

报告发病数的上升/下降百分比（%）＝（本年度报告发病数－去年同期报告发病数）÷去年同期报告发病数×100%

报告死亡数的上升/下降百分比（%）＝（本年度报告死亡数－去年同期报告死亡数）÷去年同期报告死亡数×100%

（2）数据来源

传染病信息报告管理系统。

5.发病顺位

（1）定义和计算方法

按报告传染病病种分类,根据各类报告传染病的构成比大小由高到低排列。

（2）数据来源

传染病信息报告管理系统。

（二）HIV/AIDS

1.新诊断HIV/AIDS病例数

（1）定义和计算方法

按报告病例的录入和"终审日期"统计,当年1月1日至12月31日报告地在浙江省的HIV感染者和AIDS患者数。

（2）数据来源

艾滋病防治基本信息系统。

2.报告现存活HIV/AIDS病例数

（1）定义和计算方法

截至当年12月31日,已发现的现住址在浙江省且存活的HIV感染者和AIDS患者数。

（2）数据来源

艾滋病防治基本信息系统。

3.估计现存活HIV/AIDS病例数

（1）定义和计算方法

应用EPP（estimation and projection package）/Spectrum模型,截至当年12月31日,估计现住址在浙江省且存活的HIV感染者和AIDS患者数。

（2）数据来源

EPP/Spectrum模型。

4.报告人群HIV感染率

（1）定义和计算方法

某年某地区每10万人口中已发现且存活的HIV感染者和AIDS患者数。

报告人群HIV感染率（/10万）＝（报告现存活HIV/AIDS病例数÷当年某地人口数）×100,000/10万

（2）数据来源

艾滋病防治基本信息系统。人口资料采用中国疾病预防控制中心统一从国家统计局获得的常住人口资料。

5.估计人群HIV感染率

（1）定义和计算方法

某年某地区每10万人口中估计存活的HIV感染者和AIDS患者数。

估计人群HIV感染率（/10万）＝（估计现存活HIV/AIDS病例数÷当年某地人口数）×100,000/10万

（2）数据来源

EPP/Spectrum模型。

6.传播途径构成比

（1）定义和计算方法

各传播途径所致HIV感染者和AIDS患者所占的比重,包括男男同性性传播、异性传播、注射吸毒传播、母婴传播、血液传播、其他/不详途径。

（2）数据来源

艾滋病防治基本信息系统。

（三）肺结核

1.新登记肺结核数

（1）定义和计算方法

当年（1月1日至12月31日）新登记的肺结核患者数,包括单纯性结核性胸膜炎。

（2）数据来源

结核病信息管理系统。

2.新登记肺结核登记率

（1）定义和计算方法

当年新登记的肺结核患者数与同期平均人口数之比。

新登记肺结核登记率（/10万）＝当年新登记的肺结核患者数÷同期平均人口数×100,000/10万

（2）数据来源

结核病信息管理系统。人口资料采用由中国疾病预防控制中心统一从国家统计局获得的常住人口资料。

3.新登记肺结核类型构成

（1）定义和计算方法

各类型（痰涂片阳性、阴性,结核性胸膜炎,未查痰）新登记肺结核患者所占总新登记肺结核患者的比例。

（2）数据来源

结核病信息管理系统。

4.肺结核患者成功治疗率

（1）定义和计算方法

登记的肺结核患者中成功治疗（治愈或完成疗程）的人数占同期登记肺结核患者的比例。

肺结核患者成功治疗率（%）＝（成功治疗的肺结核患者数÷同期登记的肺结核患者数）×100%

（2）数据来源

结核病信息管理系统。

（四）戊型肝炎

1.报告发病数

（1）定义和计算方法

按照报告病例的"发病日期"统计戊型肝炎，即当年1月1日至12月31日的病例数。

（2）数据来源

数据来源于大疫情网以及戊型肝炎疫情处置报告。

（五）流行性感冒

1.报告流感样病例占门急诊总数比例

（1）定义和计算方法

流感样病例（influenza-like illness，ILI）是指发热（体温≥38℃），伴咳嗽或咽痛之一者。

报告流感样病例占门急诊病例总数比例（%）＝（报告流感样病例÷门急诊总数）×100%

（2）数据来源

中国流感监测信息系统。

2.流感病毒检测阳性率

（1）定义和计算方法

指流感阳性例数占实验室流感检测总数的比例。

流感病毒检测阳性率（%）＝（流感检测阳性例数÷实验室流感检测总数）×100%

（2）数据来源

中国流感监测信息系统。

（六）登革热

1.布雷图指数（Breteau index，BI）

（1）定义和计算方法

每百户人家的伊蚊阳性容器数。BI＞20，表明登革热有区域流行风险（即高度风险）；10＜BI≤20，有暴发风险（即中度风险）；5＜BI≤10，有传播风险（即低度风险）；BI≤5，符合防控要求。计算公式如下：

布雷图指数（BI）＝（阳性容器数÷检查户数）×100

（2）数据来源

由浙江省各登革热监测点提供监测数据。

（七）发热伴血小板减少综合征

1.布旗法

（1）定义和计算方法

用于游离蜱的调查。用90cm×60cm的白色或浅色布旗,窄的一边两端用绳子固定,将旗子平铺地面,拖拉绳子前进,每步行10m可停下检视附着的蜱数。根据调查地段内植被情况选择不同的方法进行定距离均匀地拖或挥旗。如是较平整的草地,可拖拉布旗在草地上行走;如是灌木丛,则手持木杆在灌木丛和杂草上来回挥动布旗。在每一样地将附着在布旗上和拖蜱者身上的蜱用镊子捡起装入采样管内并计数。一般每一样地拖（挥）旗不少于500m,时间不少于30min。游离蜱密度以每布旗每小时所捕获蜱数进行游离蜱密度统计,单位为只/布旗人工小时。计算公式如下:

$$游离蜱密度 = \frac{\left(\dfrac{x_1}{t_1} + \dfrac{x_2}{t_2} + \cdots + \dfrac{x_n}{t_n}\right) \times 60\ \text{min} \ / \ \text{h}}{n}$$

$x_1, x_2, \cdots, x_n$,分别为各布旗采获蜱数,单位:只;$t_1, t_2, \cdots, t_n$分别为各布旗相应拖蜱时间,单位:分钟;游离蜱密度单位:只/布旗人工小时。

（2）数据来源

浙江省各发热伴血小板减少综合征监测点提供的监测数据。

（八）鼠疫

1.鼠密度

（1）定义和计算方法

夹夜法鼠密度以每百只鼠夹捕获鼠数量,即捕获率表示,计算公式如下:

捕获率（只/百夹）=捕鼠总数（只）÷有效夹（笼）数（夹）×100

有效夹（笼）数=布夹（笼）总数－无效夹（笼）数

无效夹是指丢失或不明原因击发的鼠夹（笼）。

（2）数据来源

浙江省各鼠疫监测点提供宿主监测数据。

2.鼠体蚤

（1）定义和计算方法

总蚤指数指某种啮齿动物体外寄生所有蚤类的总数与检蚤总鼠数的比值,又称鼠体蚤指数。计算公式如下:

总蚤指数=总蚤数（只）÷总鼠数（只）

鼠体染蚤率指某种啮齿动物体外寄生有蚤类的鼠数占检蚤总鼠的百分比。计算公式如下:

鼠体染蚤率（%）=染蚤鼠数（只）÷总鼠数（只）×100%

（2）数据来源

浙江省各鼠疫监测点提供宿主媒介监测数据。

（九）疟疾

1.平均灯诱按蚊密度

（1）定义和计算方法

指使用诱蚊灯法捕捉的按蚊密度。

平均灯诱按蚊密度＝每次灯诱法捕捉按蚊的总数÷（诱蚊灯数量×捕捉夜晚数）

（2）数据来源

浙江省传疟媒介监测点数据。

2.平均人诱按蚊密度

（1）定义和计算方法

指使用人诱法捕捉的按蚊密度。

平均人诱按蚊密度＝通宵一夜捕捉按蚊总数÷（人饵数×捕捉小时数）

（2）数据来源

浙江省传疟媒介监测点数据。

（十）诺如病毒感染

（1）定义和计算方法

报告发病数：按照报告病例的"发病日期"统计诺如病毒感染，即当年1月1日至12月31日的病例数。

罹患率（％）＝（观察期内的新病例数÷同期暴露人口数）×100%

（2）数据来源

来源于中国疾病预防控制信息系统以及浙江省各诺如监测点提供的病原学监测数据。

（十一）其他指标

除上述指标外，还分别统计了病毒性肝炎（甲、乙、丙型）、麻疹、梅毒、淋病、登革热、手足口病、狂犬病、布鲁杆菌病、其他感染性腹泻病等传染病的报告发病数、报告死亡数、报告发病率、报告死亡率、标化发病率、标化死亡率等指标，计算方法和数据来源同前。

三、慢性非传染性疾病

1.发病数

（1）定义和计算方法

恶性肿瘤、糖尿病按照报告病例的"确诊日期"统计，即统计"确诊日期"在当年1月1日至12月31日的病例数。冠心病急性事件、脑卒中按照报告病例的"发病日期"统计，即统计"发病日期"在当年1月1日至12月31日的病例数。

（2）数据来源

浙江省慢性病监测信息管理系统。

2.粗发病率

（1）定义和计算方法

指某年某地区新发病人数与同期平均人口数之比。

粗发病率（/10万）＝某年某地区新发病人数÷同期平均人口数×100,000/10万

（2）数据来源

浙江省慢性病监测信息管理系统。

3. 标化发病率

（1）定义和计算方法

指按中国2010年标准人口年龄构成标化后的发病率。

标化发病率＝Σ（各年龄组发病率×标准人口的相应年龄组的比重）

（2）数据来源

浙江省慢性病监测信息管理系统。

四、伤害

1. 伤害病例数

（1）定义和计算方法

当年新报告的伤害病例数，即"报告时间"为当年1月1日至12月31日的病例数。

（2）数据来源

浙江省慢性病管理信息系统。

2. 伤害构成比

（1）定义和计算方法

不同（职业、年龄、月份、地点、原因、性质、严重程度、部位、结局、意图）伤害病例数占总伤害病例数的比重。

（2）数据来源

浙江省慢性病管理信息系统。

五、地方病

（一）碘缺乏病

1. 合格碘盐食用率

（1）定义和计算方法

食盐中碘含量符合本地区碘含量最新标准的盐样份数占检测盐样份数的百分率。

合格碘盐食用率（％）＝符合碘含量最新标准的盐样份数÷检测份数×100%

（2）数据来源

浙江省碘营养水平监测。

2. 甲状腺容积

（1）定义和计算方法

采用超声检测仪测量的甲状腺左叶容积与右叶容积之和。

甲状腺容积＝0.479×（甲状腺左叶长度×左叶宽度×左叶厚度＋甲状腺右叶长度×右叶宽度

×右叶厚度）÷1000（注：甲状腺容积的单位为mL，甲状腺长度、宽度和厚度的单位为mm）

（2）数据来源

浙江省碘缺乏病病情监测与健康教育。

3.8~10周岁儿童甲状腺肿大率

（1）定义和计算方法

采用超声检查出的8～10周岁儿童甲状腺肿大人数占受检8～10周岁儿童人数的百分比。

8～10周岁儿童甲状腺肿大率（%）＝（8周岁儿童甲状腺容积大于4.5mL的人数＋9周岁儿童甲状腺容积大于5.0mL的人数＋10周岁儿童甲状腺容积大于6.0mL的人数）÷检查人数×100%

（2）数据来源

浙江省碘缺乏病病情监测与健康教育。

4.知晓率

（1）定义和计算方法

知晓率（%）＝答对题目数÷（调查对象×3）×100%

（2）数据来源

浙江省碘缺乏病病情监测与健康教育。

（二）地方性氟中毒

1.氟斑牙检出率

（1）定义和计算方法

氟斑牙检出率（%）＝极轻度及以上的病例数÷被检查人数×100%

（2）数据来源

浙江省饮水型地方性氟中毒监测与健康教育。

2.氟斑牙指数

（1）定义和计算方法

氟斑牙指数＝（可疑数×0.5＋极轻度×1＋轻度数×2＋中度数×3＋重度数×4）÷被检查人数

（2）数据来源

浙江省饮水型地方性氟中毒监测与健康教育。

3.外环境水氟含量

（1）定义和计算方法

如果监测村已经改水，则调查改水工程运转情况，并采集1份末梢水水样测定水氟含量（每份水样进行2次平行测定，计算平均值）；如果监测村尚未改水，则按照东、西、南、北、中五个方位在饮用水源各采集1份水样，饮用水源不足5个的则全部采集，测定氟含量。

（2）数据来源

浙江省饮水型地方性氟中毒监测与健康教育。

4.知晓率

（1）定义和计算方法

知晓率（%）＝答对题目数÷（调查对象×3）×100%

（2）数据来源

浙江省饮水型地方性氟中毒监测与健康教育。

六、食源性疾病

1. 食源性疾病病例报告发病数

（1）定义和计算方法

按照报告病例的"发病日期"统计当年1月1日至12月31日的病例数。

（2）数据来源

浙江省食源性疾病监测报告系统。

2. 食源性疾病病例人群分布构成比

（1）定义和计算方法

食源性疾病病例各年龄段、各职业所占的比重。

（2）数据来源

浙江省食源性疾病监测报告系统。

3. 食源性疾病暴发事件报告起数

（1）定义和计算方法

按照暴发事件"发生日期"统计当年1月1日至12月31日的发生起数。

（2）数据来源

浙江省食源性疾病暴发监测系统。

七、青少年健康状况

（一）中小学生健康状况

1. 营养不良率

（1）定义和计算方法

营养不良指因能量和蛋白质摄入不足而导致的营养不良,不包括其他特异性维生素、矿物质缺乏性营养不良。

营养不良率=生长迟缓检出率＋轻度消瘦检出率＋中重度消瘦检出率。

（2）数据来源

浙江省学生健康状况综合监测与常见病防治项目。

2. 超重率和肥胖率

（1）定义和计算方法

超重和肥胖者各占体检人数的百分比。

根据体重指数（BMI）进行判断,当BMI值大于或等于相应性别、年龄组的超重值而小于相应组段的肥胖值时,判断为超重;当BMI值大于或等于相应性别、年龄组的肥胖值时,判断为肥胖。

（2）数据来源

浙江省学生健康状况综合监测与常见病防治项目。

3. 视力低下率

（1）定义和计算方法

裸眼远视力低于5.0者占体检人数的百分比。

视力低下率（%）＝裸眼远视力低于5.0人数÷体检人数×100%

（2）数据来源

浙江省学生健康状况综合监测与常见病防治项目。

4. 沙眼检出率

（1）定义和计算方法

检出沙眼者占体检人数的百分比。

沙眼检出率（%）＝检出沙眼人数÷体检人数×100%

（2）数据来源

浙江省学生健康状况综合监测与常见病防治项目。

5. 恒牙龋患率

（1）定义和计算方法

有恒牙龋齿者占体检人数的百分比。

恒牙龋患率（%）＝检出恒牙龋齿人数÷体检人数×100%

（2）数据来源

浙江省学生健康状况综合监测与常见病防治项目。

6. 贫血率

（1）定义和计算方法

被检者血红蛋白值低于相应组段血红蛋白值下限值时诊断为贫血。

贫血率（%）＝贫血人数÷体检人数×100%

（2）数据来源

浙江省学生健康状况综合监测与常见病防治项目。

7. 肠道蠕虫感染率

（1）定义和计算方法

肠道蠕虫检出阳性者占体检人数的百分比。

肠道蠕虫感染率（%）＝肠道蠕虫检出阳性人数÷体检人数×100%

（2）数据来源

浙江省学生健康状况综合监测与常见病防治项目。

8. 因病缺课率

（1）定义和计算方法

因病缺课率（%）＝因病缺课总人天数÷监测总人天数×100%

（2）数据来源

浙江省学生健康状况综合监测与常见病防治项目。

（二）学校健康相关环境因素

1. 教室人均面积

（1）定义和计算方法

教室人均面积＝被测教室面积/该教室学生人数

评价标准：小学≥1.36m²，中学≥1.39m²，为合格。（《GB 50099—2011 中小学校设计规范》）

（2）数据来源

浙江省学校教学环境监测。

2. 课桌椅

（1）定义和计算方法

第一排课桌椅前沿与黑板的距离：从第一排课桌椅前沿到前方黑板的距离。

最后一排课桌椅后沿与黑板的距离：从最后一排课桌椅后沿与前方黑板的距离。

课桌或课椅符合率（％）＝课桌或课椅号与就坐学生身高相符合的人数÷被测学生数×100％

评价标准：第一排课桌椅前沿与黑板的距离≥2.2m。

最后一排课桌椅后沿与黑板的距离，小学≤8m，中学≤9m。

课桌或课椅符合率，≥80％。

（《GB 50099—2011 中小学校设计规范》）

（2）数据来源

浙江省学校教学环境监测。

3. 黑板

（1）定义和计算方法

黑板尺寸：高度和宽度。

悬挂高度：黑板下沿与讲台面的垂直距离。

黑板反射比＝反射照度÷入射照度

评价标准：黑板尺寸，高度≥1m；宽度，小学≥3.6m，中学≥4m。

黑板悬挂高度，小学0.8～0.9m，中学1.0～1.1m。

黑板反射比，0.15～0.2。

（《GB 50099—2011 中小学校设计规范》）

（2）数据来源

浙江省学校教学环境监测。

4. 采光

（1）定义和计算方法

采光系数（％）＝室内照度÷室外照度×100％

窗地面积比＝采光窗总面积÷室内地面面积

后墙反射比＝反射照度测量值÷入射照度测量值

评价标准：采光系数≥2.2％。

窗地面积比≥1 ∶ 5。

后墙反射比0.7 ～ 0.8。

(《GB 7793—2010 中小学校教室采光和照明卫生标准》)

(2)数据来源

浙江省学校教学环境监测。

5.照明

(1)定义和计算方法

课桌面照度均匀度＝课桌面最小照度÷平均照度

黑板面照度均匀度＝黑板面最小照度÷平均照度

评价标准：课桌椅平均照度≥300lx；课桌面照度均匀度≥0.7。

黑板面平均照度≥500lx；黑板面照度均匀度≥0.8。

(《GB 7793—2010 中小学校教室采光和照明卫生标准》)

(2)数据来源

浙江省学校教学环境监测。

6.噪声

(1)评价标准

噪声：≤45dB。

(《GB 50099—2011 中小学校设计规范》《GB 50118—2010 民用建筑隔声设计规范》)

(2)数据来源

浙江省学校教学环境监测。

7.空气质量

(1)评价标准

二氧化碳≤0.15%；PM_{10}≤0.15mg/m³；甲醛≤0.10mg/m³。

(《GB /T 18205—2000学校卫生监督综合评价》)

(2)数据来源

浙江省学校教学环境监测。

8.学校生活饮用水

(1)评价标准

游离性余氯：≥0.05mg/L；细菌总数：不得检出；总大肠菌群：不得检出；浑浊度：≤1；酸碱度值：6.5 ～ 8.5；色度：≤15；肉眼可见物：无；嗅味：无异臭异味。

(《GB/T 5750.11—2006 生活饮用水卫生标准消毒剂指标》《GB/T 5750.12—2006 生活饮用水卫生标准微生物指标》《GB/T 5750.4—2006 生活饮用水卫生标准感官性状和物理指标》)

(2)数据来源

浙江省学校教学环境监测。

八、居民食物消费情况

1.食用人群

（1）定义

在分析某类食物时,把调查对象中所有食用过此类食物的人群统称为此类食物的食用人群。

（2）数据来源

2015—2017年浙江省居民食物消费量调查项目。

2.总人群

（1）定义

在分析某类食物时,把参与调查的所有对象（无论是否食用过此类食物）统称为总人群。

（2）数据来源

2015—2017年浙江省居民食物消费量调查项目。

3.年龄分组

（1）分组情况

分为8个阶段,即3 ～ 5岁、6 ～ 14岁、15 ～ 17岁、18 ～ 29岁、30 ～ 39岁、40 ～ 49岁、50 ～ 59岁、60岁及以上。

（2）数据来源

2015—2017年浙江省居民食物消费量调查项目。

4.教育程度分组

（1）分组情况

分为小学及以下、初中、高中、大专及以上四个水平。

（2）数据来源

2015—2017年浙江省居民食物消费量调查项目。

5.收入分组

（1）分组情况

分为<1万、1 ～ 2万、2 ～ 3万、>3万四个水平。

（2）数据来源

2015—2017年浙江省居民食物消费量调查项目。

6.职业分组

（1）分组情况

分为在校学生,家务,待业,离退休人员,国家机关、党群组织、企事业单位负责人、专业技术人员、办事人员和有关人员,商业、服务业人员,农林牧渔水利生产人员,生产运输设备操作人员及有关人员,军人,学龄前儿童和其他等。

（2）数据来源

2015—2017年浙江省居民食物消费量调查项目。

九、公共卫生服务

（一）疫苗接种

1.儿童常规免疫疫苗报告接种率

包括儿童基础免疫疫苗报告接种率和加强免疫疫苗报告接种率。

（1）定义和计算方法

接种率指在疫苗的预防接种过程中，某疫苗（剂次）实际接种人数占应接种人数的百分比。应接种人数指某一区域范围内，达到免疫程序规定应接受某疫苗（剂次）预防接种的适龄儿童数，加上次预防接种时该疫苗（剂次）应接种儿童中漏接种者。实际接种人数指某疫苗（剂次）应接种人数中实际接种的人数。

乙型肝炎疫苗首针及时接种率指新生儿在出生24h内完成该苗首针接种的百分比。

（2）数据来源

中国免疫规划信息管理系统。

2.入学入托儿童接种证查验率

（1）定义和计算方法

指所有入托入学儿童（包括新入学和转学）中接种证查验的儿童所占的百分比。

（2）数据来源

浙江省儿童入托入学查验预防接种证工作情况汇总表。

3.全程补种率

（1）定义和计算方法

全程补种率指接种证查验需补种的儿童中完成全部需补种疫苗的儿童所占的百分比。

（2）数据来源

浙江省儿童入托入学查验预防接种证工作情况汇总表。

（二）居民健康档案

1.电子健康档案建档率

（1）定义和计算方法

电子健康档案建档率（％）＝建立电子健康档案人数÷辖区内常住居民数×100％

（2）数据来源

浙江省基层卫生网络直报系统。

2.健康档案合格率

（1）定义和计算方法

健康档案合格率（％）＝填写合格的档案份数÷电子健康档案总份数×100％

（2）数据来源

浙江省基层卫生网络直报系统。

3.健康档案使用率

（1）定义和计算方法

健康档案合格率（%）＝档案中有动态记录的档案份数÷电子健康档案总份数×100%

有动态记录的档案是指1年内有符合各类服务规范要求的相关服务记录的健康档案。

（2）数据来源

浙江省基层卫生网络直报系统。

（三）老年人健康管理

1.老年人健康管理率

（1）定义和计算方法

老年人健康管理率（%）＝接受健康管理的65岁及以上常住居民人数÷年内辖区内65岁及以上常住居民数×100%

（2）数据来源

浙江省基层卫生网络直报系统。

2.老年人中医药健康管理服务率

（1）定义和计算方法

指建立了健康档案，接受中医体质辨识、中医药保健指导，服务记录表填写完整的老年人占辖区65岁以上常住居民数的百分比。

老年人中医药健康管理服务率（%）＝接受中医药健康管理服务65岁及以上居民数÷年内辖区内65岁及以上常住居民数×100%

（2）数据来源

浙江省基层卫生网络直报系统。

（四）0~6岁儿童健康管理

1.新生儿访视率

（1）定义和计算方法

指接受1次及以上访视的新生儿人数占辖区内活产数的百分比。

新生儿访视率（%）＝年度辖区内接受1次及以上访视的新生儿人数÷年度辖区内活产数×100%

（2）数据来源

浙江省基层卫生网络直报系统。

2.儿童健康管理率

（1）定义和计算方法

指接受1次及以上随访的0～6岁儿童数占辖区内常住0～6岁儿童数的百分比。

儿童健康管理率（%）＝年度辖区内接受1次及以上随访的0～6岁儿童数÷年度辖区内应管理的0～6岁儿童数×100%

（2）数据来源

浙江省基层卫生网络直报系统。

3.儿童系统管理率

（1）定义和计算方法

指按相应频次要求管理的0～6岁儿童数占辖区内常住0～6儿童数的百分比。

儿童系统管理率（%）＝年度辖区中按相应频次要求管理的0～6岁儿童数÷年度辖区内应管理的0～6岁儿童数×100%

（2）数据来源

浙江省基层卫生网络直报系统。

（五）孕产妇健康管理

1.早孕建册率

（1）定义和计算方法

指孕13周前建立《母子健康手册》并进行第1次产前检查的孕妇数与辖区内活产数的比值。

早孕建册率（%）＝辖区内早孕建册人数÷该地该时间段内活产数×100%

（2）数据来源

浙江省基层卫生网络直报系统。

2.孕产妇系统管理率

（1）定义和计算方法

指产前检查5次及以上的产妇数与辖区内活产数的比值。

孕产妇系统管理率（%）＝辖区内产妇产前检查5次及以上人数÷该地该时间内活产数×100%

（2）数据来源

浙江省基层卫生网络直报系统。

3.产后访视率

（1）定义和计算方法

指产妇出院后28天内接受过产后访视的产妇人数与辖区内活产数的比值。

产后访视率（%）＝辖区内产妇产后访视人数÷该地该时间内活产数×100%

（2）数据来源

浙江省基层卫生网络直报系统。

（六）慢性病患者及高危人群健康管理

1. 患者发现率

（1）定义和计算方法

年末登记患者数：指基层卫生服务机构每年末累计发现并建立纸质和/或电子档案的高血压/糖尿病患者总数，包括当年新发现、迁入患者，不包括当年死亡、迁出患者。

辖区常住人口总数：指当年辖区常住人口总数，常住人口是指当年在本乡镇/街道连续居住6个月及以上的人口，包括户籍人口和非户籍人口。

患者发现率（%）=年末登记患者数÷辖区常住人口数×100%

（2）数据来源

浙江卫生健康信息网络直报系统。

2. 健康管理率

（1）定义和计算方法

管理患者数：指当年基层卫生服务机构对登记的高血压/糖尿病患者纳入分级管理、制定计划并至少实施1次管理的患者数。

估算患者数=辖区常住成年人口数×成年人高血压÷糖尿病患病率

健康管理率（%）=管理患者数÷辖区估算患者数×100%

（2）数据来源

浙江卫生健康信息网络直报系统。

3. 规范管理率

（1）定义和计算方法

规范管理数：指当年基层卫生服务机构管理高血压/糖尿病患者中，定期随访管理（实施分级管理、随访评估和分类干预，其中每年提供至少4次面对面随访和1次较全面的健康体检）且档案填写规范（信息真实、必填项目完整且无逻辑错误）的患者数。

规范管理率（%）=规范管理数÷管理患者数×100%

（2）数据来源

浙江卫生健康信息网络直报系统。

4. 血压控制率

（1）定义和计算方法

血压控制患者数：指当年基层卫生服务机构管理高血压患者中，末次（最末1次随访监测或记录）血压值控制达标的患者数。

血压控制率（%）=血压控制患者数÷管理患者数×100%

（2）数据来源

浙江卫生健康信息网络直报系统。

5. 空腹血糖控制率

（1）定义和计算方法

空腹血糖控制患者数：指当年基层卫生服务机构管理糖尿病患者中，末次（最末1次随访监测或记录）空腹血糖值控制达标（空腹血糖值<7.0mmol/L）的患者数。

空腹血糖控制率（%）=空腹血糖控制患者数÷管理患者数×100%

（2）数据来源

浙江卫生健康信息网络直报系统。

6. 高危人群发现率

（1）定义和计算方法

高危人群年末登记人数：指基层卫生服务机构每年末累计发现并建立纸质和/或电子档案的高血压/糖尿病高危人群总数，包括当年新发现、迁入高危人群，不包括当年死亡、迁出、转为一般人群或患者的高危人群。

高危人群发现率（%）=年末登记人数÷辖区常住人口数×100%

（2）数据来源

浙江卫生健康信息网络直报系统。

7．高危人群管理率

（1）定义和计算方法

高危人群当年管理人数：指当年基层卫生服务机构对登记的高危人群，通过各种途径每年至少进行1次个体化生活方式指导的人数。

估算高危人数=辖区常住成年人口数×成年人高血压÷糖尿病高危患病率

高危人群管理率（％）=当年管理人数÷辖区估算高危人群数×100％

（2）数据来源

浙江卫生健康信息网络直报系统。

8.高危人群规范管理率

（1）定义和计算方法

高危人群规范管理人数：指当年基层卫生服务机构对登记的高危人群，定期随访管理（每半年至少进行1次随访管理，每半年测量1次血压/每年测量1次空腹血糖和1次餐后血糖，建议每2年1次较全面的健康体检）且档案填写规范（信息真实、必填项目完整且无逻辑错误）的人数。

高危人群规范管理率（％）=当年规范管理人数÷当年管理高危人数×100％

（2）数据来源

浙江卫生健康信息网络直报系统。

（七）居民吸烟情况

1.15~69岁成人吸烟率

（1）定义和计算方法

吸烟者：一生中曾经吸烟者。

现在吸烟者：调查时吸烟者。

非吸烟者：从未吸过烟者。

现在吸烟率：现在吸烟者占成人人群的百分比。

（2）数据来源

2018年浙江省居民健康素养监测。

样本情况：2018年浙江省居民烟草使用监测通过分层多阶段随机抽样抽取浙江省30个县（市、区）作为监测点，采用问卷调查，掌握浙江省15～69岁人群烟草使用流行情况。共调查18,506人，其中男性8816人，女性9690人；城市9219人，农村9286人；调查样本15～＜25岁、25～＜45岁、45～＜65岁、65及以上年龄组人口占调查总样本的比例分别为2.96％、24.93％、57.98％、14.14％。

十、健康素养

1.健康素养水平

（1）定义和计算方法

指具备基本健康素养的人占总人群的比例。判定具备基本健康素养的标准：问卷得分达到总分80％及以上，被判定具备基本健康素养。2018年问卷总分为66分，达到53分及以上者为具备基本健康素养。

依据《中国公民健康素养——基本知识与技能（2015年版）》，将健康素养划分为三个方面，即基本健康知识和理念、健康生活方式与行为、健康基本技能。判定具备某方面健康素养的标准：以考察某方面素养所有题目的分值之和为总分，实际得分达到该总分80%及以上者被判定具备该方面的健康素养。

依据《中国公民健康素养——基本知识与技能（2015年版）》，结合主要公共卫生问题，将健康素养划分为六类健康问题素养，即科学健康观、传染病防治素养、慢性病防治素养、安全与急救素养、基本医疗素养和健康信息素养。判定具备某类健康问题素养的标准：以考察某类健康问题素养所有题目的分值之和为总分，实际得分达到该总分80%及以上者被判定具备该类健康问题素养。

分值计算：调查问卷包含判断题、单选题、多选题。判断题及单选题答对计1分，答错计0分；多选题全部答对记2分，多选、少选、错选均计0分。

权重计算：采取国家提供的标化方法统一标化，根据浙江省统计局公布2010年全省第六次人口普查调查统计数据对性别、年龄进行标化处理。标化处理按照复杂抽样步骤逐步标化，分为抽样权重、无应答权重及事后分层权重。抽样权重分为4个阶段，确定城市/农村监测点数量，从监测点抽取街道/乡镇，从街道/乡镇抽取居委会/村，从居委会/村抽取家庭户；无应答权重则是由抽取的调查对象数除以完成调查的调查对象数；事后分层权重则是将年龄以5岁为一个年龄段，按男性和女性分别对15～69周岁人群进行分层，以第六次人口普查中该层的人数除以监测对象中该层的加权人数。本报告中未做特殊说明的数据均为经过权重标化处理，非样本结果。

（2）数据来源

2018年浙江省居民健康素养监测。调查区域为杭州市下城区、富阳区、淳安县，宁波市奉化区、慈溪市等30个监测县（市、区），样本量为19,200份，有效问卷为19,007份。监测人群的人口学特征见附表12.1。

十一、健康环境状况

（一）空气质量
数据来源：空气污染（雾霾）对人群健康影响监测。

（二）饮用水

1.水样合格率

（1）定义和计算方法

指水质监测过程中各项指标均合格水样数与监测指标均不缺失的总水样数之比，每份水样检测指标中一项不合格即为不合格。

水样合格率（%）=监测水样中合格的水样数÷监测水样总数×100%

（2）数据来源

浙江省饮用水卫生监测。

2.指标合格率

（1）定义和计算方法

指单项指标监测合格数与监测该指标的水样总数之比。

指标合格率（%）＝监测水样中合格的指标数÷监测水样检测的总指标数×100%

（2）数据来源

浙江省饮用水卫生监测。

3.合格饮用水人口覆盖率

（1）定义和计算方法

即饮用合格饮用水的人口比例,指各份水样均合格的水厂的饮用水人口数与所有供水水厂饮用人口数之比。

合格饮用水人口覆盖率（%）＝监测出厂水合格的水厂覆盖人口数÷所有监测水厂覆盖人口数×100%

（2）数据来源

浙江省饮用水卫生监测。

（三）食品污染物

1.食品污染物检出率和超标率

（1）定义和计算方法

以检测食品样本数为分母,某污染物检出样本数量与该分母的比值为检出率；某污染物超标样本数量与该分母的比值为超标率。

（2）数据来源

全国食品污染物填报系统（2012版）、全国食品微生物风险监测数据汇总系统平台。

（四）公共场所卫生

1.指标合格率

（1）定义和计算方法

指标合格率（%）＝监测指标中合格的指标数÷监测的总指标数×100%

（2）数据来源

公共场所健康危害因素监测、公共场所集中空调通风系统污染状况监测。

（五）病媒生物密度

1.蚊密度

（1）定义和计算方法

诱蚊灯法蚊密度为每夜每盏灯诱捕到的雌蚊数,单位为只/（灯·夜）,计算公式为

蚊密度［只/（灯·夜）］＝捕获雌蚊数（只）÷［布放灯数（灯）×诱蚊夜数（夜）］

（2）数据来源

浙江省各病媒生物监测点提供的蚊虫监测数据。

（3）统计分类

淡色（致倦）库蚊、三带喙库蚊、白纹伊蚊、中华按蚊、其他。

2.成蝇密度

（1）定义和计算方法

笼诱法蝇密度为每个诱蝇笼每天诱捕到的蝇数量,单位为只/笼,计算公式为

成蝇密度（只/笼）＝捕蝇总数÷捕蝇笼数

（2）数据来源

浙江省各病媒生物监测点提供的蝇类监测数据。

（3）统计分类

家蝇、市蝇、丝光绿蝇、铜绿蝇、亮绿蝇、大头金蝇、棕尾别麻蝇、厩腐蝇、巨尾阿丽蝇、红头丽蝇、夏厕蝇、元厕蝇、其他。

3.蜚蠊密度

（1）定义和计算方法

粘捕法蜚蠊密度为平均每张有效粘蟑板粘捕到的蜚蠊数,单位为只/张,计算公式为

蜚蠊密度（只/张）＝捕获蜚蠊总数（只）÷有效粘蟑纸数（张）

（2）数据来源

浙江省各病媒生物监测点提供的蜚蠊监测数据。

（3）统计分类

德国小蠊、美洲大蠊、澳洲大蠊、黑胸大蠊、其他。

4.鼠密度

（1）定义和计算方法

夹夜法鼠密度以每百只鼠夹捕获鼠数量,即捕获率表示,计算公式如下:

捕获率（％）＝捕鼠总数（只）÷有效夹（笼）数（只）×100％

有效夹（笼）数＝布夹（笼）总数－无效夹（笼）数

无效夹是指丢失或不明原因击发的鼠夹（笼）。

捕鼠总数是指鼠夹（笼）捕获鼠类的数量总和,鼠夹上夹有完整鼠或鼠头、鼠皮、鼠毛、鼠尾、鼠爪等部分肢体的定为捕到鼠,记入捕鼠总数。

（2）数据来源

浙江省各病媒生物监测点提供的鼠类监测数据。

（3）统计分类

褐家鼠、小家鼠、黄胸鼠、臭鼩鼱、黄毛鼠、黑线姬鼠、其他。

（六）农村环境卫生

农村环境卫生的数据来源于2018年浙江省农村环境卫生监测。

1.卫生厕所普及率

（1）定义和计算方法

卫生厕所:有墙、有顶,厕坑及储粪池无渗漏,储粪池有盖,厕室清洁无蝇蛆,基本无臭味,粪便及时清除。

卫生厕所普及率（％）＝使用卫生厕所农户数÷调查农村总户数×100％

（2）数据来源

2018年浙江省农村环境卫生监测。

（七）职业危害

1. 疑似职业病检出率

（1）定义和计算方法

体检当年从岗前、在岗、离岗、应急体检人群中，检出的疑似职业病人数所占的比例。

疑似职业病检出率（%）＝疑似职业病检出人数÷体检人数×100%

（2）数据来源

职业病与职业卫生信息监测系统。

2. 尘肺病患者病种构成比

（1）定义和计算方法

报告各类尘肺例数占总尘肺例数的比例，尘肺病种类参照《职业病分类和目录》（国卫疾控发〔2013〕48号）。

某种尘肺构成比（%）＝当年报告某种尘肺病人数÷当年报告新发尘肺总人数×100%

（2）数据来源

职业病与职业卫生信息监测系统。

3. 农药中毒病死率

（1）定义和计算方法

指当年1月1日至12月31日临床诊断的所有农药中毒病人中因农药中毒而死亡者的比例。

农药中毒病死率（%）＝当年因农药中毒死亡人数÷当年农药中毒人数×100%

（2）数据来源

职业病与职业卫生信息监测系统。

（八）放射危害

核电站周围环境媒介物辐射水平的数据来源于2018年浙江省核电站周围环境放射性与人群健康监测。人群死因监测资料来自当地疾病预防控制中心的死因监测数据。

1. 放射诊疗设备性能检测总体合格率

（1）定义和计算方法

指性能检测合格的放射诊疗设备占经检测设备总数的百分比。

放射诊疗设备性能检测总体合格率（%）＝合格设备÷检测设备总数×100%

（2）数据来源

浙江省医疗机构医用辐射防护监测。

2. 放射诊疗工作场所防护性能检测总体合格率

（1）定义和计算方法

指放射诊疗工作场所防护性能检测合格的场所占经检测场所总数的百分比。

放射诊疗工作场所防护性能检测总体合格率（%）＝合格场所÷检测场所总数×100%

（2）数据来源

浙江省医疗机构医用辐射防护监测。

附　表

附表 2.1.1　2018 年浙江省甲类传染病分地区、性别和年龄的报告发病数统计

地区	性别	0~	1~	2~	3~	4~	5~	10~	15~	20~	25~	30~	35~	40~	45~	50~	55~	60~	65~	70~	75~	80~	85~	合计
浙江省	男性	0	0	0	0	0	0	0	0	0	0	0	0	0	0	0	0	0	1	1	1	0	0	3
	女性	0	0	0	0	0	0	0	0	0	0	0	0	0	0	0	0	0	1	0	0	0	0	1
	合计	0	0	0	0	0	0	0	0	0	0	0	0	0	0	0	0	0	2	1	1	0	0	4
杭州市	男性	0	0	0	0	0	0	0	0	0	0	0	0	0	0	0	0	0	1	0	0	0	0	1
	女性	0	0	0	0	0	0	0	0	0	0	0	0	0	0	0	0	0	0	0	0	0	0	0
	合计	0	0	0	0	0	0	0	0	0	0	0	0	0	0	0	0	0	1	0	0	0	0	1
宁波市	男性	0	0	0	0	0	0	0	0	0	0	0	0	0	0	0	0	0	0	0	0	0	0	0
	女性	0	0	0	0	0	0	0	0	0	0	0	0	0	0	0	0	0	1	0	0	0	0	1
	合计	0	0	0	0	0	0	0	0	0	0	0	0	0	0	0	0	0	1	0	0	0	0	1
温州市	男性	0	0	0	0	0	0	0	0	0	0	0	0	0	0	0	0	0	0	0	0	0	0	0
	女性	0	0	0	0	0	0	0	0	0	0	0	0	0	0	0	0	0	0	0	0	0	0	0
	合计	0	0	0	0	0	0	0	0	0	0	0	0	0	0	0	0	0	0	0	0	0	0	0
嘉兴市	男性	0	0	0	0	0	0	0	0	0	0	0	0	0	0	0	0	0	0	1	1	0	0	2
	女性	0	0	0	0	0	0	0	0	0	0	0	0	0	0	0	0	0	0	0	0	0	0	0
	合计	0	0	0	0	0	0	0	0	0	0	0	0	0	0	0	0	0	0	1	1	0	0	2
湖州市	男性	0	0	0	0	0	0	0	0	0	0	0	0	0	0	0	0	0	0	0	0	0	0	0
	女性	0	0	0	0	0	0	0	0	0	0	0	0	0	0	0	0	0	0	0	0	0	0	0
	合计	0	0	0	0	0	0	0	0	0	0	0	0	0	0	0	0	0	0	0	0	0	0	0
绍兴市	男性	0	0	0	0	0	0	0	0	0	0	0	0	0	0	0	0	0	0	0	0	0	0	0
	女性	0	0	0	0	0	0	0	0	0	0	0	0	0	0	0	0	0	0	0	0	0	0	0
	合计	0	0	0	0	0	0	0	0	0	0	0	0	0	0	0	0	0	0	0	0	0	0	0
金华市	男性	0	0	0	0	0	0	0	0	0	0	0	0	0	0	0	0	0	0	0	0	0	0	0
	女性	0	0	0	0	0	0	0	0	0	0	0	0	0	0	0	0	0	0	0	0	0	0	0
	合计	0	0	0	0	0	0	0	0	0	0	0	0	0	0	0	0	0	0	0	0	0	0	0
衢州市	男性	0	0	0	0	0	0	0	0	0	1	0	0	0	0	0	0	0	0	0	0	0	0	1
	女性	0	0	0	0	0	0	0	0	0	0	0	0	0	0	0	0	0	0	0	0	0	0	0
	合计	0	0	0	0	0	0	0	0	0	1	0	0	0	0	0	0	0	0	0	0	0	0	1
舟山市	男性	0	0	0	0	0	0	0	0	0	0	0	0	0	0	0	0	0	0	0	0	0	0	0
	女性	0	0	0	0	0	0	0	0	0	0	0	0	0	0	0	0	0	0	0	0	0	0	0
	合计	0	0	0	0	0	0	0	0	0	0	0	0	0	0	0	0	0	0	0	0	0	0	0
台州市	男性	0	0	0	0	0	0	0	0	0	0	0	0	0	0	0	0	0	0	0	0	0	0	0
	女性	0	0	0	0	0	0	0	0	0	0	0	0	0	0	0	0	0	0	0	0	0	0	0
	合计	0	0	0	0	0	0	0	0	0	0	0	0	0	0	0	0	0	0	0	0	0	0	0
丽水市	男性	0	0	0	0	0	0	0	0	0	0	0	0	0	0	0	0	0	0	0	0	0	0	0
	女性	0	0	0	0	0	0	0	0	0	0	0	0	0	0	0	0	0	0	0	0	0	0	0
	合计	0	0	0	0	0	0	0	0	0	0	0	0	0	0	0	0	0	0	0	0	0	0	0

年龄组 / 岁

附表 2.1.2　2018 年浙江省乙类传染病分地区、性别和年龄的报告发病数统计

地区	性别	0~	1~	2~	3~	4~	5~	10~	15~	20~	25~	30~	35~	40~	45~	50~	55~	60~	65~	70~	75~	80~	85~	合计
浙江省	男性	395	214	109	170	264	1081	222	2433	5836	7116	6376	5320	5044	5760	5636	4241	4611	3706	2720	1778	1484	861	65377
	女性	346	161	87	107	157	761	166	1390	3088	4213	3733	3068	3001	3359	3446	2415	2501	1810	1332	871	778	690	37480
	合计	741	375	196	277	421	1842	388	3823	8924	11329	10109	8388	8045	9119	9082	6656	7112	5516	4052	2649	2262	1551	102857
杭州市	男性	115	107	30	55	77	292	48	456	1346	1622	1415	994	796	804	855	696	749	574	484	289	286	185	12275
	女性	91	71	39	39	39	204	33	268	726	970	814	678	540	593	621	435	481	315	263	217	185	193	7815
	合计	206	178	69	94	116	496	81	724	2072	2592	2229	1672	1336	1397	1476	1131	1230	889	747	506	471	378	20090
宁波市	男性	53	18	13	20	28	130	26	316	878	1098	1158	994	843	1044	993	693	790	555	362	206	167	99	10484
	女性	51	19	13	15	18	104	21	218	480	654	645	548	504	583	588	437	408	279	180	95	89	53	6002
	合计	104	37	26	35	46	234	47	534	1358	1752	1803	1542	1347	1627	1581	1130	1198	834	542	301	256	152	16486
温州市	男性	98	32	24	21	26	126	32	313	635	886	689	782	920	853	749	581	553	485	342	255	211	129	8742
	女性	102	27	11	9	22	83	27	191	470	728	614	507	504	435	397	248	257	216	155	115	111	114	5343
	合计	200	59	35	30	48	209	59	504	1105	1614	1303	1289	1424	1288	1146	829	810	701	497	370	322	243	14085
嘉兴市	男性	33	7	13	22	52	200	23	249	530	698	577	472	370	460	442	294	346	255	183	125	74	53	5478
	女性	15	10	5	8	20	131	14	144	268	353	255	184	202	253	291	191	209	134	97	53	38	23	2898
	合计	48	17	18	30	72	331	37	393	798	1051	832	656	572	713	733	485	555	389	280	178	112	76	8376
湖州市	男性	9	1	3	5	5	19	11	110	262	306	245	184	168	260	282	193	239	184	145	100	53	33	2817
	女性	13	3	0	4	4	13	7	69	112	119	114	112	97	152	173	108	112	95	89	47	28	22	1493
	合计	22	4	3	9	9	32	18	179	374	425	359	296	265	412	455	301	351	279	234	147	81	55	4310
绍兴市	男性	17	14	8	17	31	160	24	216	485	529	466	361	338	446	377	322	349	276	178	98	105	41	4858
	女性	13	6	8	12	27	123	21	121	192	286	211	195	191	263	236	160	174	119	94	48	42	35	2577
	合计	30	20	16	29	58	283	45	337	677	815	677	556	529	709	613	482	523	395	272	146	147	76	7435
金华市	男性	28	9	5	7	9	36	18	270	689	921	699	610	511	519	509	314	414	370	288	181	153	78	6638
	女性	17	7	1	6	6	24	18	128	331	394	334	246	244	273	268	206	194	178	133	77	58	44	3187
	合计	45	16	6	13	15	60	36	398	1020	1315	1033	856	755	792	777	520	608	548	421	258	211	122	9825
衢州市	男性	8	4	4	0	2	12	5	73	170	181	187	150	199	248	263	229	228	246	194	119	116	54	2688
	女性	4	4	1	2	2	14	3	32	69	110	105	104	118	131	157	105	106	103	66	33	36	30	1341
	合计	12	8	5	2	4	26	8	105	239	291	292	254	317	379	420	334	334	349	260	152	152	84	4029
舟山市	男性	3	2	0	1	0	3	2	26	73	103	105	135	153	175	195	178	159	98	73	42	33	16	1623
	女性	2	4	0	0	1	4	1	17	41	101	94	82	91	94	127	90	97	57	50	25	28	25	1029
	合计	5	6	0	1	1	7	3	43	114	204	248	217	244	269	322	268	256	155	123	67	61	41	2652
台州市	男性	19	14	7	12	25	61	24	288	561	549	533	428	471	628	601	487	513	453	312	237	173	97	6493
	女性	18	5	6	8	9	39	14	132	301	384	400	288	335	411	399	283	300	190	128	109	93	95	3947
	合计	37	19	13	20	34	100	38	420	862	933	933	716	806	1039	1000	770	813	643	440	346	266	192	10440
丽水市	男性	16	6	2	11	9	42	9	116	207	223	253	210	275	323	370	254	271	210	159	126	113	76	3281
	女性	16	5	3	3	7	25	7	70	98	114	147	124	175	171	189	152	163	124	77	52	70	56	1848
	合计	32	11	5	14	16	67	16	186	305	337	400	334	450	494	559	406	434	334	236	178	183	132	5129

年龄组 / 岁

附表 2.1.3　2018 年浙江省丙类传染病分地区、性别和年龄的报告发病数统计

地区	性别	年龄组／岁																						合计
		0~	1~	2~	3~	4~	5~	10~	15~	20~	25~	30~	35~	40~	45~	50~	55~	60~	65~	70~	75~	80~	85~	
浙江省	男性	25760	63139	33268	32478	21140	31502	6869	3503	3019	4571	4373	3449	2835	3160	3229	2593	3127	2496	1848	1378	1316	959	256012
	女性	18299	47437	24217	22071	14199	21835	4960	2673	3535	5905	5299	3649	2909	3298	4102	3529	3663	2587	1766	1222	1161	857	199173
	合计	44059	110576	57485	54549	35339	53337	11829	6176	6554	10476	9672	7098	5744	6458	7331	6122	6790	5083	3614	2600	2477	1816	455185
杭州市	男性	4145	9713	4136	3880	2554	4405	1110	627	759	1098	960	697	497	485	507	497	556	413	292	214	234	188	37967
	女性	3066	7361	3016	2792	1772	3343	805	507	889	1389	1250	756	556	560	670	787	807	410	283	213	222	158	31612
	合计	7211	17074	7152	6672	4326	7748	1915	1134	1648	2487	2210	1453	1053	1045	1177	1284	1363	823	575	427	456	346	69579
宁波市	男性	4142	10819	6314	6563	4202	6235	1356	719	668	993	1088	880	684	834	813	598	806	633	465	330	315	221	49678
	女性	2899	8203	4753	4437	2852	4626	1017	555	748	1329	1285	1032	750	840	1043	863	952	704	433	290	284	231	40126
	合计	7041	19022	11067	11000	7054	10861	2373	1274	1416	2322	2373	1912	1434	1674	1856	1461	1758	1337	898	620	599	452	89804
温州市	男性	2945	8595	5453	5500	3662	5592	830	302	158	230	230	186	179	120	123	89	82	69	49	38	33	31	34496
	女性	1937	6018	3842	3617	2315	3441	553	223	180	307	291	202	157	143	157	111	92	82	47	22	29	12	23778
	合计	4882	14613	9295	9117	5977	9033	1383	525	338	537	521	388	336	263	280	200	174	151	96	60	62	43	58274
嘉兴市	男性	1980	4708	2415	2461	1715	1980	253	119	202	257	249	165	105	139	136	109	110	82	76	55	48	35	17399
	女性	1501	3534	1760	1666	1146	1313	178	125	248	406	292	165	113	139	220	151	156	115	87	72	49	49	13485
	合计	3481	8242	4175	4127	2861	3293	431	244	450	663	541	330	218	278	356	260	266	197	163	127	97	84	30884
湖州市	男性	1222	3019	1274	1288	882	1138	211	246	201	364	341	229	168	230	245	177	212	180	118	73	65	61	11944
	女性	854	2228	897	902	642	781	180	172	259	393	347	196	150	220	276	226	206	177	146	111	84	63	9510
	合计	2076	5247	2171	2190	1524	1919	391	418	460	757	688	425	318	450	521	403	418	357	264	184	149	124	21454
绍兴市	男性	2363	5480	2648	2722	2036	2748	792	280	247	457	364	279	339	357	410	327	428	370	235	166	171	109	23328
	女性	1852	4238	1924	1884	1400	1798	545	257	249	457	425	320	316	388	504	440	457	364	285	153	147	118	18521
	合计	4215	9718	4572	4606	3436	4546	1337	537	496	914	789	599	655	745	914	767	885	734	520	319	318	227	41849
金华市	男性	2778	7047	3964	3937	2430	4402	1190	553	372	528	437	445	366	372	334	244	285	249	199	136	114	83	30465
	女性	1959	5250	2909	2643	1671	2997	838	345	450	683	507	382	352	362	485	324	358	261	158	109	102	72	23217
	合计	4737	12297	6873	6580	4101	7399	2028	898	822	1211	944	827	718	734	819	568	643	510	357	245	216	155	53682
衢州市	男性	717	1734	1022	893	487	811	242	170	78	129	98	97	103	111	102	104	105	100	90	62	60	35	7350
	女性	517	1390	694	631	295	572	227	136	88	156	123	85	77	134	141	130	138	100	57	39	27	24	5781
	合计	1234	3124	1716	1524	782	1383	469	306	166	285	221	182	180	245	243	234	243	200	147	101	87	59	13131
舟山市	男性	424	866	513	585	380	776	153	69	33	67	88	61	37	53	63	61	74	42	42	43	49	22	4501
	女性	314	744	376	422	322	675	128	54	48	141	147	76	56	55	92	83	89	61	38	24	43	24	4012
	合计	738	1610	889	1007	702	1451	281	123	81	208	235	137	93	108	155	144	163	103	80	67	92	46	8513
台州市	男性	3649	7960	4176	3540	2126	2627	526	319	235	333	429	323	257	349	357	283	335	247	206	183	163	124	28747
	女性	2416	5926	3020	2304	1346	1665	368	221	302	483	506	347	298	360	382	317	308	226	173	139	130	77	21314
	合计	6065	13886	7196	5844	3472	4292	894	540	537	816	935	670	555	709	739	600	643	473	379	322	293	201	50061
丽水市	男性	1395	3198	1353	1109	666	788	206	99	66	115	89	87	100	110	139	104	134	111	76	78	64	50	10137
	女性	984	2545	1026	773	438	624	121	78	74	161	126	88	84	97	132	97	100	87	59	50	44	29	7817
	合计	2379	5743	2379	1882	1104	1412	327	177	140	276	215	175	184	207	271	201	234	198	135	128	108	79	17954

附表 2.2.1　2018年浙江省新登记肺结核患者地区、性别和年龄分布

地区	性别	年龄组／岁									合计
		0~	5~	15~	25~	35~	45~	55~	65~	75~	
浙江省	男性	4	85	2724	3272	2202	3029	3051	2854	2157	19378
	女性	1	66	1367	1891	1244	1168	1042	1039	859	8677
	合计	5	151	4091	5163	3446	4197	4093	3893	3016	28055
杭州市	男性	1	8	416	628	316	409	473	479	419	3149
	女性	1	8	219	403	228	174	188	178	198	1597
	合计	2	16	635	1031	544	583	661	657	617	4746
宁波市	男性	0	18	458	554	372	461	378	277	197	2715
	女性	0	7	216	283	201	170	161	112	70	1220
	合计	0	25	674	837	573	631	539	389	267	3935
温州市	男性	0	17	425	549	466	552	462	326	181	2978
	女性	0	10	223	305	210	186	135	95	73	1237
	合计	0	27	648	854	676	738	597	421	254	4215
嘉兴市	男性	0	4	161	215	119	145	132	134	160	1070
	女性	0	4	99	120	69	60	41	53	55	501
	合计	0	8	260	335	188	205	173	187	215	1571
湖州市	男性	1	3	116	136	113	136	156	137	112	910
	女性	0	4	71	67	52	59	39	68	46	406
	合计	1	7	187	203	165	195	195	205	158	1316
绍兴市	男性	0	5	257	235	138	240	287	266	174	1602
	女性	0	4	106	152	102	100	87	78	63	692
	合计	0	9	363	387	240	340	374	344	237	2294
金华市	男性	1	14	362	421	284	335	325	414	290	2446
	女性	0	12	197	250	164	150	122	180	118	1193
	合计	1	26	559	671	448	485	447	594	408	3639
衢州市	男性	0	3	107	92	87	170	214	307	235	1215
	女性	0	3	36	59	45	68	76	116	76	479
	合计	0	6	143	151	132	238	290	423	311	1694
舟山市	男性	0	0	18	30	24	45	46	31	13	207
	女性	0	1	4	15	6	13	14	20	12	85
	合计	0	1	22	45	30	58	60	51	25	292
台州市	男性	1	9	321	330	203	365	393	338	258	2218
	女性	0	9	138	183	122	137	117	93	109	908
	合计	1	18	459	513	325	502	510	431	367	3126
丽水市	男性	0	4	83	82	80	171	185	145	118	868
	女性	0	4	58	54	45	51	62	46	39	359
	合计	0	8	141	136	125	222	247	191	157	1227

附表 2.2.2　2018 年浙江省乙肝分地区、性别和年龄的报告发病数统计表

地区	性别	0~	1~	2~	3~	4~	5~	10~	15~	20~	25~	30~	35~	40~	45~	50~	55~	60~	65~	70~	75~	80~	85~	合计
浙江省	男性	1	6	1	5	1	7	8	85	310	770	1087	1192	1188	1314	1211	798	706	423	249	145	72	32	9611
	女性	3	4	3	1	2	2	4	62	319	677	593	450	418	548	549	400	358	254	142	76	42	25	4932
	合计	4	10	4	6	3	9	12	147	629	1447	1680	1642	1606	1862	1760	1198	1064	677	391	221	114	57	14543
杭州市	男性	0	1	0	0	1	0	0	2	11	24	35	34	39	23	25	17	17	4	2	3	1	2	241
	女性	0	0	1	0	0	0	0	4	8	26	18	11	12	21	9	7	1	2	2	3	1	3	129
	合计	0	1	1	0	1	0	0	6	19	50	53	45	51	44	34	24	18	6	4	6	2	5	370
宁波市	男性	1	1	0	0	0	1	1	19	71	170	286	319	264	349	345	238	231	131	91	48	31	9	2606
	女性	2	0	0	0	0	0	0	11	62	105	126	102	111	170	167	142	109	90	47	27	18	6	1295
	合计	3	1	0	0	0	1	1	30	133	275	412	421	375	519	512	380	340	221	138	75	49	15	3901
温州市	男性	0	1	0	0	0	2	0	9	33	92	91	131	143	146	92	82	63	38	18	12	8	4	966
	女性	0	1	2	0	0	0	1	18	110	262	160	94	57	44	55	35	28	17	7	7	2	4	905
	合计	0	3	2	0	0	2	1	27	143	354	251	225	200	190	147	117	91	55	25	19	10	8	1871
嘉兴市	男性	0	0	0	0	0	0	2	13	42	95	105	104	72	110	99	66	47	34	24	10	3	3	829
	女性	0	1	0	0	0	0	0	4	30	41	40	33	28	43	34	26	23	15	12	7	5	2	344
	合计	0	1	0	0	0	0	2	17	72	136	145	137	100	153	133	92	70	49	36	17	8	5	1173
湖州市	男性	0	1	0	0	0	0	0	3	15	29	54	48	45	49	51	36	31	21	19	6	8	4	415
	女性	0	0	0	1	1	0	0	2	7	13	16	15	14	20	21	12	15	11	6	3	2	3	159
	合计	0	1	0	1	1	0	0	5	22	42	70	63	59	69	72	48	46	32	25	9	10	7	574
绍兴市	男性	0	1	0	0	1	0	1	5	16	51	61	77	75	77	55	51	45	23	11	8	10	0	567
	女性	0	0	0	1	0	0	0	2	14	26	29	32	24	31	41	18	28	18	13	10	1	0	289
	合计	0	1	0	1	1	0	1	7	30	77	90	109	99	108	96	69	73	41	24	18	11	0	856
金华市	男性	0	0	0	1	0	0	4	16	58	146	200	204	191	186	178	88	90	58	41	21	11	5	1470
	女性	0	0	0	0	0	0	0	8	32	90	84	65	56	60	73	47	43	30	19	4	4	2	617
	合计	0	0	0	1	0	0	4	24	90	236	284	269	247	246	251	135	133	88	58	25	15	9	2087
衢州市	男性	0	0	0	0	0	0	0	1	12	49	46	48	66	68	61	27	24	29	16	5	3	1	457
	女性	0	0	0	1	0	0	1	2	12	23	23	17	14	22	17	13	13	10	9	0	2	3	174
	合计	0	0	0	1	0	0	1	3	24	72	69	65	80	90	78	40	37	39	25	5	5	4	631
舟山市	男性	0	0	0	1	0	0	0	3	20	36	71	64	93	80	89	77	52	28	20	5	4	5	637
	女性	0	1	0	1	0	0	0	2	11	35	33	30	29	41	40	32	40	22	9	3	5	0	333
	合计	0	1	0	2	0	0	0	5	31	71	104	94	122	121	129	109	92	50	26	8	6	5	970
台州市	男性	0	0	0	0	0	2	1	4	10	27	46	57	68	89	77	37	28	22	9	4	2	0	484
	女性	1	1	0	0	0	0	1	3	12	22	20	14	13	24	26	13	11	9	7	1	0	0	180
	合计	1	1	0	0	0	2	2	7	22	49	66	71	81	113	103	50	39	31	16	5	2	0	664
丽水市	男性	0	0	0	3	0	0	0	11	20	51	92	106	132	137	139	79	78	35	23	23	7	3	939
	女性	0	0	0	0	0	0	0	5	23	34	44	37	60	72	66	55	47	30	16	11	5	2	507
	合计	0	0	0	3	0	0	0	16	43	85	136	143	192	209	205	134	125	65	39	34	12	5	1446

附表 2.2.3　2018 年浙江省乙型肝炎分地区、性别和年龄的报告发病率统计表

单位：10^{-5}

地区	性别	0~	1~	2~	3~	4~	5~	10~	15~	20~	25~	30~	35~	40~	45~	50~	55~	60~	65~	70~	75~	80~	85~	合计
浙江省	男性	0.31	2.21	0.35	1.93	0.39	0.46	0.70	5.30	12.30	33.91	52.04	51.05	46.45	46.61	65.67	44.45	47.85	36.47	28.64	17.37	14.40	13.08	33.17
	女性	1.09	1.67	1.26	0.44	0.89	0.15	0.40	4.22	13.64	31.49	30.46	20.05	16.83	20.00	32.20	22.94	24.77	22.57	17.38	8.83	7.24	6.91	17.87
	合计	0.67	1.95	0.76	1.24	0.62	0.31	0.56	4.78	12.94	32.74	41.63	35.86	31.85	33.49	49.59	33.85	36.43	29.62	23.19	13.03	10.55	9.40	25.71
杭州市	男性	0.00	2.27	0.00	0.00	2.48	0.00	0.00	0.74	2.20	5.82	8.22	8.69	9.51	4.88	7.79	5.42	7.19	2.25	1.53	2.18	1.19	5.06	4.91
	女性	0.00	0.00	2.57	0.00	0.00	0.00	0.00	1.60	1.71	6.42	4.82	3.17	3.18	5.02	3.18	2.41	0.45	1.10	1.51	2.12	1.05	5.19	2.83
	合计	0.00	1.20	1.20	0.00	1.31	0.00	0.00	1.16	1.96	6.12	6.63	6.10	6.48	4.94	5.63	3.98	3.94	1.67	1.52	2.15	1.12	5.14	3.91
宁波市	男性	3.04	3.03	0.00	0.00	0.00	0.53	0.67	9.11	18.56	49.06	91.00	93.71	68.85	86.09	118.69	88.20	106.15	89.99	99.85	50.95	55.83	31.05	63.89
	女性	6.99	0.00	0.00	0.00	0.00	0.00	0.00	5.59	17.15	30.85	41.99	31.07	30.09	43.59	61.17	53.61	49.15	62.20	55.39	27.68	27.73	14.14	32.98
	合计	4.87	1.59	0.00	0.00	0.00	0.28	0.35	7.40	17.87	40.04	67.06	62.95	49.84	65.25	90.83	71.07	77.38	76.14	78.41	39.11	40.68	21.00	48.73
温州市	男性	0.00	3.79	0.00	0.00	0.00	0.70	0.00	2.73	7.41	19.70	21.46	28.49	34.78	38.24	36.99	34.86	35.15	24.99	13.67	11.24	11.40	10.72	19.99
	女性	0.00	2.36	4.56	0.00	0.00	0.39	0.72	6.56	28.26	62.30	41.96	22.02	14.54	11.68	23.90	15.50	16.49	12.95	6.05	6.64	2.64	8.16	20.65
	合计	0.00	3.16	1.97	0.00	0.00	0.56	0.32	4.47	17.13	39.88	31.17	25.37	24.90	25.05	30.69	25.37	26.07	19.41	10.11	8.95	6.86	9.27	20.30
嘉兴市	男性	0.00	0.00	0.00	0.00	0.00	0.00	2.31	9.71	18.45	59.40	77.65	62.25	33.57	42.25	66.21	40.33	36.88	28.99	32.60	15.42	7.46	17.26	35.39
	女性	0.00	6.16	0.00	0.00	0.00	0.00	0.00	2.93	13.31	26.78	30.25	19.99	13.13	17.15	25.29	16.95	18.00	12.75	15.91	9.62	9.35	6.00	14.87
	合计	0.00	2.99	0.00	0.00	0.00	0.00	1.18	6.29	15.89	43.44	54.21	41.25	23.38	29.94	46.83	29.02	27.43	20.86	24.15	12.35	8.54	9.86	25.19
湖州市	男性	0.00	8.86	0.00	0.00	0.00	1.40	0.00	3.78	11.05	29.99	64.79	48.02	31.16	28.19	50.04	32.20	34.03	30.30	36.49	12.05	6.67	27.49	27.35
	女性	0.00	0.00	0.00	0.00	10.30	0.00	0.00	2.56	5.40	14.24	19.43	14.61	9.62	12.07	24.81	11.22	17.03	15.13	11.50	5.81	0.00	14.44	10.76
	合计	0.00	4.59	0.00	0.00	4.97	0.72	0.00	3.17	8.29	22.34	42.25	31.10	20.35	20.33	38.59	21.94	25.67	22.54	23.98	8.87	3.13	19.82	19.17
绍兴市	男性	0.00	4.72	0.00	5.27	0.00	0.00	0.87	3.22	9.51	31.56	36.36	39.01	31.42	31.97	35.28	29.16	31.41	19.41	15.51	10.85	20.74	0.00	22.91
	女性	0.00	0.00	0.00	0.00	5.23	0.00	0.42	1.31	7.82	15.61	16.78	15.48	9.43	12.13	26.49	10.29	19.47	15.50	19.86	13.23	1.69	0.00	11.40
	合计	0.00	2.41	0.00	2.71	2.54	0.00	0.42	2.27	8.64	23.47	26.43	26.97	20.07	21.76	25.43	19.72	25.43	17.48	17.60	12.06	10.25	0.00	17.09
金华市	男性	0.00	0.00	0.00	3.56	0.00	0.62	3.30	9.49	25.30	60.91	87.80	87.62	77.37	65.63	111.83	53.43	64.21	54.12	21.56	25.61	8.22	22.30	51.16
	女性	0.00	0.00	0.00	0.00	0.00	0.00	0.00	5.46	15.36	43.06	40.92	29.18	23.15	21.16	47.75	29.70	30.81	29.85	24.52	4.75	3.42	12.08	22.93
	合计	0.00	0.00	0.00	1.95	0.00	0.33	1.79	7.62	20.57	52.60	65.58	59.05	50.54	43.39	80.44	41.80	47.55	42.37	22.95	15.04	5.60	16.20	37.51
衢州市	男性	0.00	0.00	0.00	0.00	0.00	0.00	0.00	1.82	24.69	81.77	90.28	62.27	70.42	58.56	76.57	31.95	29.78	51.91	34.29	11.48	10.58	16.59	41.22
	女性	0.00	0.00	0.00	9.93	0.00	0.00	1.93	3.94	25.92	37.40	44.32	21.33	14.82	18.95	22.50	15.35	17.12	20.25	10.57	0.00	3.40	5.86	16.17
	合计	0.00	0.00	0.00	4.80	0.00	0.00	0.95	2.84	25.29	59.30	67.09	41.45	42.51	38.76	50.26	23.64	23.64	37.05	23.67	5.97	6.92	10.31	28.88
舟山市	男性	0.00	24.55	0.00	0.00	0.00	3.60	0.00	13.24	42.70	73.32	187.35	126.67	158.90	117.44	171.46	169.66	150.62	109.09	89.37	26.60	10.93	0.00	104.25
	女性	0.00	11.90	0.00	0.00	0.00	1.90	0.00	11.14	39.05	86.60	98.91	67.69	58.71	68.08	86.98	71.80	116.50	79.15	46.30	13.81	37.15	0.00	59.79
	合计	0.00	17.63	0.00	0.00	0.00	2.65	0.00	12.31	40.92	79.32	145.94	99.11	113.05	94.28	131.78	121.18	133.61	93.52	67.60	19.74	26.54	0.00	83.05
台州市	男性	3.13	3.32	0.00	0.00	0.00	0.55	0.78	3.06	5.26	9.61	10.30	5.45	4.50	8.25	13.55	7.74	7.52	7.51	7.11	0.96	3.26	5.86	6.06
	女性	1.39	1.52	1.49	0.00	0.00	0.51	0.73	2.48	5.36	10.36	16.32	13.70	13.70	19.14	25.99	14.82	13.26	12.68	8.04	2.51	3.52	10.31	10.85
	合计	2.26	2.42	0.73	0.00	0.00	0.53	0.76	2.77	5.31	9.99	13.26	9.48	8.95	13.70	19.52	11.21	10.31	10.02	7.57	1.72	3.39	8.04	8.40
丽水市	男性	0.00	0.00	0.00	23.63	0.00	0.00	0.00	22.04	31.94	82.20	150.60	127.75	132.16	119.14	196.73	103.84	121.67	72.74	49.52	50.99	23.56	23.09	83.94
	女性	0.00	0.00	0.00	0.00	0.00	0.00	0.00	10.17	36.43	52.20	71.28	45.56	64.35	64.15	99.28	72.99	78.71	75.72	41.88	28.38	17.77	12.79	47.50
	合计	0.00	0.00	0.00	12.21	0.00	0.00	0.00	16.15	34.19	66.84	110.73	87.09	99.42	91.98	149.49	88.49	100.95	74.09	46.07	40.54	20.75	17.46	66.15

附表 2.3.1 2018 年浙江省甲型肝炎分地区、性别和年龄的报告发病数统计

地区	性别	0~	1~	5~	10~	15~	20~	25~	30~	35~	40~	45~	50~	55~	60~	65~	70~	75~	80~	85~	合计
浙江省	男性	0	6	2	3	4	9	9	18	20	15	28	32	17	20	13	10	6	7	3	222
	女性	0	2	1	0	2	2	10	14	18	20	27	19	17	18	20	11	10	4	3	198
	合计	0	8	3	3	6	11	19	32	38	35	55	51	34	38	33	21	16	11	6	420
杭州市	男性	0	1	1	1	0	3	3	7	10	2	6	12	6	2	6	3	2	1	2	68
	女性	0	0	0	0	0	0	2	5	7	3	6	7	4	7	4	3	1	1	3	53
	合计	0	1	1	1	0	3	5	12	17	5	12	19	10	9	10	6	3	2	5	121
宁波市	男性	0	1	0	0	0	0	1	1	3	1	4	5	3	3	1	0	4	2	0	29
	女性	0	0	0	0	2	0	1	3	5	3	2	3	6	5	4	4	3	0	0	41
	合计	0	1	0	0	2	0	2	4	8	4	6	8	9	8	5	4	7	2	0	70
温州市	男性	0	1	0	1	1	2	1	4	3	4	3	2	3	3	1	0	0	1	0	30
	女性	0	1	0	0	0	0	1	1	0	6	3	1	0	0	1	1	1	0	0	16
	合计	0	2	0	1	1	2	2	5	3	10	6	3	3	3	2	1	1	1	0	46
嘉兴市	男性	0	0	0	0	0	0	2	2	1	2	1	2	1	1	2	0	0	0	0	14
	女性	0	0	0	0	1	0	1	1	0	0	2	3	1	0	1	2	2	1	0	15
	合计	0	0	0	0	1	0	3	3	1	2	3	5	2	1	3	2	2	1	0	29
湖州市	男性	0	0	0	0	0	0	0	1	0	1	1	2	1	0	1	1	0	0	0	8
	女性	0	0	0	0	0	0	2	0	0	0	1	1	1	1	1	0	0	1	0	8
	合计	0	0	0	0	0	0	2	1	0	2	2	3	2	1	2	1	0	1	0	16
绍兴市	男性	0	0	0	1	0	2	0	3	1	2	5	0	0	0	0	0	0	0	0	14
	女性	0	0	0	0	0	0	0	0	0	0	0	3	0	2	4	0	0	1	0	10
	合计	0	0	0	1	0	2	0	3	1	2	5	3	0	2	4	0	0	1	0	24
金华市	男性	0	1	0	1	1	0	0	0	0	0	2	2	2	1	2	1	0	0	0	13
	女性	0	2	0	0	0	0	0	1	0	3	0	0	2	1	2	0	0	2	0	13
	合计	0	3	0	1	1	0	0	1	0	3	2	2	4	2	4	1	0	2	0	26
衢州市	男性	0	0	0	0	0	0	0	0	0	2	3	3	1	0	3	0	1	0	1	14
	女性	0	0	0	0	0	2	0	1	0	0	3	0	2	0	0	0	0	0	0	8
	合计	0	0	0	0	0	2	0	1	0	2	6	3	3	0	3	0	1	0	1	22
舟山市	男性	0	0	0	0	0	0	0	0	0	0	0	0	0	0	0	0	0	0	0	0
	女性	0	0	0	0	0	0	0	0	0	0	0	0	0	0	0	0	0	0	1	1
	合计	0	0	0	0	0	0	0	0	0	0	0	0	0	0	0	0	0	0	1	1
台州市	男性	0	0	0	0	0	2	0	2	0	2	7	5	0	0	2	4	0	1	0	25
	女性	0	2	0	1	0	0	0	0	3	4	4	0	3	10	0	0	0	0	0	27
	合计	0	2	0	1	0	2	0	2	3	6	11	5	3	10	2	4	0	1	0	52
丽水市	男性	0	0	1	0	0	0	0	0	2	1	1	0	0	0	1	1	0	0	0	7
	女性	0	2	0	0	0	0	0	0	0	1	1	0	1	1	0	0	0	0	0	6
	合计	0	2	1	0	0	0	0	0	2	2	2	0	1	1	1	1	0	0	0	13

年龄组 / 岁

附表 2.3.2　2018 年浙江省甲型肝炎分地区、性别和年龄的报告发病率统计表

单位：10^{-5}

地区	性别	0~	1~	5~	10~	15~	20~	25~	30~	35~	40~	45~	50~	55~	60~	65~	70~	75~	80~	85~	合计
浙江省	男性	0.00	0.56	0.13	0.26	0.25	0.36	0.40	0.86	0.86	0.59	0.99	1.74	0.95	1.36	1.12	1.15	0.72	1.40	1.23	0.77
	女性	0.00	0.22	0.07	0.00	0.14	0.09	0.47	0.72	0.80	0.81	0.99	1.11	0.98	1.25	1.78	1.35	1.16	0.69	0.83	0.72
	合计	0.00	0.40	0.10	0.14	0.20	0.23	0.43	0.79	0.83	0.69	0.99	1.44	0.96	1.30	1.44	1.25	0.94	1.02	0.99	0.74
杭州市	男性	0.00	0.59	0.51	0.57	0.00	0.00	0.73	1.64	2.56	0.49	1.27	3.74	1.91	0.85	3.38	2.29	1.45	1.19	5.06	1.39
	女性	0.00	0.00	0.00	0.00	0.00	0.00	0.49	1.34	2.02	0.80	1.43	2.47	1.38	3.17	2.21	2.26	0.71	1.05	5.19	1.16
	合计	0.00	0.31	0.27	0.30	0.00	0.00	0.61	1.50	2.30	0.64	1.35	3.15	1.66	1.97	2.79	2.28	1.07	1.12	5.14	1.28
宁波市	男性	0.00	0.76	0.00	0.00	0.00	0.00	0.29	0.32	0.88	0.26	0.99	1.72	1.11	1.38	0.69	0.00	4.25	3.60	0.00	0.71
	女性	0.00	0.00	0.00	0.00	1.02	0.00	0.59	1.00	1.52	0.54	0.51	1.10	2.27	2.25	2.76	4.71	3.08	1.66	0.00	1.04
	合计	0.00	0.40	0.00	0.00	0.49	0.00	0.44	0.65	1.20	0.40	0.75	1.42	1.68	1.82	1.72	2.27	3.65	1.66	0.00	0.87
温州市	男性	0.00	0.46	0.00	0.56	0.30	0.45	0.21	0.94	0.65	0.97	0.79	0.80	1.28	1.67	0.66	0.00	0.00	1.43	0.00	0.62
	女性	0.00	0.59	0.00	0.32	0.00	0.00	0.24	0.26	0.00	1.53	0.80	0.43	0.00	0.00	0.76	0.00	1.90	0.00	0.00	0.37
	合计	0.00	0.52	0.00	0.32	0.17	0.24	0.23	0.62	0.34	1.24	0.79	0.63	0.65	0.86	0.71	0.00	0.94	0.69	0.00	0.50
嘉兴市	男性	0.00	0.00	0.00	0.00	0.75	0.00	1.25	0.74	0.00	0.93	0.38	1.34	0.61	0.78	1.71	0.00	2.75	2.49	0.00	0.60
	女性	0.00	0.00	0.00	0.00	0.00	0.89	0.65	1.51	0.61	0.00	0.80	2.23	0.65	0.00	0.85	0.00	0.00	0.00	0.00	0.65
	合计	0.00	0.00	0.00	0.00	0.37	0.44	0.96	1.12	0.30	0.47	0.58	1.76	0.63	0.39	1.28	0.00	1.45	1.07	0.00	0.62
湖州市	男性	0.00	0.00	0.00	0.00	0.00	0.00	0.00	0.00	0.97	0.69	0.60	0.00	0.93	0.00	0.00	1.92	1.94	1.71	0.00	0.54
	女性	0.00	0.00	0.00	0.00	0.00	0.00	2.19	0.60	0.49	0.34	0.59	1.07	0.91	0.56	0.70	1.92	0.99	0.00	0.00	0.53
	合计	0.00	0.00	0.00	0.00	0.00	0.00	1.06	0.30	0.51	0.42	0.59	0.54	0.00	0.56	0.84	1.41	0.00	2.07	0.00	0.57
绍兴市	男性	0.00	0.00	0.93	0.00	0.00	1.19	0.00	0.58	0.00	0.39	0.78	0.65	0.00	0.00	2.58	0.00	0.00	1.69	0.00	0.39
	女性	0.00	0.00	0.45	0.00	0.00	0.58	0.00	0.88	0.25	0.41	1.01	0.97	0.00	0.00	1.71	0.73	0.00	1.86	0.00	0.48
	合计	0.00	0.00	0.45	0.00	0.00	0.58	0.00	0.73	0.43	0.41	0.78	0.97	0.00	1.43	2.58	1.13	0.00	2.05	0.00	0.45
金华市	男性	0.00	0.87	0.00	0.83	0.59	0.00	0.00	0.23	0.22	1.24	0.71	1.26	1.26	0.72	1.99	0.60	1.19	0.00	0.00	0.48
	女性	0.00	1.05	0.00	0.45	0.32	0.00	0.45	0.00	1.30	0.61	0.35	0.00	0.62	1.07	0.96	0.00	0.60	1.87	0.00	0.47
	合计	0.00	0.95	0.00	0.64	0.32	0.00	0.23	0.00	0.64	0.61	0.71	0.64	0.62	1.24	1.67	0.60	0.96	0.00	0.00	0.48
衢州市	男性	0.00	0.00	0.00	0.00	0.00	0.00	0.00	0.00	1.30	2.13	2.58	2.51	2.37	1.32	6.07	4.29	0.00	0.00	8.30	1.26
	女性	0.00	0.00	0.00	0.00	0.00	0.00	0.00	0.00	0.00	0.00	2.58	1.32	0.00	1.32	0.00	0.00	0.00	0.00	0.00	0.74
	合计	0.00	0.00	0.00	0.00	0.00	0.00	0.00	0.00	0.64	1.06	2.58	1.93	1.18	1.28	2.85	2.37	0.00	0.00	3.44	1.01
舟山市	男性	0.00	0.00	0.00	0.00	0.00	0.00	0.00	3.00	0.00	0.00	0.00	0.00	0.00	0.00	0.00	0.00	0.00	0.00	0.00	0.00
	女性	0.00	0.00	0.00	0.00	0.00	0.00	0.00	0.00	0.00	0.00	0.00	0.00	0.00	0.00	0.00	0.00	0.00	0.00	0.00	0.18
	合计	0.00	0.00	0.00	0.00	0.00	0.00	0.00	1.40	0.00	0.00	0.00	0.00	0.00	0.00	0.00	0.00	0.00	0.00	0.00	0.09
台州市	男性	0.00	0.00	0.00	0.00	0.66	0.91	0.00	0.48	0.00	0.66	2.34	1.47	0.00	4.06	1.67	1.99	0.00	0.00	0.00	0.79
	女性	0.00	0.00	0.00	0.00	0.00	0.00	0.87	0.52	0.38	1.39	1.37	1.04	1.79	2.73	0.82	2.03	0.00	1.63	0.00	0.91
	合计	0.00	0.00	0.00	0.00	0.35	0.49	0.42	0.49	0.78	1.02	1.86	1.26	0.89	3.40	2.08	2.01	0.00	0.88	0.00	0.85
丽水市	男性	0.00	3.70	1.48	0.00	0.00	0.00	0.00	0.00	2.46	0.00	0.00	0.00	0.00	1.56	0.00	0.00	0.00	0.00	0.00	0.63
	女性	0.00	0.00	0.00	0.00	0.00	0.00	0.00	0.00	0.00	0.00	1.78	1.50	0.00	0.00	0.00	2.62	0.00	0.00	0.00	0.56
	合计	0.00	1.93	0.76	0.00	0.00	0.00	0.00	0.00	1.22	0.52	0.88	0.73	0.66	0.81	1.14	1.18	0.00	0.00	0.00	0.59

年龄组 / 岁

附表 2.3.3　2018 年浙江省各地市报告流感样病例情况

地市	总例数	门诊病例数	比例 /%
杭州	62,792	2,507,414	2.50
湖州	26,855	808,376	3.32
嘉兴	11,706	325,843	3.59
金华	18,450	636,686	2.90
丽水	3974	109,093	3.64
宁波	62,963	498,738	12.62
绍兴	19,946	613,788	3.25
台州	26,032	1,181,735	2.20
温州	44,929	1,440,407	3.12
义乌	33,431	414,739	8.06
舟山	27,241	247,750	11.00
衢州	9856	212,980	4.63
合计	34,8175	8,997,549	3.87

　　2009甲型H1N1流感大流行时,原国家卫生部实施扩大流感监测项目,考虑到义乌市国际交流频繁的特殊性,将其作为一个单独监测点,与11个地级市并列,延续至今。

附表 2.3.4　2018 年浙江省各地市流感病毒核酸检测阳性情况

地市	检测例数	流感阳性例数	阳性率 /%
杭州	2096	285	13.60
宁波	2788	178	6.38
湖州	2180	164	7.52
嘉兴	1106	131	11.84
金华	1003	38	3.79
丽水	595	72	12.10
衢州	1082	43	3.97
绍兴	953	115	12.07
台州	2393	109	4.55
温州	633	53	8.37
义乌	1055	39	3.70
舟山	1042	102	9.79
合计	16,926	1329	7.85

　　2009甲型H1N1流感大流行时,原国家卫生部实施扩大流感监测项目,考虑到义乌市国际交流频繁的特殊性,将其作为一个单独监测点,与11个地级市并列,延续至今。

附表 2.3.5　2018 年浙江省麻疹分地区、性别和年龄的报告发病例数（发病率 /10⁻⁵）统计表

地区	性别	≤8月龄	9月龄~<2岁	2~<7岁	7~<15岁	15~<35岁	≥35岁	合计
浙江省	男性	10(4.65)	28(7.38)	6(0.47)	3(0.14)	28(0.33)	33(0.20)	108(0.37)
	女性	4(2.18)	16(4.82)	3(0.27)	0(0.00)	29(0.37)	37(0.23)	89(0.32)
	合计	14(3.51)	44(6.19)	9(0.38)	3(0.07)	57(0.35)	70(0.22)	197(0.35)
杭州市	男性	4(13.14)	8(13.48)	1(0.51)	1(0.33)	5(0.31)	11(0.41)	30(0.61)
	女性	2(7.33)	7(13.20)	0(0.00)	0(0.00)	14(0.94)	18(0.71)	41(0.90)
	合计	6(10.40)	15(13.35)	1(0.27)	1(0.18)	19(0.61)	29(0.55)	71(0.75)
宁波市	男性	0(0.00)	0(0.00)	1(0.63)	0(0.00)	1(0.08)	0(0.00)	2(0.05)
	女性	0(0.00)	0(0.00)	0(0.00)	0(0.00)	1(0.08)	1(0.04)	2(0.05)
	合计	0(0.00)	0(0.00)	1(0.34)	0(0.00)	2(0.08)	1(0.02)	4(0.05)
温州市	男性	0(0.00)	2(2.57)	0(0.00)	0(0.00)	0(0.00)	0(0.00)	2(0.04)
	女性	0(0.00)	0(0.00)	0(0.00)	0(0.00)	0(0.00)	0(0.00)	0(0.00)
	合计	0(0.00)	2(1.44)	0(0.00)	0(0.00)	0(0.00)	0(0.00)	2(0.02)
嘉兴市	男性	1(6.12)	4(15.78)	1(1.17)	0(0.00)	8(1.22)	15(1.07)	29(1.24)
	女性	0(0.00)	0(0.00)	0(0.00)	0(0.00)	5(0.77)	10(0.72)	15(0.65)
	合计	1(3.16)	4(8.12)	1(0.60)	0(0.00)	13(1.00)	25(0.90)	44(0.95)
湖州市	男性	4(43.02)	0(0.00)	0(0.00)	0(0.00)	7(1.77)	2(0.21)	13(0.86)
	女性	2(22.33)	3(20.01)	2(3.96)	0(0.00)	2(0.52)	3(0.32)	12(0.81)
	合计	6(32.87)	3(9.70)	2(1.91)	0(0.00)	9(1.16)	5(0.27)	25(0.83)
绍兴市	男性	1(7.09)	7(24.80)	2(1.98)	0(0.00)	6(0.92)	2(0.20)	19(0.77)
	女性	0(0.00)	0(0.00)	0(0.00)	0(0.00)	4(0.60)	3(0.19)	7(0.28)
	合计	1(3.68)	7(12.72)	2(1.02)	0(0.00)	10(0.76)	6(0.20)	26(0.52)
金华市	男性	0(0.00)	7(17.15)	0(0.00)	1(0.43)	0(0.00)	2(0.13)	10(0.35)
	女性	0(0.00)	3(8.81)	1(0.90)	0(0.00)	1(0.13)	1(0.06)	6(0.22)
	合计	0(0.00)	10(13.35)	1(0.41)	1(0.23)	1(0.06)	3(0.10)	16(0.29)
衢州市	男性	0(0.00)	0(0.00)	0(0.00)	0(0.00)	1(0.47)	0(0.00)	1(0.09)
	女性	0(0.00)	1(6.00)	0(0.00)	0(0.00)	1(0.48)	0(0.00)	2(0.19)
	合计	0(0.00)	1(2.89)	0(0.00)	0(0.00)	2(0.47)	0(0.00)	3(0.14)
舟山市	男性	0(0.00)	0(0.00)	0(0.00)	0(0.00)	0(0.00)	0(0.00)	0(0.00)
	女性	0(0.00)	0(0.00)	0(0.00)	0(0.00)	0(0.00)	0(0.00)	0(0.00)
	合计	0(0.00)	0(0.00)	0(0.00)	0(0.00)	0(0.00)	0(0.00)	0(0.00)
台州市	男性	0(0.00)	0(0.00)	1(0.60)	1(0.34)	0(0.00)	0(0.00)	2(0.06)
	女性	0(0.00)	0(0.00)	0(0.00)	0(0.00)	1(0.13)	1(0.06)	2(0.07)
	合计	0(0.00)	0(0.00)	1(0.32)	1(0.18)	1(0.06)	1(0.03)	4(0.07)
丽水市	男性	0(0.00)	0(0.00)	0(0.00)	0(0.00)	0(0.00)	0(0.00)	0(0.00)
	女性	0(0.00)	2(10.97)	0(0.00)	0(0.00)	0(0.00)	0(0.00)	2(0.19)
	合计	0(0.00)	2(5.29)	0(0.00)	0(0.00)	0(0.00)	0(0.00)	2(0.09)

附表 2.3.6　2018年浙江省梅毒分地区、性别和年龄的报告发病例数统计表

地区	性别	0~	1~	2~	3~	4~	5~	10~	15~	20~	25~	30~	35~	40~	45~	50~	55~	60~	65~	70~	75~	80~	85~	合计
浙江省	男性	4	0	0	0	0	1	2	249	802	1170	1119	1034	1094	1472	1556	1338	1518	1335	1003	650	478	344	15169
	女性	5	0	0	0	3	3	19	502	1294	1715	1614	1427	1483	1624	1635	1014	1002	750	586	376	383	444	15880
	合计	9	0	0	1	3	4	21	751	2096	2885	2733	2461	2577	3096	3191	2352	2520	2085	1589	1026	861	788	31049
杭州市	男性	1	0	0	0	0	0	1	50	247	320	330	287	276	314	360	326	349	269	225	129	115	80	3679
	女性	1	0	0	0	0	1	1	103	351	495	458	415	321	365	382	243	237	156	149	113	103	129	4023
	合计	2	0	0	0	0	1	2	153	598	815	788	702	597	679	742	569	586	425	374	242	218	209	7702
宁波市	男性	1	0	0	0	0	1	0	49	95	183	166	163	150	240	226	195	251	189	128	64	42	31	2174
	女性	1	0	0	1	1	1	3	97	180	254	284	248	232	254	242	146	142	91	59	28	33	26	2323
	合计	2	0	0	1	1	2	3	146	275	437	450	411	382	494	468	341	393	280	187	92	75	57	4497
温州市	男性	0	0	0	0	0	0	0	45	107	173	133	141	164	183	166	156	160	179	135	120	96	75	2033
	女性	2	0	0	0	1	0	5	65	192	246	223	225	246	201	182	102	102	120	85	63	75	89	2224
	合计	2	0	0	0	1	0	5	110	299	419	356	366	410	384	348	258	262	299	220	183	171	164	4257
嘉兴市	男性	0	0	0	0	0	0	0	26	73	103	90	81	107	105	136	98	132	100	60	28	16	11	1166
	女性	0	0	0	0	0	0	2	60	126	147	101	81	93	119	135	60	74	47	37	18	15	12	1127
	合计	0	0	0	0	0	0	2	86	199	250	191	162	200	224	271	158	206	147	97	46	31	23	2293
湖州市	男性	1	0	0	0	0	0	3	6	39	52	44	30	32	69	94	60	84	67	56	23	6	9	672
	女性	0	0	0	0	0	0	0	20	43	44	52	42	51	77	82	54	43	33	35	18	5	10	612
	合计	1	0	0	0	0	0	3	26	82	96	96	72	83	146	176	114	127	100	91	41	11	19	1284
绍兴市	男性	0	0	0	0	0	0	0	20	56	79	75	63	66	106	93	67	86	82	50	24	20	10	897
	女性	0	0	0	0	0	0	2	30	70	103	70	74	80	125	95	65	56	42	32	18	12	18	892
	合计	0	0	0	0	0	0	2	50	126	182	145	137	146	231	188	132	142	124	82	42	32	28	1789
金华市	男性	1	0	0	0	0	0	0	13	38	69	53	64	55	77	66	49	55	60	49	31	20	17	717
	女性	0	0	0	0	0	0	1	35	91	97	71	52	77	80	58	59	42	36	28	16	15	13	771
	合计	1	0	0	0	0	0	1	48	129	166	124	116	132	157	124	108	97	96	77	47	35	30	1488
衢州市	男性	0	0	0	0	0	0	0	4	17	22	30	38	39	73	87	66	62	55	47	27	17	11	595
	女性	0	0	0	0	0	0	0	10	25	43	47	48	70	67	82	41	44	33	24	5	10	7	556
	合计	0	0	0	0	0	0	0	14	42	65	77	86	109	140	169	107	106	88	71	32	27	18	1151
舟山市	男性	0	0	0	0	0	0	0	4	15	32	33	43	28	56	56	67	62	43	40	28	25	15	548
	女性	0	0	0	0	0	0	0	11	22	52	44	35	54	40	70	37	34	24	25	15	18	22	503
	合计	0	0	0	0	0	0	1	15	37	84	77	78	82	96	126	104	96	67	65	43	43	37	1051
台州市	男性	0	0	0	0	0	0	1	20	84	118	134	107	138	194	211	206	214	225	151	126	71	48	2047
	女性	1	0	0	0	1	1	1	51	159	200	214	156	191	242	234	164	170	111	76	59	51	75	2157
	合计	1	0	0	0	1	1	1	71	243	318	348	263	329	436	445	370	384	336	227	185	122	123	4204
丽水市	男性	0	0	0	0	0	0	0	12	31	19	31	17	39	55	61	48	63	66	36	23	50	37	641
	女性	0	0	0	0	0	0	1	20	35	34	50	51	68	54	73	43	58	57	36	73	46	43	692
	合计	0	0	0	0	0	0	1	32	66	53	81	68	107	109	134	91	121	123	98	73	96	80	1333

年龄组/岁

附表 2.3.7　2018 年浙江省淋病分地区、性别和年龄的报告发病例数统计表

地区	性别	0~	1~	2~	3~	4~	5~	10~	15~	20~	25~	30~	35~	40~	45~	50~	55~	60~	65~	70~	75~	80~	85~	合计
浙江省	男性	9	2	4	4	2	5	20	1264	2651	2941	2361	1471	946	840	686	366	367	187	87	25	14	9	14257
	女性	9	0	2	4	7	10	17	330	474	571	441	270	215	259	302	285	265	106	44	8	2	2	3623
	合计	18	2	6	4	9	15	37	1594	3125	3512	2802	1741	1161	1099	988	651	632	293	131	33	16	11	17880
杭州市	男性	0	0	0	0	1	1	2	259	670	776	648	374	223	200	157	92	82	38	13	2	2	3	3543
	女性	2	0	0	1	1	2	0	76	146	146	96	55	38	53	51	48	47	18	4	2	0	0	786
	合计	2	0	0	1	2	3	2	335	816	922	744	429	261	253	208	140	129	56	17	4	2	3	4329
宁波市	男性	3	0	2	0	0	0	3	133	378	406	401	274	181	128	99	47	46	21	12	2	1	1	2138
	女性	2	0	1	0	1	5	2	47	84	116	83	52	30	35	39	48	28	16	6	0	0	1	595
	合计	5	0	3	0	1	5	5	180	462	522	484	326	211	163	138	95	74	37	18	2	1	1	2733
温州市	男性	1	0	0	0	1	1	1	99	170	219	151	119	85	47	37	13	7	7	4	2	2	0	966
	女性	0	0	0	0	0	0	1	9	10	16	18	14	9	4	7	4	7	4	2	0	0	0	105
	合计	1	0	0	0	1	1	2	108	180	235	169	133	94	51	44	17	14	11	6	2	2	1	1071
嘉兴市	男性	2	1	1	1	0	1	3	159	293	333	270	186	99	116	100	45	58	35	13	4	1	1	1720
	女性	1	1	0	0	1	0	6	47	41	70	51	28	27	31	56	66	74	26	16	2	1	0	543
	合计	3	0	1	1	1	1	6	206	334	403	321	214	126	147	156	111	132	61	29	6	2	1	2263
湖州市	男性	1	0	0	1	0	1	1	76	127	136	85	51	25	54	44	19	20	9	4	3	0	0	656
	女性	0	0	0	1	0	0	1	21	15	26	11	11	9	8	15	11	13	4	2	3	0	0	153
	合计	1	0	0	1	1	2	2	97	142	162	96	62	34	62	59	30	33	13	6	6	0	0	809
绍兴市	男性	1	0	0	0	0	0	2	113	249	267	212	127	89	109	72	57	44	18	10	2	2	0	1374
	女性	2	0	0	0	1	1	4	43	48	53	49	31	19	36	37	27	22	6	0	0	0	0	379
	合计	3	0	0	0	1	1	6	156	297	320	261	158	108	145	109	84	66	24	10	2	2	0	1753
金华市	男性	0	0	2	0	1	1	1	132	330	425	262	168	108	53	58	27	35	18	13	3	1	1	1636
	女性	0	0	0	0	0	0	3	30	63	60	61	31	26	38	36	22	19	13	2	0	0	0	408
	合计	1	0	2	0	2	1	4	162	393	485	323	199	134	91	94	49	54	31	15	3	1	0	2044
衢州市	男性	1	0	0	0	0	0	0	42	74	54	55	26	24	22	13	9	12	6	1	0	0	0	339
	女性	0	0	0	0	0	0	0	7	13	8	4	4	9	4	5	7	8	3	3	0	0	0	74
	合计	1	0	0	0	0	0	0	49	87	62	59	30	33	26	18	16	20	9	4	0	0	0	413
舟山市	男性	0	0	0	0	0	0	0	11	25	17	28	7	5	2	8	9	8	4	1	0	0	0	133
	女性	0	0	0	0	0	1	0	2	3	5	5	4	5	2	2	11	9	3	2	0	0	0	53
	合计	0	0	0	0	0	1	0	13	28	22	33	11	7	10	15	20	17	7	3	0	0	0	186
台州市	男性	1	1	0	0	0	0	6	183	238	207	163	99	65	61	51	24	31	16	5	2	3	2	1157
	女性	1	1	0	0	0	0	3	35	37	52	49	28	29	35	36	28	17	6	5	1	1	1	364
	合计	1	0	0	0	0	0	9	218	275	259	212	127	94	96	87	52	48	22	10	3	4	3	1521
丽水市	男性	0	0	0	1	0	1	1	57	97	101	86	40	42	42	45	24	24	15	11	5	2	2	595
	女性	0	0	0	0	0	0	0	13	14	19	14	12	17	13	15	13	21	7	3	0	0	1	163
	合计	0	0	0	1	0	1	1	70	111	120	100	52	59	55	60	37	45	22	14	5	2	3	758

年龄组／岁

附表 2.3.8　2018 年浙江省犬伤门诊狂犬病暴露人数汇总表

地区	暴露总数	暴露温血动物数			暴露等级			伤口部位				免疫接种			
		狗	猫	其他	I	II	III	上肢	下肢	躯干	头面	未使用	单用疫苗	单用被动免疫制剂	联合应用
杭州	160,887	115,248	36,032	9607	4284	111,701	44,902	81,927	69,128	5227	4605	1396	144,657	0	14,834
湖州	56,762	42,476	11,321	2965	456	39,654	16,652	26,316	28,454	1119	952	38	53,415	6	3303
嘉兴	87,517	64,000	19,111	4406	333	56,465	30,719	42,747	41,477	1815	1552	12	79,602	0	7903
金华	103,004	83,988	14,025	4991	2025	71,195	29,784	46,524	50,969	4066	2438	668	94,979	17	7340
丽水	26,934	21,405	3598	1931	475	14,503	11,956	12,877	12,866	846	622	28	23,542	0	3364
宁波	148,000	115,539	25,468	6993	1894	88,823	57,283	94,039	43,949	6790	4164	433	130,179	0	17,388
衢州	29,842	24,113	3729	2000	458	18,452	10,932	13,230	15,456	742	471	17	27,521	24	2280
绍兴	70,433	56,835	10,239	3359	1596	41,187	27,650	30,669	36,519	2351	997	149	64,303	0	5981
台州	87,922	74,896	8190	4836	2641	47,852	37,429	36,274	47,078	2972	1629	353	75,177	25	12,367
温州	82,045	57,116	14,782	10,147	2641	45,860	33,544	41,350	36,042	2527	2361	452	72,933	379	8281
舟山	17,567	14,066	2682	819	877	8773	7917	9267	7723	305	281	1	16,655	52	859
合计	870,913	669,682	149,177	52,054	17,680	544,465	308,768	435,220	389,661	28,760	20,072	3547	782,963	503	83,900

附表 2.3.9　2018 年浙江省鼠疫监测单位室内鼠密度及种类监测结果

监测单位	布夹个数	捕鼠只数							捕鼠率/%
		褐家鼠	臭鼩鼱	黄胸鼠	黄毛鼠	小家鼠	针毛鼠	合计	
庆元县	5100	19	0	134	2	1	0	156	3.06
青田县	1200	22	2	13	0	0	0	37	3.08
松阳县	1200	10	0	4	0	0	0	14	1.17
龙泉市	3900	41	0	1	0	0	0	42	1.08
景宁县	1200	40	0	4	0	3	0	47	3.92
云和县	2200	23	0	0	0	26	0	49	2.23
缙云县	1200	17	0	1	0	0	0	18	1.50
莲都区	2400	50	0	8	0	5	0	63	2.63
文成县	3900	104	174	32	0	4	0	314	8.05
龙湾区	2400	65	98	22	0	1	0	186	7.75
永嘉县	1200	48	1	19	0	1	0	69	5.75
瑞安市	3920	188	210	32	0	1	0	431	10.99
乐清市	2400	140	4	12	0	0	0	156	6.50
鹿城区	1200	24	76	3	0	0	0	103	8.58
东阳市	1200	0	0	4	0	0	0	4	0.33
兰溪市	1200	7	0	1	0	0	0	8	0.67
义乌市	2700	6	19	12	0	0	0	37	1.37
柯城区	1200	31	0	14	0	0	0	45	3.75
龙游县	1400	12	0	13	0	0	0	25	1.79
海曙区	5390	162	0	0	0	4	1	167	3.10
合计	46,510	1009	584	329	2	46	1	1971	4.24

附表 2.3.10　2018年浙江省鼠疫监测单位室外鼠密度及种类监测结果

监测单位	布笼数	捕鼠只数																	捕鼠率/%
		黑线姬鼠	臭鼩鼱	黄毛鼠	黄胸鼠	褐家鼠	社鼠	小家鼠	针毛鼠	白腹巨鼠	东方田鼠	灰麝鼩	赤腹松鼠	黄鼬	黑腹绒鼠	青毛鼠	梁鼠	合计	
庆元县	5100	118	0	109	0	1	0	0	0	0	70	0	0	0	0	0	0	298	5.84
青田县	1200	11	3	0	2	0	0	12	0	0	0	0	0	0	0	0	0	28	2.33
松阳县	800	21	0	0	2	0	0	0	0	0	0	0	0	0	0	0	0	23	2.88
龙泉市	2600	63	0	44	0	0	0	0	0	0	29	0	0	0	0	0	0	136	5.23
景宁县	800	1	0	0	0	0	17	0	10	0	0	0	0	0	0	0	0	28	3.50
云和县	1600	10	0	0	23	13	0	0	0	0	0	0	0	0	0	0	0	46	2.88
缙云县	800	8	0	0	0	0	0	0	0	3	0	0	0	0	0	0	0	11	1.38
莲都区	1600	72	0	0	0	0	0	0	0	0	0	0	0	0	0	0	0	72	4.50
文成县	3800	71	0	89	0	0	107	0	0	27	0	2	0	0	0	0	1	297	7.82
龙湾区	2400	35	100	6	0	0	8	2	0	0	0	2	0	2	0	0	0	153	6.38
永嘉县	1200	5	31	2	0	6	9	0	0	0	0	0	2	1	0	0	0	56	4.67
瑞安市	1206	18	76	10	0	13	0	0	0	0	0	0	0	0	0	0	0	117	9.70
乐清市	2400	0	179	0	0	0	0	0	0	0	0	0	0	0	0	0	0	179	7.46
鹿城区	800	0	51	0	0	3	0	0	0	0	0	0	0	0	0	0	0	54	6.75
东阳市	1200	77	0	0	1	0	11	0	6	0	0	0	0	0	76	1	0	172	14.33
兰溪市	1200	0	0	0	3	10	0	2	0	0	0	0	0	0	0	0	0	15	1.25
义乌市	2700	15	0	0	0	0	18	0	0	0	0	0	0	0	16	1	0	50	1.85
柯城区	1200	44	2	0	0	0	3	0	0	0	0	0	0	0	0	0	0	49	4.08
龙游县	1400	0	14	0	0	3	0	0	0	0	0	0	0	0	0	0	0	17	1.21
合计	34,006	569	456	260	31	49	173	14	16	30	99	4	2	3	92	2	1	1801	5.30

附表 2.3.11　2018年浙江省鼠疫监测单位鼠种构成监测结果

监测单位	褐家鼠	臭鼩鼱	黑线姬鼠	黄胸鼠	黄毛鼠	社鼠	小家鼠	针毛鼠	白腹巨鼠	东方田鼠	灰麝鼩	赤腹松鼠	黑腹绒鼠	青毛鼠	黄鼬	巢鼠	合计
庆元县	23	4	260	134	263	0	1	0	3	189	0	0	0	0	0	0	877
青田县	249	87	50	191	0	5	54	0	0	0	0	0	0	0	0	0	636
松阳县	55	0	423	115	0	18	0	0	0	0	0	0	0	0	0	1	612
龙泉市	41	0	323	1	164	5	0	0	3	166	0	0	0	0	0	2	705
景宁县	373	0	15	54	0	85	24	51	0	0	0	0	0	0	0	0	602
云和县	118	1	378	76	1	0	26	0	0	0	0	0	0	0	0	0	600
缙云县	548	0	8	44	0	0	0	0	8	0	0	0	0	0	0	0	608
莲都区	50	1	465	10	0	81	6	0	0	2	0	0	0	0	0	0	615
文成县	104	174	71	32	89	107	4	0	27	0	2	0	0	0	0	1	611
龙湾区	78	440	59	25	8	17	1	0	0	0	4	0	0	0	2	0	634
永嘉县	144	375	13	70	4	12	6	0	0	0	0	6	0	0	1	0	631
瑞安市	249	335	18	36	10	0	1	0	0	0	0	0	0	0	0	0	649
乐清市	261	321	0	28	0	0	0	0	0	0	0	0	0	0	0	0	610
鹿城区	135	464	10	9	1	4	0	0	0	0	0	0	0	0	0	0	623
东阳市	0	0	263	6	0	62	0	17	0	0	0	0	252	2	0	0	602
兰溪市	421	0	0	64	0	7	141	0	0	0	0	0	0	0	0	0	633
义乌市	17	92	170	49	0	135	0	0	0	1	0	3	219	2	0	0	688
柯城区	330	4	104	153	0	10	0	0	0	0	0	0	0	0	0	0	601
龙游县	175	333	0	102	0	0	2	0	0	0	0	0	0	0	0	0	612
海曙区	162	0	0	0	0	0	4	1	0	0	0	0	0	0	0	0	167
合计	3533	2631	2630	1199	540	548	270	69	41	358	6	9	471	4	3	4	12316

附表 9.1.1　2018 年度浙江省儿童免疫规划基础免疫五苗报告接种率

地区	卡介苗			脊髓灰质炎疫苗（3 剂次）			百白破疫苗（3 剂次）			麻风疫苗			乙型肝炎疫苗（3 剂次）		
	应种数	实种数	接种率 /%	应种数	实种数	接种率 /%	应种数	实种数	接种率 /%	应种数	实种数	接种率 /%	应种数	实种数	接种率 /%
杭州	110,137	109,950	99.83	391,330	390,724	99.85	414,769	414,065	99.83	144,741	144,525	99.85	373,275	372,860	99.89
宁波	77,876	77,689	99.76	283,931	283,059	99.69	293,374	292,357	99.65	106,166	105,945	99.79	262,637	261,967	99.74
温州	92,476	92,357	99.87	326,375	325,655	99.78	336,422	335,595	99.75	118,886	118,666	99.81	313,648	313,120	99.83
嘉兴	47,961	47,825	99.72	170,725	170,126	99.65	178,471	177,835	99.64	61,174	61,019	99.75	158,732	158,360	99.77
湖州	28,280	28,149	99.54	101,805	101,353	99.56	105,312	104,803	99.52	36,372	36,231	99.61	96,431	96,091	99.65
绍兴	41,130	41,042	99.79	151,006	150,598	99.73	155,730	155,270	99.70	55,487	55,391	99.83	142,426	142,191	99.84
金华	78,479	78,241	99.70	284,240	282,777	99.49	294,690	292,872	99.38	103,094	102,473	99.40	264,893	263,983	99.66
衢州	21,464	21,404	99.72	72,682	72,487	99.73	73,577	73,386	99.74	25,714	25,658	99.78	69,735	69,626	99.84
舟山	6333	6318	99.76	22,897	22,823	99.68	23,745	23,677	99.71	8759	8726	99.62	20,523	20,478	99.78
台州	65,549	65,349	99.69	219,758	218,727	99.53	226,538	225,384	99.49	79,118	78,806	99.61	214,078	213,476	99.72
丽水	24,254	24,149	99.57	77,243	76,737	99.34	79,022	78,445	99.27	28,420	28,256	99.42	76,599	76,343	99.67
合计	593,939	592,473	99.75	2,101,992	2,095,066	99.67	2,181,650	2,173,689	99.64	767,931	765,696	99.71	1,992,977	1,988,495	99.78

附表 9.1.2　2018 年度浙江省儿童免疫规划基础免疫乙脑疫苗和甲型肝炎疫苗报告接种率

地区	A群流脑疫苗（2剂次）			乙脑疫苗			甲型肝炎疫苗		
	应种数	实种数	接种率/%	应种数	实种数	接种率/%	应种数	实种数	接种率/%
杭州	286,351	285,745	99.79	146,936	146,698	99.84	158,513	158,246	99.83
宁波	206,111	205,321	99.62	109,181	108,746	99.60	112,502	112,000	99.55
温州	233,241	232,512	99.69	121,157	120,796	99.70	130,230	129,811	99.68
嘉兴	122,549	122,055	99.60	62,733	62,473	99.59	68,712	68,453	99.62
湖州	74,152	73,747	99.45	37,214	37,028	99.50	39,315	39,100	99.45
绍兴	107,110	106,732	99.65	57,703	57,541	99.72	61,684	61,499	99.70
金华	205,700	203,887	99.12	106,952	106,183	99.28	110,048	109,029	99.07
衢州	51,827	51,658	99.67	26,647	26,568	99.70	28,521	28,422	99.65
舟山	16,493	16,416	99.53	8705	8649	99.36	9903	9849	99.45
台州	154,665	153,796	99.44	80,315	79,891	99.47	84,382	83,932	99.47
丽水	56,405	55,898	99.10	31,502	31,270	99.26	31,487	31,224	99.16
合计	1,514,604	1,507,767	99.55	789,045	785,843	99.59	835,297	831,565	99.55

附表 9.1.3 2018 年度浙江省免疫规划加强免疫四苗报告接种率

地区	脊髓灰质炎疫苗			百白破疫苗			麻腮风疫苗			白破疫苗		
	应种数	实种数	接种率/%	应种数	实种数	接种率/%	应种数	实种数	接种率/%	应种数	实种数	接种率/%
杭州	119,883	119,597	99.76	151,224	150,953	99.82	158,855	158,588	99.83	118,747	118,478	99.77
宁波	95,423	94,862	99.41	109,737	109,235	99.54	110,503	110,176	99.70	100,943	100,180	99.24
温州	114,675	114,282	99.66	127,038	126,573	99.63	129,673	129,371	99.77	121,131	120,689	99.64
嘉兴	53,717	53,457	99.52	66,515	66,191	99.51	67,664	67,445	99.68	55,516	55,122	99.29
湖州	30,514	30,323	99.37	39,397	39,207	99.52	40,185	40,014	99.57	31,785	31,594	99.40
绍兴	44,783	44,524	99.42	59,734	59,482	99.58	61,241	61,113	99.79	48,163	47,859	99.37
金华	80,392	79,295	98.64	104,260	103,187	98.97	109,593	108,632	99.12	87,193	85,745	98.34
衢州	21,206	21,092	99.46	28,131	28,023	99.62	29,096	29,017	99.73	24,354	24,219	99.45
舟山	7917	7844	99.08	9464	9428	99.62	9680	9646	99.65	9012	8915	98.92
台州	68,361	67,892	99.31	82,318	81,838	99.42	84,404	84,038	99.57	77,477	76,898	99.25
丽水	25,941	25,643	98.85	29,549	29,265	99.04	30,931	30,742	99.39	27,831	27,473	98.71
合计	662,812	658,811	99.40	807,367	803,382	99.51	831,825	828,782	99.63	702,152	697,172	99.29

附表 9.1.4　2018 年度浙江省免疫规划加强免疫两脑疫苗报告接种率

地区	A+C 群流脑疫苗第 1 剂			A+C 群流脑疫苗第 2 剂			乙脑疫苗		
	应种数	实种数	接种率 /%	应种数	实种数	接种率 /%	应种数	实种数	接种率 /%
杭州	116,140	115,927	99.82	116,433	116,163	99.77	148,606	148,262	99.77
宁波	97,351	96,832	99.47	97,964	97,303	99.33	108,027	107,391	99.41
温州	115,878	115,476	99.65	109,410	108,993	99.62	125,577	125,089	99.61
嘉兴	53,728	53,431	99.45	54,194	53,855	99.37	67,386	67,070	99.53
湖州	30,418	30,249	99.44	30,113	29,930	99.39	37,512	37,279	99.38
绍兴	45,873	45,711	99.65	46,518	46,228	99.38	58,217	57,930	99.51
金华	89,698	88,589	98.76	79,316	78,220	98.62	101,392	100,123	98.75
衢州	23,099	22,992	99.54	22,500	22,368	99.41	26,026	25,925	99.61
舟山	8455	8375	99.05	8679	8585	98.92	9724	9660	99.34
台州	75,963	75,486	99.37	72,998	72,399	99.18	78,737	78,199	99.32
丽水	23,618	23,369	98.95	26,225	25,953	98.96	27,956	27,654	98.92
合计	680,221	676,437	99.44	664,350	659,997	99.34	789,160	784,582	99.42

附表 10.2.1　2018年浙江省居民健康素养水平

单位：%

组别	健康素养	三方面健康素养			六类健康问题					
		基本健康知识和理念	健康生活方式与行为	基本生活技能	科学健康观	传染病防治	慢性病防治	安全与急救	基本医疗	健康信息
性别										
男	26.92	41.76	27.19	29.24	55.37	24.26	32.93	67.17	24.18	38.89
女	26.36	42.46	25.86	27.61	56.41	24.15	33.64	59.67	22.68	37.00
年龄（岁）*										
15~	28.14	47.67	29.17	32.25	63.73	35.28	41.58	72.85	32.27	48.91
20~	36.63	52.54	39.72	36.78	71.34	30.61	49.00	77.78	26.08	48.32
25~	43.85	64.79	43.18	46.19	75.64	37.79	49.72	83.19	34.49	54.04
30~	40.02	58.71	36.95	41.08	68.09	32.59	44.56	77.88	30.08	53.89
35~	38.48	57.29	34.68	37.68	64.74	33.36	41.73	75.86	31.39	47.01
40~	31.70	48.28	27.78	33.55	58.56	29.85	34.51	70.08	26.26	42.39
45~	22.24	38.01	21.11	26.20	50.29	20.14	26.71	58.41	20.95	33.65
50~	16.64	30.57	17.88	18.94	44.65	15.74	23.50	52.57	16.45	27.02
55~	13.98	24.69	15.74	16.38	42.89	12.77	20.96	47.85	15.79	24.81
60~	8.93	18.10	12.98	10.08	38.57	8.90	18.06	39.81	11.24	18.53
65~69	7.94	15.85	11.66	8.67	35.20	7.57	16.53	36.84	11.72	16.50
文化程度*										
不识字/少识字	4.00	8.52	8.52	4.49	28.05	3.63	11.68	25.80	6.66	11.12
小学	9.89	19.06	13.36	11.82	37.23	9.64	17.66	43.51	12.72	20.08
初中	19.21	35.90	18.44	22.85	50.71	21.53	25.61	59.64	19.47	30.29
高中/职高/中专	32.82	54.57	32.53	36.86	65.43	32.66	40.75	77.95	28.76	47.56
大专/本科及以上	57.08	74.17	52.98	53.83	82.95	41.54	61.25	88.17	41.11	67.85
职业*										
机关/事业单位人员	49.34	66.00	46.61	47.37	73.53	35.83	54.06	80.31	36.14	58.33
学生	34.01	53.11	34.54	38.18	68.56	38.32	47.96	75.60	36.94	53.42
农民	14.89	26.76	16.31	16.61	42.57	15.00	21.62	49.07	16.62	23.99
工人	19.90	35.23	21.20	23.14	50.53	21.31	26.30	59.78	19.06	30.49
其他企业人员	44.42	61.29	41.09	44.48	73.26	33.89	48.86	80.98	31.35	54.46
其他	25.76	44.37	25.39	28.85	57.61	25.17	32.68	66.09	22.43	40.46
地区										
城市	28.35	44.66	28.40	30.17	59.04	25.38	34.15	66.52	24.91	40.23
农村	25.53	40.45	25.31	27.29	53.83	23.45	32.72	61.43	22.48	36.46
总计	26.64	42.11	26.53	28.43	55.89	24.21	33.28	63.44	23.44	37.95

*$P<0.05$.

附表11.6.1　2018年浙江省农村环境卫生监测调查县土壤中铅、镉浓度及环境质量等级监测结果

调查县区	pH值	铅浓度/(mg·kg⁻¹)				铅环境质量	镉浓度/(mg·kg⁻¹)				镉环境质量	铬浓度/(mg·kg⁻¹)				铬环境质量
		平均数	中位数	P25	P75		平均数	中位数	P25	P75		平均数	中位数	P25	P75	
安吉县	6.09	34.39	28.95	24.95	41.43	合格	0.69	0.30	0.15	0.59	不合格	25.05	25.50	16.25	35.00	合格
淳安县	6.03	28.99	29.66	26.22	33.16	合格	0.49	0.42	0.24	0.74	不合格	63.25	63.87	59.75	69.82	合格
定海区	4.40	28.33	23.05	16.78	36.93	合格	0.22	0.21	0.18	0.24	合格	42.41	31.75	17.18	56.95	合格
海宁市	7.60	16.89	16.45	14.48	19.63	合格	0.10	0.09	0.08	0.11	合格	22.29	22.35	20.93	23.83	合格
江山市	5.71	12.09	11.92	10.26	13.33	合格	0.18	0.17	0.10	0.22	合格	11.34	8.21	4.66	16.58	合格
缙云县	6.16	16.50	16.30	14.43	18.33	合格	0.23	0.16	0.12	0.27	合格	8.34	7.27	5.32	10.16	合格
开化县	3.89	31.93	31.60	15.02	47.40	合格	0.06	0.04	0.00	0.09	合格	40.89	41.59	34.23	47.02	合格
兰溪市	5.92	79.00	81.35	68.70	87.90	合格	0.29	0.30	0.14	0.36	合格	42.38	41.75	38.45	50.08	合格
苍南县	6.16	31.48	30.05	26.73	36.13	合格	0.38	0.33	0.29	0.42	合格	31.40	22.00	8.00	51.50	合格
嵊州市	5.08	24.15	24.05	18.25	27.90	合格	0.11	0.10	0.07	0.14	不合格	23.05	12.25	10.13	35.00	合格
松阳县	5.13	46.45	43.05	32.60	50.00	合格	0.20	0.18	0.11	0.25	合格	28.59	24.71	14.35	46.27	合格
天台县	5.36	40.25	39.51	32.53	47.37	合格	0.30	0.29	0.24	0.37	合格	158.83	143.20	121.33	172.05	不合格
桐庐县	6.02	37.38	28.60	25.50	41.73	合格	1.01	0.43	0.25	0.74	不合格	22.77	20.45	15.50	26.25	合格
桐乡市	6.70	21.37	21.49	17.66	24.87	合格	0.33	0.30	0.16	0.48	不合格	66.59	63.77	53.44	77.51	合格
武义县	7.06	52.98	34.35	22.40	46.43	合格	0.10	0.08	0.05	0.12	合格	75.78	43.25	36.25	79.00	合格
象山县	6.53	32.19	28.80	23.83	34.03	合格	0.24	0.19	0.15	0.30	合格	72.60	74.65	54.33	92.35	合格
永嘉县	6.34	48.51	47.45	40.20	54.18	合格	0.29	0.21	0.16	0.26	合格	32.55	22.50	15.75	34.25	合格
余姚市	6.41	35.93	35.12	27.83	43.93	合格	0.14	0.13	0.09	0.18	合格	54.46	58.10	38.98	68.22	合格
玉环县	6.41	38.53	40.45	27.90	44.40	合格	0.18	0.17	0.12	0.23	合格	89.25	92.90	72.15	105.25	合格
诸暨市	5.96	90.57	56.80	37.40	68.05	不合格	31.69	26.80	23.80	42.30	不合格	62.21	58.50	52.28	71.70	合格
景宁县	6.60	38.53	35.25	29.42	45.76	合格	0.29	0.20	0.14	0.32	合格	14.71	12.21	8.69	20.30	合格

附表 12.1　2018 年浙江省居民健康素养监测人群的人口学特征

特征	人数	构成比 /%	特征	人数	构成比 /%
性别			文化程度		
男	9065	47.69	不识字 / 少识字	2850	14.99
女	9942	52.31	小学	4990	26.25
年龄 / 岁			初中	6224	32.75
15~	174	0.92	高中 / 职高 / 中专	2718	14.30
20~	364	1.92	大专 / 本科及以上	2225	11.71
25~	717	3.77	职业		
30~	985	5.18	机关 / 事业单位人员	1461	7.69
35~	1245	6.55	学生	174	0.92
40~	1696	8.92	农民	9113	47.95
45~	2448	12.88	工人	2479	13.04
50~	3047	16.03	其他企业人员	1808	9.51
55~	2657	13.98	其他	3972	20.90
60~	2981	15.68	地区		
65~69	2693	14.17	城市	8236	43.33
			农村	10,771	56.67